Daan Heerma van Voss

Heute kein Abschied

ROMAN

Aus dem Niederländischen
von Gregor Seferens

Diogenes

Die Originalausgabe erschien 2023 bei Atlas Contact,
Amsterdam, unter dem Titel ›Geen vaarwel vandaag‹

Covermotiv: Illustration von Anette Carlsson Moberg,
›As Time Goes By‹

Der Diogenes Verlag wird vom Bundesamt für Kultur
für die Jahre 2021–2025 unterstützt

info@diogenes.ch · www.diogenes.ch
In Fragen zur Produktsicherheit (GPSR):
truepages UG (haftungsbeschränkt)
Westermühlstraße 29, 80469 München
info@truepages.de
60/25/44/1
ISBN 978 3 257 07325 6

Für meinen Vater,
den ich so lange wie möglich vermissen will.

Inhalt

TEIL I
Liebe und Leid

Sein Name war

Diese Bekanntschaft wird kurz sein. Kurz, aber notwendig, so wie das nun mal ist mit Warnungen. In diesem Kapitel stirbt bereits jemand. Und dieses endgültige Verstummen wird mehrere Leben in eine Stromschnelle geraten lassen. Der Mann, um den es geht, wird nach der nächsten Leerzeile seine Aufwartung machen. Einen Moment Geduld noch.

Hiermit verspreche ich, dass ich mich nicht aufdrängen werde. Hier und da werde ich mich vernehmen lassen. Bin ich persönlich von dieser Geschichte betroffen? Auf jeden Fall, nie war ich es mehr als hier und jetzt, gerade aufgrund meiner Rolle als Erzähler. Zum Glück für uns beide halten mich mein guter Geschmack und eine Abneigung gegen Sentimentalitäten davon ab, diese Betroffenheit genau zu benennen oder damit zu hausieren. Du wirst mir schon glauben müssen: Diese Geschichte ist wichtig.

Da ist er. Dort, in dem Labyrinth, das wir Schiphol nennen. Sein Koffer ist eingecheckt, und nun schlendert er von Terminal zu Terminal und von Halle zu Halle. Es ist Jahre her, dass er zuletzt auf dem Amsterdamer Flughafen war, er hatte vergessen, wie viel Stress dieser Ort ihm bereitet. Was er aber sehr wohl weiß: Wie schlecht Stress für sein Herz ist. Ihm wurden Tabletten deswegen verschrieben. Tabletten, die er gleich nicht mehr brauchen wird.

Es ist Sonntag, sechs Uhr abends, und für sein Gefühl geht heute alles zu schnell. Die gelben Bildschirme sind zu grell, die Menschen reden zu laut, sie achten nicht darauf, was links und rechts passiert. Er bestellt einen Kaffee – »einen normalen, schwarzen Kaffee in einer üblichen Größe« – und sinkt in einen Schalensessel, der nicht gerade angenehm für seinen Rücken ist. Dieses Niedersinken vollzieht er mit so viel Selbstsicherheit, dass seine Nachbarn von alleine zur Seite rücken, als trauten sie dem Ganzen nicht recht, als hätten sie es mit einer anderen Tierart zu tun.

Doch was wissen sie schon? Sie haben ihn nicht als Dreikäsehoch gekannt, als er mit seinen langen, wollenen Kratzstrümpfen durch die trüben Brabanter Dorfstraßen lief, im Hinkeschritt springend oder Kiesel wegkickend, Autos gab es kaum, vorbei an der Mühle, vorbei an der Sankt Albertuskirche. Sie wissen nicht, wie er als Schüler bereits davon träumte, den Zug zu nehmen, weg, weg. Über die Welt da draußen, die weite Welt da draußen, eingeteilt in dreizeilige Lemmata, las er täglich in der *Enzyklopädie für jedermann*, still für sich, in seinem ungeheizten Zimmer, eine Pferdedecke um die Schultern gelegt, während der Geruch von Muttis *Kartoffels* durch die Fußbodenspalten drang. Sie wissen nicht, wie sein Schweiß roch, als er in der großen Stadt zum ersten Mal verliebt war, wie überglücklich er sich fühlte, als die Krankenschwester sagte: Sie sind Vater geworden.

Noch ehe er den dritten Schluck von seinem Kaffee getrunken hat, wird sein Flug aufgerufen, eine betuliche Blechstimme aus allen Ecken jeder Halle, jedes Shops, jeden WCs. Dann erklingt sein Name. Er solle sich bitte am Gate melden. Hat er nicht auf die Zeit geachtet? Hat er sich vertan? Er weiß es nicht. Er lässt den Kaffee stehen und macht sich auf den Weg und denkt, während er geht, an seinen Sitz in der Maschine, 17F, an das KLM-Menü, das ihn erwartet, an die extra Minibrezel, auf die er, in Anbetracht seiner Familiengeschichte, ein Recht haben müsste. Doch seine Schritte verlangsamen sich, die Füße schleifen über den Boden, er kommt kaum vorwärts. Hinter den großen Fenstern steigen die Flugzeuge auf, ein donnerndes Dröhnen, einigermaßen gedämpft durch die gutgelaunte Klaviermusik, die Schritte der Menschen um ihn herum, das liebliche Stimmengewirr. In den nach Fußbodenreiniger riechenden Grotten Schiphols, in dem Streifen Niemandsland zwischen Gate D12 und D14, bricht er zusammen. Wie eine Marionette, deren Fäden durchgeschnitten werden, und mit jedem Schnitt ist er weniger er selbst. Er versucht aufzustehen, was ihm nur halb gelingt. Er schwankt weiter. Ungläubig schaut er auf seine Hände, Füße. Dies ist sein Körper, dies ist ein Tag wie jeder andere, eingeklemmt zwischen gestern und morgen, alles in Ordnung. Dies denkt er, und folglich gibt es ihn noch, und folglich ist alles in Ordnung. Sein Name wurde noch mal aufgerufen, er hörte es schon nicht mehr.

Wer ist der Mann, der auf diesen Namen hört? Eine anerkannt schwierige Frage, die umso komplexer wird, je besser man ihn kennt. Wie kann man überhaupt jemanden kurz charakterisieren, wie fasst man die Unendlichkeit eines Menschenlebens in einen einfachen, eindeutigen Satz zusammen, der beginnt mit: Er oder sie *ist*.

Erschwerend kommt hinzu, dass der Mann, um den es geht, notorisch schlecht einzuordnen ist. Mindestens fünf Menschen in der Trauerhalle, in der ihm in acht Tagen die letzte Ehre erwiesen wird, werden irgendwann denken: Wenn man mich fragt, dann habe ich den guten Mann eigentlich kaum gekannt. Ich will dennoch den Versuch unternehmen, ein Bild von ihm zu geben, auch wenn dieses Bild vermutlich mehr einem Schatten als einem Foto ähnelt.

Zunächst die Fakten: Er ist ein Sohn, ein Ex-Ehemann, und er ist Vater von drei erwachsenen Kindern, in chronologischer Reihenfolge: Tessel (1981), Moor (1985) und Cat (1989). Zu ihrer Mutter, Elise, hat er schon seit Jahren keinen Kontakt mehr. Dass er noch nahezu jeden Tag an sie denkt, weiß niemand. Vielleicht ist das besser so.

Nie hat ein Porträt von ihm in der Zeitung gestanden, und es wurde auch nur ein einziges Mal ein Interview mit ihm veröffentlicht, in einer Studentenzeitschrift, über die Stadtfotos, die er im Laufe der Jahre gemacht hat. Vielleicht wird ihm ein Themennachmittag gewidmet, von einem Connaisseur, in einem kleinen Programmkino, in dem das Flurlicht kaputt ist. Lange war er ein zäher Soloselbstständiger in der immer jungen Filmwelt, und manchmal hatte er sogar »Erfolg«. Doch in letzter Zeit fragte er sich immer häufiger, ob er die geringe Zahl von Jobs, die ihm angeboten wurden, nicht in Verbindung mit dem verhassten Urteil *Rente* bringen musste. Vor zwei Wochen, an einem regnerischen Dienstagabend, kam ihm im Fernsehen eine zuckersüße niederländische Rom Com unter. Nicht einen Schauspieler hätte er beim Namen nennen können. Er erinnerte sich an das, was Gene Grift, sein alter Hollywood-Kumpel, einst zu ihm gesagt hatte: Dass etwas, ein Job, eine Welt, sich ganz selbstverständlich anfühlt, solange man dazugehört, jedoch vollkommen lächerlich wird, sobald dies nicht mehr der Fall ist. Dort, vor dem Fernseher, wurde ihm bewusst, dass er ein Außenstehender geworden war, und vielleicht war er das schon seit Langem – möglicherweise machte man sich schon seit Jahren lustig über ihn: Wer ist der alte Kerl da hinten auf dem Set?

Er öffnete eine Suchmaske auf seinem Laptop und fand einen billigen Flug, nach Porto. Heute Morgen noch schaute er in den Spiegel und dachte an seinen bevorstehenden Urlaub, den ersten seit Jahren, den er heute Abend mit einem dunkelroten Glas Tawny vor einem der alten, dicht an dicht gebauten Portlokalen am Hafen einläuten würde.

Wie klingt er, wie sieht er aus?

Seine Stimme ist altertümlich, tief und ernst, als wäre sie dazu gemacht, Unglücksnachrichten zu verkünden. Wenn er überwältigt wird, von Wut, von Rührung, von allem, was größer und stärker ist als er, verliert er sich in Gestotter. Er hat eine Radiostimme, die zu seinem Radiogesicht passt. Eine Haut wie Borke – rau, voller Flecken und Grübchen – mit lila Kratzern auf den Nasenflügeln. Eine durchfurchte Stirn, Falten, die durch Nachdenken, schaurige Träume und die Neigung, bei unzureichendem Licht zu lesen, verursacht wurden. Nicht hässlich, eher unfertig. Ein Maler würde sagen, ein mittelalterliches Gesicht aus der Zeit, kurz bevor die Gesichter detailgenau und subtil wurden. Geburtsort: Oosterhout. Geburtsjahr: 1946. Größe: 1,78. Todestag: heute.

Das Zusammenbrechen zwischen zwei Gates, die Marionettenfäden, die durchgeschnitten werden, das Schwanken, es ist ein primitives Bild. Es ist tierisch, roh. Umstehende erschrecken, aber sehen nicht weg. Sie vergessen zu atmen, ihre Pupillen erweitern sich, sie rufen nach einem Arzt. Aber die Rufe dringen nicht zu ihm durch, höchstens als ferne Schwingungen. Seine Wangen glühen, warum ist es nur so warm?

Die Umstehenden, schauen sie auf einen guten oder schlechten Menschen? Was würden seine Freunde dazu sagen, oder seine Kinder?

Er liebt seine Kinder, gewiss, auf seine Weise. Auf ein Schulterklopfen brauchen sie sich keine Hoffnung zu machen. Liebe strömt stets auf einem Umweg. Am Königinnentag zog er früh los, um auf dem allgegenwärtigen, traditionellen Flohmarkt die besten Spielsachen für sie zu finden. In der klammen Morgendämmerung streunte er die Amsterdamer Apollolaan entlang, die Hände tief in den Taschen seiner bretonischen Fischerjoppe, auf der Suche nach Stormtroopern, Ewoks oder Comics für Moor, Buntstiften und Bleistiften für Tessel, Puppen für Cat. Die Beute wartete auf sie, wenn sie, noch benommen vom Schlaf, schlurfend die Treppe runterkamen. Wenn Tessel mit ihrer Familie in Urlaub fährt, stets nach Frankreich, faltet er zu Hause an seinem Schreibtisch die alte Straßenkarte auseinander und steckt Heftzwecke in die Städtchen, wo sie übernachten, um so doch ein wenig mit ihnen zu verreisen. In einstmals aktuellen Reiseführern sucht er dann nach netten Cafés, Restaurants, Sehenswürdigkeiten, gut gemeinten Provinzmuseen. Er ruft sie an, erreicht sie aber nicht. Große Aufmerksamkeit für kleine Dinge.

Für andere Seiten seines Charakters lassen sich nicht so

leicht gute Worte finden. Er hat ein aufbrausendes Temperament, auch wenn er das selbst abstreiten würde. Er war kein prinzipieller Gegner von väterlichen Klapsen, wenn ein Kind (der Sohn, Moor) nicht auf ihn hörte. Er hupt Fahrradfahrer ohne Licht an, die sich dann zu Tode erschrecken. Recht so. Wenn jemand im Fernsehen sagt, er oder sie sei *traumatisiert*, verspürt er Lust, etwas kaputtzumachen. Und ja, er hat Fehler gemacht, genug Fehler. Reden wir später drüber, im Augenblick scheint mir das wenig passend.

Guter Mensch, schlechter Mensch, welche Rolle spielen moralische Klischees denn noch, er hat sowieso nicht mehr lange, und wer hat die Autorität, darüber zu entscheiden?

Es geht schnell jetzt. Seine Gedanken an den Sitzplatz, die Flugzeugmahlzeit und das Brezeltütchen, auf das er ein Recht zu haben meint, sind vollkommen verschwunden. Gedankengänge hat er überhaupt nicht mehr, sein Leben läuft vor ihm ab, jedoch auf eine diffuse, komplexe Art, die nur er erklären könnte, wenn er sich nicht in diesem wortlosen, entschwindenden Zustand befände. Ihn beschäftigen Schimmer und Blitze, fragmentierte, eingedickte Erinnerungen und Erlebnisse, die sich aus der Chronologie, die sie an ihrem Platz hielt, gelöst haben. Alles geschieht in ein und derselben Sekunde. Wie das bleiverglaste Kirchenfenster das graue, magere Gesicht von Ehrwürden Doomernik färbte, während er näher kam, immer näher kam, und ihm zublinzelte, wie ein Zyklop. Die erste Nikon F, die er je sah, in Amsterdam, wie es sich anfühlte, sie in die Hand zu nehmen, die Welt durch ein Objektiv zu betrachten, aus der Distanz und dennoch dazugehörig. Der Schlafzimmerblick seiner Ex, Elise, in den ersten gemeinsamen Jahren, die kleinen, hoffnungsvollen Augen, so unverschämt froh, neben ihm aufzuwachen. Die kühlen Luftströme, die durch das offene Fenster seines gemieteten Cadillacs ins Innere strömten, wenn er durch Hollywood cruiste. Der warme Babygeruch seiner Kinder, als sie ihn noch an sich schnuppern ließen. So viele Leben, vereint in dem einen. Umgeben von den Lampen und flackernden Bildschirmen des Flughafens, sieht er Glühwürmchen, die ersten des Jahres, sie leuchten in Form von kleinen, geschmeidigen, Halogenachten im Dunkel, das sein Elternhaus in der Pastoriestraat in Oosterhout umgibt. Doch als er die Arme ausstreckt, sind sie weg. Er wird abgeschält. Alles, was selbstverständlich war, verschwindet immer mehr. Alles, was einst zufällig war, erscheint jetzt schicksalhaft. Und umgekehrt.

Alles in einer einzigen Sekunde.

Danach verblassen die Blitze, und es bleibt nur ein Nebel aus Eindrücken und Gefühlen, die er einst gehabt oder empfunden hat, und die nun, abgeschnitten von den konkreten Erinnerungen, zu denen sie ursprünglich gehörten, in ihm umherschweben und sich nie wieder setzen werden. Sie entspringen aus ihm, doch sie sind kein Teil mehr von ihm. Als er mit ausgestreckten Armen niedersinkt, reißt er, statt Glühwürmchen, eine Packung Kaubonbons aus dem Verkaufsständer eines kleinen Kiosks. Ein Kind, das exakt diese Tüte haben wollte, zeigt neidisch auf ihn, eine Mutter legt ihre Hand an den Mund, ein Mann, der fünf gebügelte Sakkos in der Hand trägt, lässt sie alle fallen. Doch das Unvermeidliche hat bereits begonnen. Die Umherstehenden sind Zeugen eines ebenso feierlichen wie brutalen Ereignisses: Ein Mitmensch verliert sein Leben.

Die Vielfältigkeit eines Menschenlebens, die Charakterzüge, die niemand anders als der Sterbende jemals an den Tag legen wird, die Gedanken, die kein anderer genau so haben wird, der Besitz, die Gegenstände, die Kindersocken, die Oberhemden, die Turnschuhe, die Entscheidungen, die das Leben zu seinem machten, die Verwünschungen und Versprechen und Verliebtheiten, die Lieder, die er mochte, die Fotos, auf denen er abgebildet ist, der Körper, der blühte, erwachsen wurde und dann allerlei Wehwehchen aufzuweisen begann, und zentral darin das eine Organ, von dem alles abhängt, das allmählich immer langsamer schlägt, langsamer, noch langsamer. So lange dauert das Leben, so viel länger noch dauert der Tod, und so blitzschnell verwandelt sich das eine in das andere.

Niemand ist in der Nähe, um Abschied zu nehmen. Doch dass er allein ist, macht ihm, vielleicht zum ersten Mal nach langer Zeit, überhaupt nichts aus. Es ist eine reine, konzentrierte Einsamkeit, die er empfindet, die eines Sterns oder eines Steins, der von einer Klippe fällt.

Es ist offensichtlich, welches Ereignis sich vor ihm erstreckt. Das spürt er. Obwohl keiner von uns jemals zuvor gestorben ist, wissen wir im entsprechenden Moment, dass *es* geschieht, dass *es* begonnen hat. Es wird schnell passieren, fühlt er, ohne sich zu wundern, möglicherweise sogar mit einem Hauch von Ehrfurcht. Er hatte immer Angst vor dem Tod, vor dem Sterben. Als gäbe es die Möglichkeit, dass er es nicht könnte, ohne dabei seine Würde zu verlieren, dass er bei dieser Prüfung durchfallen könnte. Aber er kann es sehr wohl. Er ist dabei. Ein »Bestanden« winkt.

Er gibt nach. Ein sanftes, warmes Gefühl durchzieht unerwartet seinen ganzen Körper – nie wieder wird ihm jemand Schmerzen zufügen, nie wieder wird er seinen Schmerz an einem anderen rächen müssen. Doch äußert sich dieses Gefühl nicht in einem Lächeln, seine Gesichtsmuskeln erstarren; das Gefühl bleibt ohne sichtbaren Beweis, als hätte es nie existiert. Seine Lungen nehmen nichts mehr auf und stoßen nur noch ein bisschen, bis-sch-en aus.

Es geschah gerade, es geschah, es war geschehen.

Ach ja. Sein Name war Oskar.

Sans rancune

Von den Ereignissen auf Schiphol weiß Tessel noch nichts, als sie in Amsterdam in den Bibliothekssaal kommt, wo sie eine Lesung halten soll; als sie den freundlichen, schnurrbärtigen Veranstalter begrüßt; als sie den fensterlosen Personalraum betritt; als sie ihre Jacke an einen Haken neben dem verdatterten Porträt des Königs aufhängt; als sie an das Pult tritt; als ihr Telefon in der zurückgelassenen Jacke vibriert. Es sind Tessels letzte unwissende Momente, die sie später, wie das so ist, für unverzeihlich arglos halten wird. Derjenige, der sie anruft, ist ihr jüngerer Bruder Moor. Er versucht es weiter – eine Neigung, die Überbringern von schlechten Nachrichten eigen ist.

Doch gerade sind Tessels Gedanken noch beim Pult, beim Publikum und bei dem Thema ihres Vortrags: der allwissende Erzähler. Dem Publikum wäre es lieber, wenn sie aus früheren Werken vorläse, anstatt eine Abhandlung über ein literaturwissenschaftliches Problem wie dieses verdauen zu müssen, das weiß sie, und der schnurrbärtige Veranstalter hat sogar extra um einen Vorleseabend gebeten. Doch Tessel denkt lieber an neue Arbeiten, an die Suche nach dem Neuen – es ist doch schön, die Zuhörer erleben zu lassen, wie eine solche Suche aussieht, sie daran teilhaben zu lassen, ihnen etwas zum Nachdenken zu geben, anstatt sie mit einer Passage geronnenen Textes, den sie bereits kennen, abzufertigen. Außerdem ist das Problem des allwissenden Erzählers für sie viel mehr als ein verstaubtes Literaturproblem – möglicherweise berührt es ja den Kern dessen, wie wir unser Leben führen.

Während der vergangenen Wochen hat Tessel Gedanken gesammelt, ganz nebenbei. Manchmal ist sie vom Haushalt so erschöpft – weniger von der Erledigung der Arbeiten als vielmehr von deren Organisation –, dass ihr die Energie fehlt, ihre Ideen weiter auszuarbeiten. Sie hofft, aus ihren Notizen werde von selbst etwas erwachsen, doch so funktioniert das nicht, oder nicht mehr. Sie verspürt jetzt bereits Lust, heute Abend zu Clios Zimmer zu gehen, die Tür leise zu öffnen und ihre Tochter zu riechen, das sanfte Auf und Ab ihrer Brust zu beobachten. Warum, weiß sie nicht, aber sie muss an einen Sankt-Martinsabend denken, vor langer Zeit, an dem Moor und sie sich mit verwaschenen Handtüchern, Metalldraht und Bergen von Klopapier als Blumenkohle verkleidet hatten und zusammen durch die dunklen Straßen gegangen waren, mit ihren schaukelnden Laternen, die leuchteten, bis die Lämpchen den Geist aufgaben.

Der Saal ist mehr oder weniger gefüllt, etwa vierzig Zuhörer, nur in der letzten Reihe sind noch ein paar Plätze frei. Sie entfaltet ihr Manuskript. Die gefundenen Gedanken bilden noch weniger ein Ganzes, als sie gedacht hat. Zunächst stehen dort ein paar lose Ideen über die innige Verbindung zwischen dem allwissenden Erzähler und Gott, die Instanz, die nicht nur allmächtig, sondern auch allwissend ist. Ohne allwissenden Gott keine Religion, ohne Gott kein allwissender Erzähler. In den darauffolgenden Absätzen schlägt sie den Bogen zur klassischen Literatur. Homer und später Dickens, Émile Zola. Erst im letzten Jahrhundert sei der allwissende Erzähler außer Mode gekommen und sogar in Misskredit geraten, die Vorstellung habe man archaisch, lächerlich gefunden. Tessel blättert um, wobei sie sich am Papier einen Schnitt im rechten Zeigefinger zufügt, ein winziger Streifen Blut. Gegenwärtig glaubten die meisten an die postmoderne Theorie, liest sie weiter, dass es Milliarden einzelne Erzähler mit einem eigenen Leben und einer eigenen Geschichte gebe, ohne sich dabei auf etwas oder jemanden stützen zu können, der den wechselseitigen Zusammenhang zwischen all diesen Leben im Blick habe. »Wir sind zu Schauspielern ohne Regisseur geworden, im Zweifel über unseren Text«, sieht sie auf dem Papier. »Wir sind uninspiriert geworden, vielleicht schauen wir sogar auf unser eigenes Leben herab.« Sie hatte gehofft, auf der Basis dieser Punkte improvisieren und extemporieren zu können. Doch an diesem Abend fehlt ihr dazu die Kraft. Eine Schlussfolgerung hat sie noch nicht. Was sie hat, sind zwei Fragen, die sie schon seit Monaten beschäftigen und die sie ihren Zuhörern stellen wollte, um mit ihnen ins Gespräch zu kommen. Doch dies ist nicht der Abend dafür. Die beiden Fragen: Könnte es sein, dass es doch eine Instanz gibt, ein etwas oder einen jemand, der alles über uns weiß? Und wenn ja, würden wir dann hören wollen, was diese Instanz zu erzählen hat?

»Der allwissende Erzähler …«, sagt Tessel nach einer viel zu langen Stille mit ihrer ausgefeilten Vorlesestimme, die viel affektierter klingt, als sie denkt.

Ein »Ksss« im Saal, das sie als Aufmunterung versteht.

Ein leises Murmeln in den Zuschauerreihen. Sie macht eine kurze Pause, um einen Schluck Wasser zu trinken. Sie schaut ins Publikum. Nette Leute, grau und höflich, die sieben Euro bezahlt haben, um an diesem Sonntagabend hier sein zu dürfen, in diesem Bibliothekssaal mit abgehängter Decke, um ihr zuzuhören, in der Hoffnung, etwas zu hören, was sie bereits kennen. Sie blinzelt hinauf zu den grellen Deckenlampen. Das Ksss vorhin, vielleicht hat sie es sich nur eingebildet. Oder war es ein Zeichen der Verärgerung? Undeutlich und aus der Ferne erklingt das Dröhnen eines Flugzeugs; sie hofft, dass ihr Vater einen guten Flug gehabt hat, und nimmt sich vor, ihm eine Nachricht zu schicken. Ach, vielleicht kann sie ihn besser später anrufen. Wenn sie es nicht tut, wer sollte es dann tun?

Eine der Frauen in der mittleren Reihe trägt einen Hut, einen wollenen Cloche; ein Stich in Tessels Unterleib, solch einen Hut würde sie nie zu tragen wagen. Zu viel Angst vor Spießigkeit. Vor Ältlichkeit, vielleicht ja. Solange sie sich erinnern kann, finden die Leute sie bereits »alt« für ihr Alter. Doch in den letzten Jahren scheint sich das Altern zu beschleunigen. Seit sie die Vierzig überschritten hat, kommt sie sich vor wie eine Fünfzigerin. Sie ist jemand geworden, die einen kleinen Regenschirm in ihrer Handtasche hat, denn man weiß ja nie. Jemand, die sich über Kellner ärgert, die eine Bestellung unbedingt im Kopf behalten wollen und dann mit Block und Stift wiederkommen. Jemand, die ja sagt, während sie einatmet. Die sich, bevor sie in Urlaub fährt, vor Verstopfungen fürchtet und zu lange nach den besten Mitteln dagegen googelt. Was haben diese kleinen Veränderungen zu bedeuten? Alles? Nichts? Sie ist jemand geworden, die sich angesichts all ihrer neuen Angewohnheiten fragt: Ist dies endlich der unumstößliche Beweis dafür, dass ich mich verändert habe?

Wenn sie sich nicht verändert hat, warum gelingt es ihr dann seit nahezu sechs Jahren nicht mehr, um genau zu sein, seit der Veröffentlichung von *Der Uhrmacher*, die als enttäuschend oder sogar elitär-irritierend empfundene Fortsetzung ihres ziemlich erfolgreichen Romans *Sans rancune*, etwas Substanzielles zu schreiben? Sie kann doch schreiben, im Prinzip? Nein, daran zweifelt sie nicht, nicht wirklich. Ihre Zweifel sind abstrakter und liegen tiefer als die Dimension des handwerklichen »Könnens«: Sie fragt sich, ob sie überhaupt eine Schriftstellerin ist, jemand, der das gelebte Leben dem geschriebenen unterordnet. Verfügt sie über die Unbarmherzigkeit, die Wirklichkeit vor allem oder sogar ausschließlich als *Material* zu betrachten? Eine schreckliche Frage mit lauter schmerzhaften Antworten. Daher verwendet sie nun den Großteil ihrer Zeit darauf, Gutachten für Verlage zu schreiben, in Stiftungskommissionen zu sitzen, die Stipendien an Autoren vergeben, die mehr Mut als sie haben, und Lesungen zu halten. Einmal im Monat googelt sie sich selbst. Wenig neue Treffer. Ihr Wikipediaeintrag wurde seit anderthalb Jahren nicht aktualisiert; manchmal ist sie versucht, es selbst zu tun. Doch welche Neuigkeiten könnte sie hinzufügen? Sie meidet Buchpräsentationen von Kolleginnen und Verlagsempfänge. Aus Selbstschutz. Noch eine solche Zusammenkunft von talentierten, bewunderungswürdigen und beliebten Schriftstellern, die, anstatt ihre Liebe für diese rätselhafte Kraft, die sie verbindet, die Literatur, das Buch, zu erklären und diese Liebe gemeinsam zu erforschen und zu vertiefen, es vorziehen, wie eine Trauergemeinde dazusitzen, Erdnüsse zu knabbern und über das Aussterben des Lesers, des guten Lesers, des wahren Lesers zu jammern. Noch eine einzige solche Zusammenkunft, und die Mutlosigkeit würde möglicherweise endgültig siegen. Tessel schaut noch einmal in den Saal. Keine Anmerkungen, keine Fragen. Sie weiß, was sie zu tun hat. Sie verlässt das Pult und kehrt mit einer alten Taschenbuchausgabe von *Sans rancune* zurück. Sie spricht Sätze, die sie bereits Hunderte Male gesprochen hat, und sie fragt sich, ob es nicht inzwischen der Text von jemand anderem ist, den sie vorliest.

In der zweiten Fragerunde hebt nur die Frau mit dem Cloche ihre Hand. »Also«, setzt sie an, als ihr ein Mikrofon unter die Nase gehalten wird; ihre Stimme klingt hoheitsvoll, jedoch nicht unangenehm; wie die einer Königin mit guten Nachrichten, »erst einmal vielen Dank für Ihre Lesung. Ich fand *Sans rancune* übrigens wundervoll. Es ist schon eine Weile her, aber … Das will ich auch kurz sagen. Nicht, dass Sie denken … Nun ja, gut, ich setz mich dann mal wieder.«

»Was genau wollten Sie fragen?« Tessel wird erst jetzt bewusst, dass man ihr soeben ein Kompliment gemacht hat. Zu spät, um darauf zu reagieren.

»Ach, ja, natürlich.« Sie steht wieder auf. »Ich fragte mich, ob wir bald vielleicht ein neues Buch aus Ihrer Feder erwarten dürfen? Das wäre … Das fragte ich mich.«

»Das neue Buch wird noch eine Weile auf sich warten lassen. Leider.« Genau genommen steht davon eine halbe Seite auf ihrem Laptop, eine bizarre, ausführliche Beschreibung einer kahlen Zypresse. Den Rest hat sie gelöscht. Sie hat sehr wohl eine Idee für ihren nächsten Roman, eine gute Idee, doch die muss sie mit aller Vorsicht behandeln. Wenn sie sich zu früh an die Arbeit macht, verdirbt sie möglicherweise alles.

Ganz selten einmal fantasiert sie über die einzige wirkliche Alternative zum Stillstand: aufhören zu schreiben, von heute auf morgen, etwas ganz anderes machen, einen Job suchen, jeden Monat an einem bestimmten Tag einen festen Betrag auf dem Konto. »Ein allwissender Erzähler wüsste, wann es so weit ist.« Sie lächelt, in der Hoffnung, damit für das Publikum etwas gutzumachen. Nach einem zögerlichen Applaus nimmt Tessel Blumen in Empfang, die sie bald darauf, im Tausch gegen Nachrichten aus der wirklichen Welt, dem Taxifahrer schenken wird. Sie verbeugt sich kurz und geht dann in den Personalraum, wo sie ihr Smartphone aus der Tasche nimmt und die Nachricht ihres Bruders abhört.

Etwas, das Schmerz ähnelt

Da ist Tessel, seine große Schwester, an diesem ersten Morgen ohne Vater, am Beginn des gewundenen Pfads, der von der Straße zum Lommerhorst führt. Moor sitzt in der Tür seines umgebauten vw-Busses, das linke Bein gestreckt, um einen Spliff darauf zu drehen. Er konnte sie schon in jungen Jahren in allen Varianten bauen, die Tüte, den Sticky, den Fatty, er war der Beste der ganzen Schule, der Reichsbaumeister, nur leider gab es dafür keine Note auf dem Zeugnis und auch keine Auszeichnung. Bedächtig gehend, hin und wieder einem Zweig ausweichend, kommt seine Schwester näher.

Es ist ein schöner Tag. Im sanften, schräg einfallenden Sonnenlicht scheint die Eiche zu glühen. Der Baum stand schon dort, als vor siebzig Jahren die ersten Bewohner mit ihren vagen Wunschträumen von Kommunen und Kibbuzen hier ankamen, Wunschträume, die schon sehr bald verflogen, als sich zeigte, dass es in der Regel keine geborenen Arbeiter waren, die sich der frisch gegründeten Gemeinschaft anschlossen. In der Eiche hat er, zusammen mit Joren und Sjors, Debbies Söhnen, vor zwei Sommern ein Baumhaus gebaut, aus unbrauchbarem Ulmenholz aus dem Sägewerk in Lisse. Manchmal, wenn keiner guckt, klettert Moor allein hinauf, um, der Länge nach hingestreckt, die *Blake und Mortimer*-Comics zu lesen, die sein Vater einst am Königinnentag ergattert hat. Während er die speckigen, abgegriffenen Seiten durchblättert, stellt er sich vor, ein Kind vom Lande gewesen zu sein, aufgewachsen mit unendlich viel Zeit, von Wolken und Bäumen beschützt. Wirklich lesen tut er die Hefte nicht.

Als Tessel das schlammige Mittelstück erreicht hat, sieht er, wie ihre Absätze, vermutlich mit einem blubbernd saugenden Geräusch, im Schlamm versinken, Spritzer, Fluchen, teure Reinigung. Sie geht weiter und passiert das letzte »Umkehren!«-Schild. Er rollt nun schneller, er will seinen Spliff fertig haben, wenn sie bei ihm ankommt, das Ding muss angezündet in seinem Mundwinkel hängen, sodass sie in einen Marihuananebel tritt, über den sie sich keinen Kommentar erlauben darf. Sein Revier, seine Regeln. Er winkt kurz.

Es wird sie gewurmt haben, dass er die Nachricht eher erhalten hat als sie. Eine Art Kollege / Freund, der eine sehr geschätzte Reinigung in der Gegend von Schiphol hat, war auf dem Flughafen unterwegs, allwöchentlich liefert er dort gereinigte Jacketts für seine besten Kunden hin. Er sah, wie es passierte. Moor briet gerade Fischstäbchen bei Henk the Tank, der dank ihm auf dem Grundstück wohnen durfte. Bald begann die *Sportschau*. Henk hatte drei Kisten Hertog-Jan-Bier besorgt. Moors Handy, ein knallgelbes altes Nokia mit Schiebeklappe – von Freund und Feind liebevoll *die Banane* genannt – lag neben der Kochplatte, und er sah den Namen im Display erscheinen. Nie zuvor hatte er diesen Mann, der eine Art Kollege war, mit dem er aber seit einem aus dem Ruder gelaufenen Doppelkopfabend kaum noch Kontakt hatte, den Namen seines Vaters aussprechen hören:

Oskar J.R. van Bohemen, war das nicht der Name seines … »Das isser«, unterbrach Moor ihn mit heiserer Stimme, während zugleich ein verbrannter Geruch aus der Pfanne aufstieg. »Das ist mein Alter.« Eine genauere Identifikation sei nicht nötig gewesen, berichtete sein Freund, Oskar J.R. van Bohemen hatte seinen Pass in der Innentasche, und so habe man sogleich feststellen können, dass er kein Organspender war. Das hätte Moor ihnen auch sagen können, den Bettlern in seinem Viertel gab der Alte auch keinen Cent, und jetzt sollte er einem Wildfremden seine Lunge spenden? Henk und er verzichteten auf Fischstäbchen und Fußball und becherten tapfer drauflos. Nach Ansicht von Henk war Oskars Tod alles andere als merkwürdig, die Chancen standen fifty-fifty, so wie bei allem: Es passierte, oder es passierte nicht. Fifty-fifty. Vier Bier später griff Moor zu seinem Telefon, rief Tessel an und hinterließ mit rauer Stimme in ihrer Sprachbox die Nachricht, dass ihr Vater, der Alte, über den Jordan gegangen war.

Da ist sie, seine Schwester, fast ist sie bei ihm. Sie haben einander ein halbes Jahr nicht gesehen, seit der Verabredung zum Kaffee in der Stadt, um die sie ihn gebeten hatte. Sie fand, er könne sich mehr Mühe geben, könne Oskar öfter anrufen, ihn besuchen, seine Schwester war äußerst belehrend gewesen. Moor hatte währenddessen aus dem Fenster gestarrt, auf die Grachten, die Pendler, die Tagestouristen, die miteinander verhandelnden Familien, Museum oder Eis, und sagte, er würde gerne nach Hause gehen. Und das hatte er dann auch ziemlich abrupt getan. Noch ehe sie ihren Bruder umarmt, streckt Tessel eine Hand aus und signalisiert, dass sie auch einen Zug nehmen möchte. Sie raucht, als handele es sich um eine Zigarre, ohne zu inhalieren. Er lächelt. Ein paar Minuten sagt keiner der beiden ein Wort. »Hier wohnst du also?«, unterbricht sie die Stille.

Sie verwendet dasselbe süßliche, blumige Waschmittel wie ihre Mutter früher, denkt er einen Moment lang, eine dünne Duftspur in eine ferne Vergangenheit. »Fast keine Miete, noch nicht gentrifuckt, alles cool. Ja, ja, drinnen schlägst du bestimmt die Füße über dem Kopf zusammen. Schrecklich viel aufzuräumen. Dir kommen vermutlich sofort Besen und Harke in den Sinn, aber das Chaos befindet sich in einem perfekten Gleichgewicht, kein Grund zur Sorge. Alles steht so schief, dass nichts umfallen kann.« Fast keine Miete stimmt nicht. Mehr noch, Moor hat mehrere Monate Mietrückstand. Er hat vor kurzem ausgerechnet, dass er dreißig Jacketts, fünf Anzüge und zwanzig Krawatten verkaufen muss, um seine Schulden zu begleichen, und das kostet ihn Monate, in denen wieder neue Rechnungen dazukommen, möglicherweise mit Verzugszinsen und Inkassogebühren. Ab und zu liegt ein Brief mit bedrohlichem Inhalt auf seiner Fußbodenmatte: Wenn du nicht bald bezahlst, endet die Gastfreundschaft. Dann sei es auch keine Gastfreundschaft, meinte Moor. Er nimmt einen letzten Zug und wirft den Joint weg. »Eine Runde spazieren?«

Sie gehen an dem zweiten Lieferwagen vorbei, der voller Zegna, Armani und Corneliani hängt, sein erfolgreichstes Geschäft seit Jahren, dann am Teich entlang, türkis vor lauter Algen.

»Wir werden jetzt noch nicht darüber reden?«, fragt sie.

Sie stellte die erste Frage. Sie hat den ersten Spielzug gemacht, auch wenn er noch nicht weiß, um welches

Brettspiel es sich handelt. »Schreibst du wieder?«, ist seine Gegenfrage. Keine direkte Antwort, also vermutlich nicht. »Da war doch irgendwas mit einem Lektor, nein, mit einem Rezensenten. Bin ich nah dran?« Tage- oder wochenlang kann er friedfertig und großzügig sein, doch wenn seine Schwester in der Nähe ist, übermannt ihn das Gift.

»Du bist eiskalt.« Sie fragt ihn, ob er viel an Papa gedacht hat in letzter Zeit. Bevor das alles passiert ist.

»Ich denke schon seit Jahren nicht mehr an ihn als Papa.«

»Der Vornamen-Komplex.«

»Er heißt Oskar, also nenne ich ihn so.«

»Keine Bilder, keine Erinnerungen?«, fragt Tessel. »Echt nicht? Für mich ist es tatsächlich so, als seien seit gestern die Tore in die Vergangenheit geöffnet. Gerüche von früher kommen mir in die Nase, Düfte von einst. Das brodelnde, mit Curry gewürzte Fett, in dem er seine Pommes frittiert hat. Der starke Douwe-Egberts-Filterkaffee, die Kanne, in der der Kaffee immer lauer, aber nie kalt wurde. Ich sehe ihn im Garten stehen, in seinem rot-blauen Morgenmantel, die erste Dunhill des Tages rauchend. Geräusche. Mamas leichte Schritte auf der Treppe, seine schweren. Geklapper. Er räumt die Schränke aus, auf der Suche nach einer Bratpfanne, von der er ganz genau weiß, dass es sie gibt, sie hat das Ding doch nicht etwa weggeschmissen? Die typische Stille zwischen den beiden. Bestimmt schließen sie sich wieder, die Tore. Wenn das alles vorbei ist. Doch jetzt stehen sie offen, sperrangelweit.«

An die Stille erinnert Moor sich auch noch, ja. Die Stille vor einem Streit, wie ein einbehaltener Atemzug. »Wenn was vorbei ist?«

»Das, jetzt. Der Schock. Er ist nun wirklich weg. Ganz und gar weg. Sehr seltsam.«

Er ist nicht weg, denkt Moor. Noch lange nicht. »Die Tore in die Vergangenheit«, wiederholt er in neutralem Ton. »Ich verstehe das Bedürfnis nach diesem Gerede nicht. Über Erinnerungen und Gefühle. Welchen Sinn hat das? Man erlebt Erinnerungen, man erlebt Gefühle, und das war es dann. Wenn man anschließend auch noch redet über das, was man fühlt, um danach über das zu reden, was man beim Reden darüber fühlt ... so kommt man nie an ein Ende, es sind nur Worte. Mama wollte früher auch immer reden.« Sie redete vor allem mit Tessel, sie war die Auserkorene, die Vertraute. »Genug geredet. Es ist passiert, und jetzt geht es weiter.« Keine Erwiderung seiner Schwester. »Ein Herzinfarkt, also?«, sagt er kurze Zeit später.

»Ja.« Sie zögert, scheint vor irgendwas auszuweichen. »Zum Glück hat er nicht gelitten.«

»Und ausgerechnet auf dem Flughafen. Das ist doch der Gipfel der Ironie.« Diese gewissenlose Bemerkung versetzt ihm einen Stich, was bei näherer Betrachtung möglicherweise auch Sinn der Sache war: Ob er beim Gedanken an die letzten Minuten seines Vaters doch noch etwas empfinden kann, das Schmerz ähnelt. »Wohin ging es eigentlich?«

»Ich finde den Tod unseres Vaters überhaupt nicht ironisch«, sagt Tessel. »Porto. Urlaub.«

»Warum bist du gestern nicht ans Telefon gegangen?«

»Eine Lesung«, antwortet sie. »Eine kleine Lesung. Wie geht es dir?«

»Abgesehen hiervon?« Er atmet tief ein, seine Stimme

festigt sich. »Ich habe in letzter Zeit Probleme mit den Knien. Wir sind eben keine dreißig mehr.«

»Wie kannst du das bloß sagen, *ironisch*? Dass es ironisch ist, dass er dort … ging?«

Sie gehen weiter über das Gelände, das er nun bereits seit vier Jahren sein Zuhause nennt, diesen Flecken pure Freiheit, der von Zäunen und Warnschildern umgeben ist.

»Du weißt, ich habe andere Erinnerungen als du«, bemerkt er. Oskars Hand, die Moors Kopf unter den Wasserhahn drückt, um ihn »abzukühlen«. Was von allem am meisten schmerzte, war, dass es Moor nicht gelang, seinen Vater zu hassen. Dafür war die Sohnesliebe, von der Biologie auferlegt, einfach zu stark. Die »Abkühlungsmaßnahmen« endeten erst, als Moor vierzehn war und er seinem Vater im Wohnzimmer gegenüberstand und sagte: Bald bin ich stärker als du, und dann wirst du für jeden Schlag, den du mir verpasst, zwei zurückbekommen. Zu Moors Erstaunen war sein Vater, den er angefangen hatte, Oskar zu nennen, einfach aus dem Zimmer gegangen. Sie hatten nie wieder darüber gesprochen. Aber es musste seinem Vater aufgefallen sein, dass sein Sohn ihn genau so ansprach, wie Kollegen, Freunde oder Bekannte, mit dem Vornamen. Jeder konnte ihn Oskar nennen. Nur drei Menschen hatten das Recht, Papa zu sagen. Davon waren, seit Moor seinen neuen Kurs eingeschlagen hatte, nur noch zwei übrig. Vielleicht hat es ihm ja doch etwas ausgemacht, denkt Moor jetzt, vielleicht war ich ja doch in der Lage, ihn zu verletzen. Moor sieht nicht, was manche anderen sehen: Dass er sehr hartnäckig an Erinnerungen festhält, die andere lieber vergessen würden. Er denkt nicht, was manche anderen denken: Dass gerade Schmerz einen mitunter an den anderen bindet, dass er eine Art Klammer sein kann. Die einzige Gelegenheit, bei der Moor schon mal erwägt, von seinem Vater zu sprechen, sind die Männertreffen, an denen er am Wochenende teilnimmt, wenn sein Portemonnaie es zulässt. Doch die Praxis hat gezeigt, dass er in Gesellschaft von Männern lieber das Gegenteil tut und ganze Vorträge über die Bedeutung des Weiblichen im Männlichen hält, Vorträge, denen er selbst mal mehr, mal weniger Glauben schenkt. Andere Erinnerungen also, und aus anderen Erinnerungen ergeben sich andere Muster, und wenn man diese anderen Muster zusammenzählt, dann erhält man ein anderes Leben, das ist Moor sehr klar. »War es denn wirklich zu viel von ihm verlangt, mich hier einmal zu besuchen? Ein einziges Mal nur? Sorry, aber so denke ich darüber.« Ein paar Wochen bevor seine Beziehung mit Yvonne in die Brüche gehen würde und er, um dem Elend zu entkommen, hierhin gezogen war, hatte er Oskar angerufen und um Rat gebeten. Oskar hörte sich an, was sein in der Klemme steckender Sohn zu sagen hatte, und erwiderte: Mir ist es nicht gelungen, den Laden beisammen zu halten, warum sollte es dir also gelingen? Weil Söhne es manchmal besser hinkriegen als ihre Väter, hatte Moor antworten wollen. Doch er schwieg. Er hatte seinen Vater nie eingeladen, und sein Vater hatte nie gefragt, ob er willkommen sei.

»Ich kann nicht erkennen, wie diese beiden Dinge zusammenhängen, andere Erinnerungen und ob er dich besucht hat oder nicht.«

»Hat er nicht, nicht ein einziges Mal.« Die gewaltige Bestimmtheit, die Autorität, die Moors Vater sich angemaßt hatte, all die sogenannte Macht ... und nun war er gefällt worden, wie irgendein dahergelaufenes Tier. Es war unmöglich, darin keine Niederlage zu erblicken; was sonst bedeutet verlieren, wenn nicht zu Boden zu gehen und nicht wieder aufzustehen? Hätte Moor doch irgendwann nur verstanden, irgendwann nur erkannt, dass sein Vater eines Tages niedergestreckt werden und zweifelsfrei verlieren würde, dann hätte er sich als Sohn möglicherweise anders verhalten, dann wäre er vielleicht stärker gewesen.

Tessel und Moor erreichen die Apfelbaumreihe, die das Gelände, auf dem die Wohnwagen stehen, von den zu Wohnhäusern umgebauten Bauernhöfen mit ihren Gärten trennt, dem Areal, wo die reichen Leute wohnen, die sich über seinen Pachtzins beschweren. Die beiden machen rechtsum kehrt. »Hast du mit Mama gesprochen?« Er hätte sie auch anrufen können. Doch was, wenn sie noch weniger Trauer empfand als er? Diese Tragik, die war ihm in der jetzigen Situation einfach zu viel. Und außerdem war Tessel die Älteste. Als ihre Eltern sich scheiden ließen, war sie bereits ausgezogen. Dieser Vorgang lag auf ihrem Schreibtisch.

»Gestern Abend. Sie ist für eine Woche in Ägypten. Sie kommt zurück, sobald sie einen Flug gebucht hat. Wenn du mich fragst, ist sie unsicher, was ihre Rolle angeht. Kann ich verstehen. Mutter seiner Kinder, aber auch: Ex. *Die* Ex.«

»Ägypten? Bestimmt mit dem Suppenkasper?«

»Sag jetzt bitte nichts Abfälliges über Cas.«

»Auch nicht als Ode an Oskar?« Moor erinnert sich an die entsetzlich langweiligen Essen in Broek in Waterland, bei Elise und Cas, die alte neue Liebe ihrer Mutter. Dann bestrich Cas sich wieder einen Toast mit Quittengelee und erinnerte sich an einen anderen Teil seiner Konditionierung; ob jemand noch ein Gläschen Chardonnay wolle, ein leckerer aus Chile! Und, Gott, als er damals irgendwas von einem C-Level quatschte und Moor einen Moment lang dachte, nun hätten sie endlich ein gemeinsames Thema, Sorgen wegen des Klimas und des Meeresspiegels, doch nein, Cas sprach natürlich von einem Freund, der Chief Financial Officer geworden war, was einem C-Level-Executive entsprach.

»Wir sollten uns an die guten Dinge erinnern.«

»Ja, wir sollten ihn so schnell wie möglich heiligsprechen lassen, dann haben wir das hinter uns.«

»Wir müssen zusammenhalten. Zumindest ein wenig. Sonst kommen wir … Sonst klappt das hier nicht.«

Stille senkt sich auf Bruder und Schwester, sie gehen spazieren, so wie sie unzählbare Stunden zusammen spazieren gegangen sind, in den Wäldern bei Castricum, wo ihre Mutter von Opas Erbe ein Häuschen gekauft hatte. Oder im Bois de Boulogne, in Paris, Elises Stadt, wo die Familie gelegentlich Ausflüge unternahm. »Du hast es gut hier, nicht?«, fragte sie.

»Es ist nie zu spät für eine glückliche Jugend.«

»Hast du noch Kontakt zu Yvonne? Sollte sie das mit Papa nicht vielleicht wissen?«

»Ich habe gehört, sie sei mit irgend so einem politischkorrekten Typen zusammen. Noch keine dreißig. Bauchmuskeln, markantes Gesicht, fettes Gehalt, garantiert eins a Bananensaft. Neulich erst meinte ich sie zu sehen. Die blonden Locken. In Lisse. War aber ein Kerl mit weißem

Haar, ein alter Hardrocker oder so. Da sieht man mal wieder.«

»Da sieht man mal wieder was?«

»Wie es laufen kann. Sie mochten einander nicht mal, Oskar und Y. Denk nicht, dass sich das plötzlich ändert, nur weil er tot ist. Und wie ist es so in deinem großen, leeren Haus?«

Langes Schweigen. »Weniger leer. Henk-Maarten und ich versuchen es wieder miteinander. Das Ganze ist noch sehr frisch. Guck nicht so!«

»Dieser HM. Hochwürdige Majestät, das *comeback kid.*«

»Würdest du ihn bitte nicht so nennen?«

»HM?«

»Hochwürdige Majestät. Es ist anders jetzt. Besser. Ich muss nicht mehr so tun, als sei ich wahnsinnig glücklich. Zu anstrengend. Und du?«

»Ich habe Deb.«

»Kenne ich sie?«, fragt Tessel.

»He, du weißt schon. Debbie.«

»O ja, entschuldige. Debbie, natürlich.«

Sie hat keine Ahnung. Moor ist sich sicher. »Wir schlafen hin und wieder zusammen. Ich meine damit schlafen, keinen Sex. Herrlich. Mit Beziehungen habe ich endgültig abgeschlossen.«

»Warum musst du alles immer gleich zu einem Dogma machen? Erinnerst du dich noch an den Sommer vor zehn Jahren oder so, als du für eine Woche in Neapel warst und du mit einem Mal erklärtest, du seist durch und durch Neapolitaner. Damals hast du wochenlang, heftig gestikulierend, Niederländisch mit italienischem Akzent gesprochen, mit dem Ergebnis, dass du in beiden Sprachen nicht zu verstehen warst. Bei dir muss immer alles so absolut sein.«

Er zuckt die Achseln, murmelt, er glaube nicht an Dogmen.

»Ich habe Catje ein paar Mal angerufen, aber ihr Telefon ist ausgeschaltet. Auf meine Mails reagiert sie auch nicht. Soll ich es weiter versuchen, oder übernimmst du?«

»Ich kann so was nicht gut.«

»Woher willst du wissen, dass du so etwas nicht kannst? Wie oft ist unser Vater schon gestorben?«

Oft, denkt Moor. Oft, in seinen Gedanken. »Ich habe immer das Gefühl, dass Cat mit schlechten Nachrichten nicht gut umgehen kann. Dass ihre sichere, privilegierte Blase platzen wird. Ich möchte nicht dabei sein, wenn ihr bewusst wird, dass sie einfach eine Frau in den Dreißigern ist.«

»Okay, ich mach's. Ich besorge auch gleich ein Flugticket. Dann wissen wir zumindest, dass sie kommt. Wir müssen natürlich das ein oder andere organisieren. Oder willst du damit warten, bis Mama und sie hier sind, und wir erledigen alles gemeinsam?«

»Warten, würde ich sagen. Alle gemeinsam.« Es ist Jahre her, dass sie alle irgendwas zusammen gemacht haben. »Heute Morgen hat mich Schiphol angerufen. Dort liegt er wohl noch. Der Leichnam, meine ich.«

»Was haben sie gesagt?«

»O, ich bin nicht rangegangen. Ich gebe dir die Nummer. Besser, wenn du anrufst. Ich und der Kundendienst, kannst du dir das vorstellen? Soll ich mich um die Kleidung kümmern? Was wir ihm anziehen, meine ich. Er sollte doch einigermaßen ordentlich aussehen, wenn er da oben ankommt. Oder da unten, je nachdem.« Tessel reagiert nicht darauf. »Vielleicht sollten wir auch über unsere eigene Kleidung nachdenken. Für die Bestattung. Ich habe ein schönes schwarzes Kleid für dich, von Wang. Kaum getragen.«

»Daran kann ich jetzt noch nicht denken.« Sie starrt in den Himmel, er folgt ihrem Blick – wirre, irrende Wolken. Sie schließt die Augen, öffnet sie wieder. »Wo kriegst du die denn her? Die Kleider? Ich will keine Scherereien.«

»Alles legal, du, keine Sorge.« Es ist ein ebenso simples wie lukratives Geschäft, das er da betreibt, zu harmlos, um wirklich als illegal bezeichnet zu werden. Er steht in Verbindung mit einundzwanzig Reinigungen, die ihn anrufen, wenn Teile von bekannten Couturiers nicht abgeholt werden. Er übernimmt sie für einen kleinen Betrag und verkauft sie online für ein Vielfaches dessen, *aber immer noch günstig!* Ganz selten gelingt es ihm sogar zu deadstocken. Bei Kleidungsstücken ohne Gebrauchsspuren besorgt er sich im Internet das originale Label, bearbeitet es mit Photoshop und druckt es dann auf den richtigen Karton.

»Okay, du kümmerst dich also um die Kleidung«, sagt sie. »Und ich rufe an. Was soll ich sagen?«

»Dass sie ihn dabehalten sollen, bis wir wissen, was wir tun.«

»Und der Notar? Soweit ich weiß, hatte er einen Notar. Oder denke ich mir das aus?«

Ohne es zu bemerken, sind sie wieder bei Moors umgebauten Bully angekommen. »Denkst du …«, hebt er an, suchend, »… denkst du manchmal auch, dass wir mit anderen Eltern weniger gearscht gewesen wären?« Um nicht einfach nur dazustehen, nimmt er die *Banane* aus der Tasche und kritzelt die Flughafennummer auf eine herumliegende Serviette.

»Definiere gearscht.«

Nein. Das tut er nicht. Die Welt erstickt an Definitionen.

»Fährst du jetzt gleich zurück in die Stadt? Es gibt schöne Obstgärten hier in der Nähe. Oder willst du noch einen Kaffee trinken? Schmeckt ein wenig nach Zigaretten. Magst du Zigaretten?«

»Ich fahre lieber. Keine Lust, in den Berufsverkehr zu geraten.«

Mit einem Mal sieht sie müde aus, todmüde. Eine einträchtige Umarmung folgt. Dann klammern sie sich etwas kräftiger aneinander, ein paar Sekunden lang. Sie lassen los.

»Bestellst du Clio liebe Grüße? Nettes Kind, das du da hast. Tschö mit ö.«

Und da geht sie wieder, auf dem sich windenden Pfad, Blick voraus. Wie groß mag wohl die Chance sein, dass sie sich noch einmal umdreht, ihm noch einen Blick zuwirft? Fifty-fifty, sagt er zu sich selbst, so groß wie die Chance bei allem ist. Tu es, schau zurück, bitte.

Sie ist verschwunden.

Moor macht sich daran, einen neuen Joint zu bauen, ihm gelingt nur eine amateurhafte Tüte, die er mit frustrierten Zügen rauchen wird. Er schließt seinen Wagen, um Debbie zu besuchen, vier Minuten Fußweg, geballte Fäuste. Plötzliche Geräusche veranlassen ihn, sich umzusehen, nach links, nach rechts. Rascheln, ein knackender Zweig. Er wirft einen Blick auf die Banane: Fünf Uhr, wie spät ist es dann gleich wieder an der East Coast, in New York? Zu welcher Zeit wird Cat es erfahren, und wird ihre Reaktion der seinen ähneln?

Tausend andere

Wanna order up some coffee?« Aidins verschlafene, krächzende Morgenstimme, die sich in ihren Ohren nie vollkommen echt anhört, so als handele es sich um die Parodie einer verschlafenen, krächzenden Morgenstimme. Eine gelungene Parodie, das allerdings.

Auf dem WC sitzend, die Unterhose zwischen den Knöcheln und die Badezimmertür halb offen, antwortet Cat zustimmend: gerne, mit Hafermilch, just a splash. Sie tupft sich mit WC-Papier trocken, steht auf und spült ab. Aidin hat drei Sorten Handseife, sie wählt das klassisch-runde, grüne Stück Seife. Der Spiegel über dem Waschbecken zeigt dünne Lippen, eine kräftige Nase, eine Narbe auf der Wange vom Rangeln mit Moor. Sie öffnet die Spiegeltür: Aidins Sporttabletten, seine Fatburner, sein Magnesium, sein Kreatin. Sie nimmt zwei Advils. Doch zu viel getrunken gestern, und sie muss nachher ins Institut, eine Verabredung im Lesesaal, dem sancta sanctorum.

»Your phone or mine?«, fragt Aidin der Form halber, als sie wieder im Schlafzimmer ist. Er sitzt in HH-Boxershorts auf seinem großen Himmelbett mit Bronzesäulen, das vor dem Fenster steht, welches die gesamte Ostseite seines Apartments einnimmt. Er greift nach seinem Smartphone, bedient die dunkelbraunen Vorhänge, die sich nun öffnen und das Sonnenlicht ins Zimmer strömen lassen. Das Licht ist anders als in den Niederlanden, kräftiger, heller, weniger gestreut.

»Mein Akku ist leer«, schwindelt sie. Ihr Telefon ist meistens ausgeschaltet, auch jetzt. Sie nimmt die zwei Flaschen, die sie gestern getrunken haben, vom Tisch, Barolos mit barocken Etiketten, und stellt sie an die Wohnungstür. Er deutet in Richtung der *bare brick wall*, auf den großen Tisch im *industrial style*, auf dem mindestens vier Ladegeräte liegen, sowohl für Android als auch für iPhone, nie muss jemand ohne sein.

»Nein, nicht nötig.« Es ist acht Uhr. Der Bürgersteig, soeben mit Seifenlauge aus Eimern gespült, dampft noch. Durchs Fenster sieht sie, wie die Upper West Side zum Leben erwacht, das Lincoln-Center-Viertel, wo man an stillen Tagen, wenn man an der Juilliard vorbeigeht, Fetzen von Vivaldi aufschnappen kann, flüchtige Ballettsilhouetten springen an den Fenstern entlang. Auf der gegenüberliegenden Straßenseite leuchten im Treppenhaus die Lampen auf, Leute hocken sich hin für ihr *morning yoga*, die ersten Uber des Tages fahren vor, Reinigungspersonal schließt die großen Glastüren der Weinhandlungen und Kleiderboutiquen auf. Rechts schimmert die grüne Glut des Central Parks, wo Aidin und sie manchmal am Wochenende spazieren gehen, auf Eichhörnchen zeigen und Modellsegelboote beobachten, die über den Weiher gleiten, wenn Wind aufkommt. Erinnerungen, die sie sich gerne ins Gedächtnis ruft, vorzugsweise nur für sich allein, ohne ihn daran teilhaben zu lassen. Ehe man es sich versieht, fängt er an, diese Aktivitäten als »Gewohnheiten« oder schlimmer noch als »Traditionen« zu betrachten. Worte, die für sie die gleiche Bedeutung haben wie »Erwartungen« und »Verpflichtungen«.

Kurz vor ihrem dreißigsten Geburtstag ist sie nach New York gekommen, sie hat diesen Schritt allein gemacht, ohne ihre Familie. Obwohl sie nun schon seit drei Jahren hier wohnt, ist New York für sie immer noch die Stadt, die Anonymität erzwingt. Man kann dort leben, die Parks, die Geschäfte und Theater besuchen, aber man wird sich niemals ganz gesehen fühlen. Es ist gerade diese Nicht-Wechselseitigkeit, die sie immer angesprochen hat, dieses Gnadenlose. An einem ihrer ersten Tage in der Stadt notierte sie drei Ziele: 1) Lernen, Tequila zu trinken. 2) Nicht mehr mit Büchern angeben, die ich nicht gelesen habe. 3) Etwas finden, worin ich so aufgehe, dass es sich anfühlt, als würde ich nicht mehr existieren.

Weil er sie darum bittet, kuschelt sie sich wieder zu ihm unter die Laken, die von ihren Körpern noch warm sind. Sie schlafen mit einander zugekehrten Rücken, sodass ihr Blickfeld nicht verdeckt ist und sie ihre Gedanken schweifen lassen kann. In den wenigen Minuten, bevor sie einschläft, hat sie immer das Gefühl zu zerfallen, in Gedanken und Halbschlafträumen, als würde sie unstofflich werden.

»Das könnte ich nie«, sagt Aidin, »so selten auf mein Smartphone schauen.« Er öffnet seine neueste Kaffee-App.

»Ich würde nur Spiele machen, in denen es darum geht, welcher Käse ich bin.« Das wäre übrigens Comté, meint sie selbst, augenscheinlich neutral, aber manchmal ziemlich scharf und hart – natürlich Comté.

»Du bist Ghoeda. My own slice of Ghoeda cheese.« Mit ernster Miene: »Ich muss mein Telefon immer bei mir haben, aufgeladen und einsatzbereit.«

»Was bedeutet *müssen* denn?«, fragt sie. »Und man spricht das Wort Gouda. Ggg. Ein hartes, kehliges G.«

»Du mit deinen schwierigen Fragen.« Er wagt sich an ein im Rachen gekratztes G, fängt an zu husten und schüttelt den Kopf: lächerliche Sprache, nette Menschen.

»Hast du nichts im Haus?«, fragt sie mit ihrem breiten amerikanischen Akzent, der in ihren Ohren wie original New Yorker Idiom klingt, bei dem jedoch eingeborene New Yorker, vor allem wegen des zungenbetonten L, das sie hat, denken: Das ist eine, die kommt aus Wisconsin, dem Cheese State. »Soll ich vielleicht Kaffee machen?« Mehr noch als den Geschmack von Kaffee liebt sie dessen Duft; die bitteren Röstaromen, die ihr überall auf der Welt beim Aufwachen in die Nase steigen, die Vertreibung der Nacht zum Nutzen des Tages. »Es muss nicht der beste Kaffee der Stadt sein.«

Gesicht wieder zu seinem Telefon gewandt. »Du solltest nicht schon morgens mit Kompromissen beginnen.«

Sie betrachtet Aidin, kühl, wie eine Außenstehende. Es gefällt ihr, dass er drei Jahre älter ist als sie, so bleibt sie alterslos. Für ihn schwebt sie in der ewigen Alterskategorie »jünger als ich«. Kräftige Kiefer, Rudererschultern und eine schöne, sanfte Haut. Wenn sie ins Restaurant gehen, fängt er mehr Blicke als sie. Sie weiß, dass sie in diese Blicke verliebter ist als in ihn. Er ist der erste Mann, mit dem sie zusammen ist, dem sie ohne Widerwillen einen bläst. Der erste Mann auch, von dem sie sich unter gar keinen Umständen lecken lässt. Tatsachen, die viel oder überhaupt nichts sagen. Sie hat immer schon ein schwieriges, ambivalentes Verhältnis zu Sex gehabt. Sie kommt nur dann zum Orgasmus, wenn sie sich einen anderen Geliebten an ihrer Seite oder in sich vorstellt, einen anderen Körper, nicht unbedingt hübscher oder besser, nur anders. Am liebsten bedient sie sich dabei aus Erinnerungen, die schon ein paar Jahre alt sind und sich bereits ein wenig mit der Fantasie vermischt haben. Manchmal denkt sie: Ich bin routiniert beim Sex. Und manchmal denkt sie: Eigentlich bin ich noch nie wirklich mit jemandem im Bett gewesen.

»Ist was?«

»Nein, alles gut«, erwidert sie.

»So, bestellt. Zehn Minuten. Fucking leckere neue Bohnen bei Gregorys. Aus Südkolumbien. Crazy.« Mit dem flaumig behaarten Rücken seiner Hand streichelt er ihre Wange.

Sie windet sich aus seiner Umarmung und sucht ihre Kleider beisammen. »Nein, jetzt nicht. Kaffee trinke ich ein anderes Mal. Ich muss noch in meine Wohnung, ein paar Sachen holen.«

»Lässt du mich allein?« Er nimmt einen schneeweißen Pullover vom Boden, auf der Brust ein viereckiger Rahmen mit Notorius BIG darin, der eine dicke Zigarre raucht. Den Pullover fand sie bereits am Vortag nicht besonders toll.

»Wie sollte ich ohne meine Bücher und Legal Pads arbeiten können? Der Essay, du erinnerst dich? Wenn daraus nichts wird, habe ich das ganze Jahr verschwendet.« Eine plumpe Ausrede, aber er nimmt sie ihr ab. Es handelt sich um eine sehr ambitionierte Abschlussarbeit über »die freudsche Sichtweise auf den Zerfall der *nuclear family*«, der standardisierten Kernfamilie, die sie schreiben muss, wenn sie im Januar wieder an die Uni zurückkehren will. Mit diesem Thema konnte sie ihren Dozenten an der NYU (mit der allergrößten Mühe) vom Nutzen des Minor überzeugen, den sie unbedingt absolvieren wollte: zwei Semester am New York Psychoanalytic Society & Institute, unter der Leitung des hochangesehenen Professor Goldblum. Cat hat sich immer schon für erfolgreiche Familien, für Scheidungen und dafür, warum die eine Familie zerbricht und die andere nicht, interessiert, und das war ihre Chance. Für den Freud-Essay, fünftausend Wörter mit allem Drum und Dran, benötigt sie vermutlich sieben Arbeitstage à zehn Stunden, inklusive Pausen von fünfzehn bis dreißig Minuten, Kurzspaziergängen und kalten Duschen. Sie weiß intuitiv, wie lange sie für eine Arbeit braucht, ihre Schätzung stimmt immer, sie hat noch nie einen Abgabetermin verpasst. Die Erfahrung hat sie gelehrt, dass sie die Arbeit am besten auf drei Orte verteilt: zu Hause (wenn sie sich nicht recht wohl fühlt), im Institut (wenn sie Bedarf an strengen Blicken hat) und in einem Diner (wenn sie endlose coffee-refills benötigt). Doch diesmal gibt es zwei miteinander zusammenhängende Faktoren, die das Ganze verkomplizieren.

Zum einen hat Freud in seiner gesamten Metapsychologie kaum etwas direkt über die Kernfamilie gesagt. Ja, er hatte den Nucleus Familie einmal wohlwollend als den ewigen Hintergrund bezeichnet, vor dem sich alle Veränderungen in der Familie vollzögen, hatte aber auch später in seiner Laufbahn die Ansicht vertreten, die klassische Familienstruktur sei die Ursache von allerlei Neurosen.

Und der Ausdruck »nuclear family« war eine spätere Erfindung von Soziologen, und ihren gesellschaftlichen Zusammenbruch hatte er nicht mehr erlebt.

Dies führte zum zweiten Problem: Cat hat keinen eigenen Standpunkt, keine originelle Idee, keine Meinung, um die sie ihren Essay herumkonstruieren kann. Goldblum hatte sie auf die möglichen praktischen Probleme hingewiesen, die sie sich mit diesem Thema aufhalsen würde, doch Cat fasste diese Warnung als Ermunterung auf, als hätte der Professor eigentlich gesagt: Dies Thema ist dein Prüfstein, dies ist die Lackmusprobe.

Also kämpft Cat sich durch zahllose Texte von Freud und sucht nach Passagen, die man als Vorausdeutungen oder Vorhersagen über das Schicksal der Kernfamilie interpretieren könnte. Sie kämpft, kommt aber vorerst nicht weiter. Der Abgabetermin ist in drei Wochen, und von der Arbeit hängt mehr ab, als sie sich eingesteht. Wenn sie ihr Minor nicht erfolgreich abschließt, erfüllt sie offiziell nicht mehr die Bedingungen für ihr F-Visum und kann kurzerhand aus den Staaten ausgewiesen werden. Gegen die Rigidität der Einwanderungsbehörde kann keine Universität etwas ausrichten. Doch an eine solche Kaskade von katastrophalen Folgen will sie lieber erst gar nicht denken. Sie schafft das schon.

»Freud, Freud, Freud«, sagt Aidin. »Weißt du, wie ich über Freud denke?«

»Dass er ein schmieriger, alter Mann war, der es liebte, sich vorzustellen, dass alle Töchter mit ihrem Vater ficken wollen, und der sich dazu eine komplette Theorie ausgedacht hat.«

»Woher weißt du das?«

»Weil ich eine enorm große Auffassungsgabe habe. Du hast es mindestens sieben Mal dargelegt, einmal sogar zwei Mal am selben Abend. Sei froh, dass ich dich nicht ernst nehme, denn dann müsste ich dir sagen, dass du von vorne bis hinten nichts kapiert hast.«

Er sieht sie forschend an. »Sehen wir uns heute Abend? Ziehst du deine schönsten Sachen an?«

»Ich tu alles für den richtigen Cocktail«, antwortet sie mit einem Lächeln, das nahezu jeder andere als falsch erkennen würde, nicht aber Aidin. »The Smith?« Er wird sie einladen. Solange er bezahlt, können ihre Kreditkarten nie ihren Dienst verweigern, und die Studienschulden haben keine Macht über sie. Eine Viertelstunde später geht sie durch die Eingangshalle, nickt dem Pförtner zu und tritt in den New Yorker Montagmorgen.

Gibt es etwas Auffälliges an diesem Morgen, dem ersten vaterlosen in ihrem Leben? Hat sie ein seltsames, unheimliches Vorgefühl? Wird sie sich in irgendeinem Moment einer *Abwesenheit* bewusst? Ist da eine diffuse Stimmung, auf die ihr Ego projektieren kann, dass sie etwas *geahnt* hat? Nein, nein, nein und nein. In dem Augenblick, als sie den Park auf ihrer Seite verlässt, denkt sie sogar: Vielleicht sollte ich Papa mal wieder anrufen. Aber sie tut es nicht. Sie wird es nun für immer nicht getan haben.

Intermezzo

Wieso sollte es übrigens »ironisch« sein, dass Oskar den Herzinfarkt auf dem Flughafen hatte, wie Moor während des Spaziergangs mit seiner Schwester Tessel meinte? Was war das denn für eine Bemerkung?

Ich, der Erzähler, bin der Ansicht, dass man Moors Aussage nicht losgelöst von dem starken, sehr stressigen Gefühl betrachten kann, das Oskar stets überkam, sobald er Schiphol betrat. Nämlich dass all die vielen Tausend Piloten, Stewardessen und Passagiere, die dort herumgingen, seiner Familie etwas schuldig waren, vielleicht einen Sitz mit zusätzlicher Beinfreiheit, eine kostenlose Tasse Kaffee oder möglicherweise auch eine kleine Tüte Minibrezel. Und um dieses Gefühl einigermaßen verstehen zu können, ist Oskars Urgroßvater (der folglich der Ururgroßvater von Tessel, Moor und Cat ist) von Bedeutung, ein gewisser Großindustrieller namens Sywert Berend van Bohemen. Man kann die Gegenwart nun einmal nicht ohne die Vergangenheit verstehen, und die Vergangenheit kann man nicht verstehen, ohne auf eine noch weiter zurückliegende Vergangenheit zurückzugreifen (auch wenn diese außerhalb unseres Blickfeldes liegt), auf nicht wahrgenommene Auftakte, die damals niemand als solche empfand, weil der Rest der Geschichte noch nicht stattgefunden hatte.

Am 9. Mai 1909 bestellte dieser Sywert Berend – ein Patriarch vom alten Schlag mit einer markanten Nase, einem schneeweißen Bart und einem großen, schwarzen Rubenshut, den er, wie man hört, auch im Bett aufbehielt – seine zwei Töchter und seinen Sohn in sein Landhaus. Neununddreißig Jahre zuvor, im Jahr 1870 also, hatte Sywert Berend sich als beginnender Zuckerfabrikant im Nordbrabanter Straßendorf Leur niedergelassen. Dort lagen die Zuckerrüben in gigantischen Haufen auf den Feldern, mit Körben wurden sie ins Lager gebracht, wo sie von den Blättern befreit, gewaschen und zu einem Brei aus Fasern und Saft geraspelt wurden, dessen beißender Geruch durch die ganze Gegend waberte. Und aus dem Zucker war ein Vermögen erwachsen, das Sywert Berend um die Jahrhundertwende in die Lage versetzte, als er als Erster in den Niederlanden ein Telefon haben wollte, ein Postamt zu bauen, um so dessen Installation zu beschleunigen. Er investierte weiter in der Region, ließ verwinkelte Häuschen für die Arbeiter bauen und bezahlte die Restauratoren, die sich der Albertuskirche in Oosterhout erbarmten, das Gotteshaus, das seine Nachkommen, Oskar und seine Eltern, um genau zu sein, später allwöchentlich besuchen sollten, wie sich später noch zeigen wird.

Bei dem Gespräch im herrschaftlichen, mit Eichenholz getäfelten Salon teilte Sywert Berend seinen Töchtern und seinem Sohn und Erben Hendrikus Jan mit, dass er, anlässlich des vierzigjährigen Bestehens seines Unternehmens, der Bevölkerung von Leur »etwas Besonderes« bieten wolle. In den Jahren davor hatte er bei dem Versuch zu beweisen, dass seine Familie adliger Herkunft war, weder Kosten noch Mühen gescheut. Er hatte einen lokalen Hobbyhistoriker gefunden, der nichts lieber tat, als bei Kerzenlicht vergilbte, kaum entzifferbare und von allen für vollkommen unbedeutend erachtete Stammbäume zu studieren, und der bereit war zu erklären, dass Sywert Berend von Karl dem Großen abstammte. Für diese großartige Entdeckung erhielt der Historiker natürlich eine großzügige Belohnung. Nun will es der Zufall, dass der Hobbyhistoriker neben seiner Leidenschaft, bei Kerzenlicht vergilbte, kaum entzifferbare und von allen für vollkommen unbedeutend erachtete Stammbäume zu studieren, auch eine zweite hatte: sich im Gasthaus De Bosaap volllaufen lassen. Als jemand aus Etten ihn mitten in der Nacht einmal fragte, wie es sich denn nun verhielte mit der Abstammung von Karl dem Großen, antwortete er, in sein schales, vierzehntes Bier des Abends starrend, dass jeder von Karl dem Großen abstamme, wenn man nur lange genug suche. Nichtsdestotrotz gab Sywert Berend den Auftrag, ein Familienwappen zu entwerfen – mit einem Adler, einem Tannenzapfen und weiß-gelben Bannern –, und ließ gegen eine beachtliche Geldsumme ein Plätzchen im Adelsführer freimachen. Bei regionalen Handwerkern bestellte er allerlei Zierrat mit dem Wappen darauf, Messer und Gabeln und Siegelringe. Etliche Teile des Bestecks liegen nun in einer von Oskars Küchenschubladen. Von den Siegelringen ist, soweit ich weiß, nur noch einer übrig.

Solche kleinen Bestätigungen des angeblichen Adels waren natürlich allerliebst, doch anlässlich des bevorstehenden Jubiläums fühlte Sywert Berend sich verpflichtet, ordentlich aufzufahren. Die Kinder, ein wenig besorgt ob ihres Erbes, schlugen ein Radrennen vor, doch davon wollte ihr Vater nichts wissen. Zu gewöhnlich, zu billig. Nein, er war fast siebzig, und er wollte etwas, worüber die Leute reden würden, etwas, womit er nach den Sternen griff. Etwas, das es in den Niederlanden noch nie gegeben hatte. Er habe selbst schon eine Idee. Sein Sohn Hendrikus Jan erhob Einspruch, hatte aber wie so oft das Nachsehen. Bereits einige Monate zuvor hatte Sywert Berend Kontakt mit dem Hofstaat der Brüder Wright aufgenommen, von denen einer, Orville, 1903 in den Kill Devil Mountains in North Carolina den ersten erfolgreichen Flug mit einem motorisierten Flugzeug absolviert hatte. In den Jahren von 1903 bis 1908 verbesserten die Wrights ihr Fluggerät, und am 8. August 1908 flog Wilbur, der andere Bruder, eine nahezu perfekte, fast zwei Minuten dauernde Testrunde und pulverisierte damit den zuvor von dem Franzosen Henri Farman aufgestellten Rekord von einhundertfünf Sekunden. Dank Sywert Berends in der Lokalpresse gefeierten »vielfältigen Beziehungen« in »die Politik« kam »der Aeroplan«, der Wright-Ariel, am vereinbarten Tag in seinem eigenen Postamt an. Der Flugzeugführer – am Ende fiel die Wahl auf den auf Madeira geborenen ersten Schüler der Brüder Wright, Charles de Lambert – sollte mit dem Zug ankommen.

Am 27. Juni 1909 strömten Menschenmassen auf die zum Flugfeld beförderte Heidefläche bei Leur. Kurz vor dem besonderen Moment drehte sich der Wind. Es regnete. Es sei ausgeschlossen, jetzt noch zu fliegen, sagten die Anwesenden auf Französisch, auf Englisch und auf Broabants. Ein Teil des Publikums machte sich kopfschüttelnd auf den Heimweg, einige lachten verstohlen. Doch kurze Zeit später drehte der Wind erneut, und de Lambert wagte den Versuch. Helfer hielten die Tragflächen waagerecht, das Fallgewicht sauste nach unten, der knatternde Motor mit dreißig PS schob die fragile Konstruktion aus Latten, Leinenstoff und Klaviersaiten in die Luft. Eine Runde, dann versagte der Motor. Der Flugapparat stürzte in einen einsamen Brombeerstrauch. Erleichtert sahen die dagebliebenen Besucher, wie de Lambert, ziemlich zerzaust zwar, ansonsten jedoch unverletzt, aus den Ranken kroch.

Entscheidende Ereignisse aus der traurigen Fortsetzung der Familiengeschichte: der Untergang der Zuckerfabriken – begonnen während des Ersten Weltkriegs und besiegelt durch Sywert Berends Tod im Jahr 1919 – und die vollständige Verschwendung des Familienvermögens, die sich in einem bewunderungswürdigen Tempo vollzog. Es brauchte dazu nur eine einzige Generation oder, genauer gesagt, nur eine einzige Person: Sywert Berends Sohn (Oskars Opa) Hendrikus Jan, der allmonatlich viel Geld für den Schützenverein Prins Maurits, für die Unterstützung der Bürgerwache sowie für die eine Woche dauernde Feier seiner zweiten Eheschließung ausgab. Und die Party anlässlich seiner zweiten Scheidung war auch nicht gerade billig.

Was von der einst führenden Sippe übrig blieb: eine trübselige, in sich gekehrte Familie. Oskars Vater, der die Spätphase des Reichtums gerade noch miterlebt hatte, verließ nur selten das Haus. Seine Mutter träumte als Mädchen von einer großen katholischen Familie, die vielleicht einst eine halbe Kirchenbank einnehmen würde. Doch bei der Geburt ihres ersten Kindes ging etwas schief, die Zange wurde hinzugeholt, die helle Lampe hingedreht, sorgenvolle Augen schauten sie, die Frau, an, die dabei war, Oskars Mutter zu werden. Die Geburt wurde bewerkstelligt, aber die Schleimhaut ihrer Gebärmutter trug Verletzungen davon. Das erste Kind, Oskar, war auch ihr letztes – mit seiner Geburt wurde ihnen ein Kind geschenkt, jedoch eine Familie genommen. Oskar wuchs alleine auf, vernahm die Familiengeschichten, die sich immer wie düstere Warnungen anfühlten, auch wenn er nicht wusste, wovor. Er konnte nicht wissen, dass der wahre Nutzen von Sywert Berend und seiner Geschichte vom Brabanter Flugfeld sich erst noch zeigen musste, was aber rund siebzig Jahre dauern würde.

»Doch mit dir wird es mit der Familie wieder aufwärts gehen«, sagte seine Mutter zu ihm. »Du bist der Knick in der Kurve.« Der kleine Oskar kannte das Wort noch nicht und verstand »Korb«. Oskar war der Knick im Korb.

Abgesehen von den Familiengeschichten herrschte Stille. Stumme Mahlzeiten in dem kleinen, düsteren Haus, dem einzigen Überbleibsel des Familienvermögens. Gib mir mal das Salz. Stille. Vaters Schuhe, die auf den Boden knallten,

Zeichen dafür, dass für ihn der Tag zu Ende war. Geschnaufe bei Tisch, jemand räusperte sich, einer zog die Nase hoch. Eine Scheibe Roggenbrot vom Bäcker dazu, grob und selbst geknetet, besser aber als das von der Regierung subventionierte Brot ein paar Jahre zuvor. Hätte dieser gottverdammte Hendrikus Jan doch bloß mit dem Geld nicht so um sich geschmissen, sagte Oskars Vater. Mussten sie jetzt schon wieder eine Woche lang vom selben Käsestück essen, vom periodisch wiederkehrenden Krisenstück? Würde wieder eine Straßenkatze spurlos verschwinden und ein Dachhase auf den Tisch kommen, wie Mutter den Braten nannte? Mussten sie wieder zum Pastor und die Hand aufhalten? Oskar kreischte, er wolle den Pastor nicht sehen, woraufhin man ihn auf sein Zimmer schickte. Die lauten, plumpen Brabanter Stimmen, die er in seinem Bettchen hörte, der Dialekt, der für ihn so selbstverständlich klang, dass er ihm kaum wie eine Sprache vorkam; es waren Laute, ein einzelner Vokal konnte alles beinhalten, was in diesem Moment gesagt werden musste: Gefluche, Geschimpfe, Getratsche. Jedes Jahr gingen sie einmal nach Leur, auf das offene Feld, wo, halb von Unkraut überwuchert, der Stolz der Familie stand, ein Obelisk mit dem Text »Hier flog am 27. Juni 1909 das erste niederländische Flugzeug«, die metallenen Lettern verrostet und mit braunroten Schlieren auf dem Granit. Sie blieben nie lange, die wohlhabende Vergangenheit war vorbei, wie Oskars Eltern wussten, sinnlos, die Gulden von früher zu zählen, man musste es aus eigener Kraft schaffen, denn letztendlich war man allein.

Ergibt dies alles, wenn ich den Blickwinkel vergrößere, eine beispielhafte Geschichte? Ich denke nicht. Sywert Berends Aero-Abenteuer interpretiere ich im Nachhinein als eines der hunderttausend Zahnrädchen, die die Schwungscheibe der niederländischen Geschichte in Gang gehalten haben und die vergessen wurden, weil sie durch neue, größere Zahnrädchen ersetzt wurden, die wiederum durch neue, noch größere und so weiter. Die Maschine ist nie stehengeblieben, die alten Zahnrädchen wurden ausgemustert und vergessen. Sywert Berend selbst zerfiel und wurde aufgeteilt. Seine Stirn bekam sein leichtsinniger Sohn, seine braunen Augen gingen auf seinen Urenkel Oskar über, seine dünnen Lippen wurden für Cat aufbewahrt, seine hohe Stirn wurde über Oskar an Tessel vererbt, und die kräftigen Beine hinterließ er Moor.

Nicht einmal auf Schiphol wusste man etwas über Oskars familiären Hintergrund. Er bekam keine extra Beinfreiheit, für den Kaffee bezahlte er genauso viel wie alle anderen, die Brezel bekam jeder, der danach fragte. Was Schiphol Oskar jedoch schenkte: eine ordentliche Dosis Stress und einen Platz zum Sterben, irgendwo zwischen Gate D12 und D14, neben einem Aufsteller mit Fruchtgummis, weit weg von seinen Kindern Tessel, Moor und Cat, denen er kaum etwas aus der Familiengeschichte berichtet hatte, weil er sie nicht mit dem düsteren Leitmotiv des Untergangs, des Verlusts von Kapital, von Brombeersträuchern infizieren wollte. Und wie das so ist, traten dafür, gerade aufgrund des Schweigens, andere Leitmotive an ihre Stelle. Ihm war das möglicherweise nicht bewusst. Mir aber, mir ist es das sehr wohl.

Die Tore in die Vergangenheit

Es ist anders für sie als für Moor und Cat, denkt sie. Nein, nicht einfach anders, schwerer. Tessels Augen sind geöffnet, doch das Schlafzimmer ist dunkel. »Die Tore in die Vergangenheit« notiert sie in das vorige Woche gekaufte Moleskine und sieht nicht, dass die Buchstaben, die sie hinschreibt, kreuz und quer auf der Seite landen. Ihre Notizen sehen aus wie eine Lösegeldforderung. Was hat sie noch zu Moor gesagt? War es *in die Vergangenheit* oder ins *Gestern*? Im Moment, als sie es aussprach, klang es gut, jetzt zweifelt sie: zu affektiert? Henk-Maarten murmelt. Sie schleicht sich aus dem gemeinsamen Schlafzimmer. Als sie an Clios Zimmer vorbeikommt, kann sie es nicht lassen, ihr Ohr kurz an die Tür zu legen. Aber sie hört nichts. Die Treppe verrät ihre Anwesenheit nicht, die Stufen schweigen brav.

Mein erster vaterloser Tag liegt hinter mir, denkt sie, als ihre Füße den Boden des Erdgeschosses berühren. Was war es eigentlich für ein Tag? Während des Spaziergangs mit Moor ging es noch, vielleicht war es sogar schön gewesen. Die familiäre, beinahe tierische Nähe, sein Geruch, seine Art, sich zu bewegen, seine Worte, sein Joint. Doch seit sie zu Hause war, fiel sie manchmal ins Bodenlose, sie starrte ins Nichts, die Stunden entglitten ihr. Hin und wieder stieß ihr etwas böse auf, das Verhalten ihres Bruders, der in ihrer Gegenwart seine »Besonderheit« immer so herauskehrte, der, ihrem Empfinden nach, nie so übertrieben schauspielerte wie in ihrem Beisein, sogar jetzt, sogar an einem Tag wie gestern. Kurz danach war sie wieder voller Tatendrang und wienerte die ganze Küche in sieben Minuten. Rekordzeit. Verschwitzt und stolz betrachtete sie die makellose Anrichte, bis sich ihr Bewusstsein meldete und ihr Blick verschwommen wurde, ihre Hände waren rot und fühlten sich rau an. Sie würde nie wieder einen Vater haben, nur noch die Erinnerung an einen Vater, und vielleicht noch später die Erinnerung an die Erinnerung an einen Vater. Bauchschmerzen. Zusätzliche Bauchschmerzen bei dem Gedanken, dass kein Tag mehr anbrechen würde, an dem sie keine Bauchschmerzen haben, nicht ständig an ihn denken würde, an den Verrat. An einem helleren Tag hätte sie vermutlich an eine alte Zeile von Vasalis gedacht (ihre Lieblingsdichterin, die sie schon seit Jahren nicht mehr gelesen hat): keine Uhr, keine Zeit, einzig nur Dauer. Sie stand vor dem Whiteboard in der Küche, auf dem die Tage der kommenden Woche bereits mit Terminen versehen waren oder noch darauf warteten: morgen mit Marianne essen, Mittwoch einkaufen, Donnerstag eventuell ihrem Lektor mailen. Sie nahm den Schwamm und wischte alle Termine aus.

Den Rest des Nachmittags plagte sie Schüttelfrost. Sie lief den Fakten hinterher, verlor die Fakten aus den Augen – welche Fakten gleich noch?

Als sie am Nachmittag in Naarden Vesting unterwegs war, vergaß sie die Cantuccini und den Limoncello, die sie bei Meyer gekauft hatte, auf der Bank hinter der Synagoge, wo sie gerne saß, um die dunklen Wolken zu beobachten, die sich ausbreiteten und wiegten, Tintenflecke in klarem Wasser. Sie hatte vor, Schiphol anzurufen, vergaß es aber, wurde abgelenkt und wusste selbst nicht, wodurch eigentlich. Dumpfe Trauer hatte sie erwartet, wenn Mutter oder Vater sterben sollten, einen grauen Nebel. Doch es war, als sei, im Gegenteil, etwas weggezogen worden, ein Schleier. Alles um sie herum, die Gesichter auf der Straße, die Rinde der Bäume, die sie täglich sah, alles wirkte heller als zu der Zeit vor dem Leben ohne Vater. Schon jetzt erschien er in den Gesichtern von Passanten, Fremden. Stimmen ähnelten der seinen. Sie war die Einzige gewesen, die noch regelmäßig mit ihm sprach. Nicht jeden Tag, eher alle zwei Wochen, manchmal nur einmal im Monat. Organisatorische Gespräche, oberflächliche Anteilnahme am Leben des jeweils anderen, eine periodische Wartung ihrer Beziehung. Aber dennoch. Niemand sonst hatte es getan. Wie sieht es hiermit aus, wie damit, und was steht bei dir in der kommenden Zeit »auf dem Programm«? Sie war die Vermittlerin, die Unterhändlerin. Wirklich, es ist anders für sie.

Wann hatte sie ihn zuletzt gesehen? Vor drei Wochen, ungefähr, es war an einem Dienstag. Sie hatten über einen Zeitungsartikel gesprochen, über eine Talkshow, über einen alten Film. Die Dinge schienen nicht wichtig, damals. Sie hätte mehr tun müssen. Ihn öfter anrufen, ihn zu sich einladen, auf echte Themen zu sprechen kommen, tiefer graben, nicht nur kontrollieren und auf dem Stand bleiben, sondern auch investieren, sich öffnen. Vielleicht wäre er dann ein anderer Vater geworden und sie eine andere Tochter.

Und nun ist es passiert. Nach langem, umständlichen Anschleichen war der Tod mit einem Mal ganz nah. Vor langer Zeit, in der Schule, war zum ersten Mal darüber gesprochen worden. Marja hatte ihre Oma und ihren Opa bereits verloren, Zita einen Onkel, und nun wussten die beiden mehr über die andere Seite als der Rest, verfügten über magisches Wissen, das sie mit einstudierter Sicherheit verbreiteten, als seien sie eingeweiht. Manche ihrer späteren, erwachsenen Freundinnen, Marleen, Arlette, hatten bereits ein Elternteil zu Grabe getragen. Darüber hatte Tessel seinerzeit, auf im Nachhinein unverzeihliche Weise, relativierend gedacht. Sie ging zwar zu den Beerdigungen und bestellte per Smartphone angemessene Blumensträuße mit weißen Lilien, war aber währenddessen vor allem mit ihrem täglichen Leben beschäftigt. Ihr kam nicht in den Sinn, die Todesfälle als Tragödien zu betrachten; das war, was Eltern zu tun hatten – leben, Leben weitergeben und dann sterben. Außerdem hatte sie im Laufe der Jahre Hunderte Romane über Liebe und Trauer verschlungen, sie meinte sehr genau zu wissen, was ihr bevorstand. Tja, dem war nun nicht so. Es war sehr wohl eine Tragödie, eine, die zuerst ihre Freundinnen und nun sie selbst getroffen hatte. Die auf den ersten Blick allgemeine, kanonisierte Trauer der hinterbliebenen Kinder empfand natürlich jeder auf seine je eigene Weise, und sie äußerte sich in ebenso vielen unterschiedlichen Formen, wie es Unterschiede zwischen Eltern und Kindern gibt. Nun erst verstand Tessel, was die irische Schriftstellerin gemeint hatte, als sie in einem ihrer Bücher den Tod als »Apokalypse in der ersten Person Singular« umschrieb. Damals hatte Tessel die Formulierung prätentiös und grotesk gefunden, sie hatte deswegen das Buch sogar beiseite gelegt. Jetzt erkannte sie, dass die Irin recht hatte: Es gab keinen noch so kleinen Organismus, der nicht irgendwann eine Apokalypse erlebte. Nicht nur Ameisen waren Ameisen.

Während sie hinter der Synagoge auf der Bank saß, nahm sie ihr Telefon, um sich per SMS bei Marleen zu entschuldigen. Mit zitternder Hand scrollte sie durch die Anruferliste und vergaß sogleich wieder, was sie tun wollte. Daher öffnete sie kurzerhand den Kalender, sagte ein Essen mit Marianne und eine Verabredung zum Kaffee ab, beide mit der vagen Ausrede, sie habe einen Abgabetermin. Warum eine Ausrede? Sie wusste es nicht.

Sie stand auf, ließ die italienischen Spezialitäten stehen und ging verunsichert nach Hause. Den Rest des Nachmittags hatte sie im Wintergarten gesessen, nachdenkend, grübelnd. Es musste natürlich viel, viel zu viel, organisiert werden. Wider besseres Wissen hoffte sie, jemand würde anbieten, ihr ein paar Dinge abzunehmen. Doch Cat war wieder einmal unerreichbar, Mama befand sich auf der Heimreise, Henk-Maarten hatte seinen fordernden Beruf und Clio, Clio war ein Kind, von ihr durfte sie so etwas nicht verlangen. Welche Dinge waren es auch gleich wieder?

Um 16:45 Uhr, ihr blinkendes Smartphone, eine SMS von Moor: »könntest du asap die leute aus s-hol anrufen die klingeln mich ständig an :(« O ja, anrufen. Dösig und dumpf tippt sie die Nummer, die sie von Moor bekommen hat. Es war, als beobachtete sie eine andere, eine Schauspielerin, eine Stellvertreterin, die das Telefon zum Ohr führte. Tessel wurde ein paar Mal durchgestellt, bevor am anderen Ende der Leitung eine Stimme erklang, die wusste, um welchen Leichnam es ging. Man habe »spezielle Plätze« für »ein solches Ereignis«, »die sterblichen Überreste« lägen in Kabine 5A »bereit«, wenn die Familie es wünsche, könne man eine Feier organisieren. Den Toten zu identifizieren sei tatsächlich nicht mehr nötig, der Pass, nein, nun gehe es um den nächsten Schritt. Doch solche Entscheidungen durfte Tessel nicht treffen, nicht ohne Bruder, nicht ohne Schwester und Mutter, nicht ohne die Familie. Die Stimme bot ihr an, den Leichnam solange aufzubewahren, alles sei möglich, allerdings war die eine Möglichkeit teurer als die andere. Es koste dreihundert Euro oder fünfhundert oder siebenhundert, die Beträge blieben nicht bei ihr hängen, Tessel vernahm in der Ferne das Wort »Offerte« und sagte, damit sei sie einverstanden.

Kurz darauf, fünf Minuten oder eine halbe Stunde später, rief Henk-Maarten sie an und riet ihr, das Nachlassgericht anzurufen, wo man ihr mitteilte, dass der verstorbene Oskar van Bohemen tatsächlich ein Testament hinterlegt hatte. In einem bürokratischen Labyrinth herumirren, das fehlte ihr jetzt gerade noch. Gegen Atemnot kämpfend, rief sie den betreffenden Notar an, der ihr mit feierlichen, fast akademischen Formulierungen erklärte, Oskar habe als besondere Bestimmung in sein Testament aufnehmen lassen, dass es physisch überreicht werden müsse und nicht, wie inzwischen allgemein üblich, per E-Mail herumgeschickt werden dürfe. Sie wollte sich nach dem Inhalt erkundigen, wollte fragen, ob es einigermaßen gerecht sei oder eine Bedrohung für das bisschen Harmonie darstelle, die es zwischen den Hinterbliebenen noch gab, hielt sich dann aber doch zurück. Sie wusste hinterher nicht mehr, ob der Notar oder sie ein Datum und eine Zeit vorgeschlagen hatte, in ihrem Kalender erschien jedenfalls ein Termin: Mittwoch um 15:00 Uhr. Vollkommen erschöpft teilte sie Moor und ihrer Mutter mit, sie habe es geregelt, und starrte so lange auf das Wörtchen »es«, bis sie nicht mehr wusste, worauf es verwies.

»prima schwesterherz :)«, schrieb Moor zurück.

Elise antwortete, sie wolle gerne dabei sein, der Geschwister wegen, nicht dass es da »ein Missverständnis« gebe. Auf Tessel wirkte die Nachricht, wie von Cas vorgekaut. Tessel informierte Bruder, Schwester und Mutter per SMS über Zeit und Ort und legte ihr Telefon unter ein Kissen. Danach ließ sie den Nachmittag desintegrieren, in unvollständige Erinnerungen, in Hirngespinste. Später bestellte sie online zwei peinliche Bücher: *Trauern für Dummies* und *Von der Trauer zum Trost*. Kopfschüttelnd bezahlte sie. Ob sie vielleicht noch eine Leselampe brauche oder einen Ratgeber über das Schlafen oder eine Schlafmaske, fragte der Online-Shop. Nimm mein Geld und sei still, dachte sie.

Während des Essens, Henk-Maarten hatte bei Il Signore Pizza bestellt, schauten ihr Mann und ihre Tochter sie unaufhörlich schweigend an, als fürchteten sie sich vor etwas, als erwarteten sie, dass Tessel jeden Augenblick zusammenbrechen könnte. Als Tessel über ihr Gespräch mit der Schipholstimme berichtete, blickte Clio seitwärts zu Henk-Maarten, wie sie es oft tat, wenn es um Geld ging. Er sagte, er könne das verstehen und werde sich die Offerte ansehen. Clio schaute wieder auf ihre Pizza, auf den Rucola, den die Hitze des geschmolzenen Käses hatte schlaff werden lassen.

Und jetzt, Stunden später, um 3:13 in der Nacht, um genau zu sein, schlurft sie durch das Erdgeschoss und nimmt an ihrer Kücheninsel Platz, auf dem letzten des dinerartigen Bel-Air-Furniture-Barhocker-Trios, das Henk-Maarten vor acht Jahren unbedingt haben wollte. Obwohl sie sich nicht daran erinnern kann, bei auch nur einem der vielen Streitgespräche über die Stühle die Unterlegene gewesen zu sein, tauchten diese Mistdinger aus Chrom irgendwann im Haus auf. Zwei hat sie in der Zeit, die sie später als »Pause« rebranden sollten, weggeschmissen. Henk-Maarten war in ein Radisson Hotel gezogen – aber dieser Hocker musste bleiben, vielleicht weil er sie an ihn erinnerte, oder weil sie sich einfach irgendwo hinsetzen können wollte. Als sie irgendwann in den Krisenmonaten ihren Vater zum Essen traf, sagte er, sie müsse gut *dafür* sorgen, das sei sehr wichtig. Sie nahm an, dass er mit »dafür« ihre Familie meinte, hatte aber gleichzeitig das Gefühl, es gehe um sehr viel mehr als darum. Ehe sie sich's recht versehe, könne alles vorbei sein, betonte er, und dann gebe es nie wieder ein Zurück. Sie nickte. Es war ein guter Rat von Oskar gewesen, ein guter, väterlicher Rat.

Nicht lange danach gab sie Henk-Maartens wiederholtem Flehen nach: Er durfte wiederkommen. Besser für Clio. Für Clio oder auch, und das vor allem, auch für sie selbst? Sie ist sich immer noch nicht sicher. Die einzige Person, die sie ermutigte, weiter in sich und ihren Motiven zu bohren, war ihre Therapeutin Joyce, und die hatte sie seit Henk-Maartens Rückkehr nicht mehr besucht. Der offizielle Grund, warum sie keinen neuen Termin vereinbart hatte: sie wollte »seelisch gesehen wieder auf eigenen

Beinen stehen«. Doch mehr als sie sich selbst eingesteht, fürchtet sie sich vor dem, was weiteres Bohren anrichten würde, vor neuen Löchern und neuem Bohrstaub. Sie will sich selbst nicht fragen müssen, ob sie eine Niederlage erlitten hat.

»Lass uns den Hocker bitte wegwerfen«, sagte Henk-Maarten am Abend seiner Rückkehr. »Ein neuer Anfang mit neuen Sachen.« Doch nein. Zu ihrem eigenen Erstaunen hing sie nun an dem Ding, an dem hässlichen Objekt, das in kein Zimmer passte, aber dafür nichts konnte. »Der ist neu«, erwiderte Tessel. »Früher gehörte er dir, jetzt gehört er mir, und ich habe ihn gerade erst bekommen.« Während der ersten Wochen wusch sie seine Sachen bei 40 Grad getrennt von den andern, keine Ahnung wieso. Ihre eigene Kleidung und die Clios wusch sie lieber zusammen, bei 30 Grad.

»Die Tore in die Vergangenheit«, notierte sie erneut, diesmal leserlich. Es ist halb vier, an Schlaf ist nicht mehr zu denken, bis jetzt hat sie ein paar bessere Nickerchen gemacht, Unterbrechungen des Mahlstroms. Sie streicht das Wort »Tore« durch. Es sind eher Hintertüren in die Vergangenheit, die sie benutzt, kaputte Dachbodenfenster, Katzentüren.

Sie beschließt, durch die Katzentür, durch die Simba vom Garten in die Küche gelangen konnte, nach drinnen zu kriechen, über den Linoleumboden in der Küche des elterlichen Hauses, das sie schon seit Jahren nicht mehr betreten hat, die Küche, in der früher die Geburtstagsfrühstücke eingenommen wurden – drei gemeinsame Frühstücke pro Jahr, immer mit Eiern und Speck, ihren eigenen Geburtstag feierten die Eltern nicht. Das Linoleum, das selten schmutzig wurde, aber auch nie ganz sauber war, und das jeden Schritt, den man machte, erstickte. Moor und Cat sind auch zu Hause, stellt sie fest. Cat ist eine genau beobachtende Achtjährige mit großen Augen, in denen man alles lesen kann, nur nicht, was sie denkt. Moor ist ein Teenager, der keinen Hunger hat, weil er soeben eine Tüte Chips verdrückt hat, und der keine Hausaufgaben macht, weil er, nach eigener Aussage, sowieso sitzen bleibt.

Tessel kriecht ins Arbeitszimmer ihres Vaters, durch die bleiverglaste Schiebetür, vorbei an den Kartons mit Filmdosen und Videokassetten, den Regalbrettern mit Spielzeugsoldaten, durch den einsamen Geruch von erkaltetem Zigarettenrauch. Dann nach oben, in das Atelier ihrer Mutter. Leergedrückte, zerknickte Tuben auf dem mit Farbtupfern gesprenkelten Fußboden. Der trockene, puderartige Geruch von Caran d'Ache-Farbstiftstümpfen. Sie kriecht weiter. Wo steckt er bloß? Nicht im Badezimmer, hinter dem Rasierspiegel, nicht im Flur, auf der Durchreise in sein Arbeitszimmer, immer auf Durchreise. Schließlich findet sie ihn. Er sitzt im Garten, unter dem Vordach. In seinem Morgenmantel, in Unterhosen und Unterhemd, die Beine dünn und bleich. Er raucht, beobachtet die Wolken, den Regen. Die Geschwindigkeitswechsel, den Rhythmus. Sie setzt sich neben ihn. Ist es eine Fantasie, ein Traum, eine Erinnerung? Sie strengt sich an, diese Frage unbeantwortet zu lassen und die Bilder zu respektieren. Einst, vor langer Zeit, waren sie vielleicht einfach zwei Menschen, die dem Regen lauschten. Armer Mann. Wie soll man für jemanden sorgen, den es nicht mehr gibt?

Warum begreifen sie nicht, dass es für sie wirklich anders ist?

Wieder im Bett greift sie zum Telefon. Auf der Seite liegend, abgeschirmt von Henk-Maarten, tippt sie eine Nachricht an Moor, in der sie ihm mitteilt, dass er sich ab jetzt kümmern darf, um alles, soll er doch das Ganze regeln. Doch anstatt die Nachricht zu verschicken, löscht sie den Text. Natürlich löscht sie ihn.

Die Geburt eines Irrlichts

Ungeachtet aller Zufälligkeiten, die er sich vorstellen kann, ungeachtet der von ihm getroffenen Entscheidungen, die zum Wegzug aus seinem geliebten Amsterdam geführt haben, spürt Moor, dass seine Argumentation stimmt: Mit einem anderen Vater wäre er nicht hier gelandet. Und wenn das tatsächlich stimmt – wer hat dann eigentlich die Entscheidungen getroffen, wer saß am Steuer?

Er schließt die verbogenen Luxaflex-Lamellen in Debbies Wohnwagen ein wenig mehr. Was hat er in der Nacht bloß geträumt? Er verspürt einen quengelnden Schmerz in seinen Zähnen, vielleicht hat er im Schlaf geknirscht. Beim Aufwachen müssen inzwischen allerlei Wiederherstellungsmaßnahmen erledigt werden, ansonsten ist er dem Tag nicht gewachsen. Während der Nacht ist er in Stücke zerfallen und muss nun wieder zusammengesetzt werden, Erinnerungen müssen datiert, früher muss von gestern, gestern von heute getrennt werden. Zu diesem Prozess gehört eine Art existenzielles Vertigo; eine Weile weiß er nicht, wie alt er ist, keine achtzehn mehr, auch keine fünfundzwanzig, keine dreißig. Sein Körper hat sich verändert, und doch ist er derselbe geblieben. Oder genau andersherum, sein Körper ist noch mehr oder weniger derselbe, es ist immer noch dieselbe Hülle, während er, der Besitzer, ein anderer geworden ist. Es ist Dienstagmorgen, sein Vater ist jetzt etwa vierzig Stunden tot. Er sagt zu sich selbst, dass er damit gut umgeht, auch wenn er nicht weiß, was das heißen soll. Zum Glück hat Tessel die ersten Schritte übernommen, Schiphol anrufen, den Notar ausfindig machen.

Geraschel draußen. Knurren, schnelle Schritte, ein Zweig, der in knisterndem Laub landet. Henk the Tank, der seine Bulldogge rauslässt. Debbie schläft noch, die Lippen leicht geschürzt, er streichelt ihren feuchten, angespannten Rücken und klemmt ein paar Strähnchen hinter ihr rechtes Ohr. Gestern Abend, nachdem Tessel gegangen war, hatten Debbie und er eine Flasche Rotwein geleert und ein paar Joints geraucht, obwohl sie das eigentlich reduzieren wollte; ihr Teilzeitjob in einem Pflegeheim verlangte Konzentration. Stoned hatte er die Sterne mit Muscheln verglichen, die vor langer Zeit von dem schwarzen Meer über ihnen angespült worden waren, dem Meer, aus dem alles entstanden war und in das alles wieder zurückfließen würde oder so ähnlich. Vorsichtig kommt er unter der Fleecedecke hervor und inspiziert Debbies Schränke. Im ersten: Konserven. Bohnen, Mais, weiche Möhren. Im zweiten die Büchse mit dem Instantkaffee. Während er Kaffeekrümel in einen Becher löffelt, betrachtet er noch einmal kurz die schlafende Debbie.

Dank ihrer Fürsprache war er vor vier Jahren auf dem Hof eingezogen. Debbie, mit der er einst in einer Kneipe, die vierzig Sorten Genever im Ausschank hatte, ins Gespräch gekommen war, mit der er vor etwas mehr als fünfzehn Jahren durch Ungarn gereist war und Antiquitäten aus alten Ostblock-Interieurs aufgekauft hatte, die sie mit

Hilfe eines Kumpels in Rotterdam für ein Vielfaches vertickten. Die schwarzen, verregneten Ebenen Ungarns, zerfallene Bauernhöfe. Ein Bunker, verlassene Dörfer. Zwischen den Schränkchen und Kisten im Laderaum vögeln und dann verschwitzt weiterdüsen. Sie wussten nicht recht, ob sich wirklich etwas entwickelte, etwas Dauerhaftes, aber sie schlossen es nicht aus.

Doch als sie in die Niederlande zurückkehrten, trafen sie in kurzer Zeit viele andere. Er selbst verliebte sich unerwartet in Yvonne, in Y. Bereits nach wenigen gemeinsamen Monaten machte Y. klar, dass sie nichts von einer eventuellen Freundschaft mit einer Ex wie Debbie hielt. Y. meinte, er müsse langsam mal erwachsen werden, wie sollten sie sonst jemals den *nächsten Schritt* machen? Moor war längst froh, dass da jemand war, der einen Weg sah, mit Zwischenschritten und möglicherweise sogar mit einem Ziel, irgendwann. Dass Oskar Y. intuitiv nicht mochte, deutete Moor als ein Zeichen für die Richtigkeit des neuen Wegs. Er gab Debbie auf, die nicht viel später was mit Hamid anfing, der vielleicht noch geradliniger war als Y. und jeden Kontakt zwischen ihr und Moor verbot. Nicht lange danach bekam Debbie ihre Zwillinge, Sjors und Joren, und sie brauchte all ihre Kraft, um die Familie zusammenzuhalten. Ja, so war es gewesen. So ungefähr. Er dreht am Ventil ihres Hahns, die Leitungen klicken, und lauwarmes Wasser plätschert in seinen Becher. Und fertig ist sein Morgenkaffee. Ein erster, bitterer, körniger Schluck.

Eigentlich hofft Moor, dass er von Oskar geträumt hat. Und dass er Tessel von seinem Traum erzählen kann, und Cat, wenn sie kommt, weil nur ein guter Sohn *diesen* Traum hat träumen können. Er verlässt den Wohnwagen und setzt sich in seiner verwaschenen, inzwischen anthrazitfarbenen Unterhose auf einen der verrosteten Gartenstühle. Es ist ein vielversprechender Vor-Morgen, die Farben am Himmel wirken undefiniert, sie fließen ineinander über, wie auf einem Aquarell. In der Mitte des Blattes: eine Sonne, die Licht kleckert. Solange es so viel Schönheit gibt, hat Moor nicht das Recht, unglücklich zu sein. Er schlürft das Kaffeewasser bis zur Neige und versucht, sich zu erinnern, wie es war, hier zum ersten Mal zu schlafen, vor nun vier Jahren. Mitten in der Nacht kam er an, nach dem unvermeidlichen Ende seiner Beziehung mit Y.

Als er an jenem Freitagmorgen aufgewacht war, hatte nichts darauf hingedeutet, dass eine große Veränderung bevorstand und er am selben Abend noch ein Ex-Amsterdamer sein würde. Wie üblich am Freitag, ihr freier Tag, wurden Y. und er gegen acht vom Gurren der Tauben geweckt. Der Tag begann so, wie die meisten begannen – Y. und er diskutierten über kleine Ärgernisse und die Bedeutung der bedrückten, dunstigen Atmosphäre, in der sie jeden Morgen erwachten. Er hatte gerade eine lange, waghalsige Reise durch Indien hinter sich, unternommen in der Hoffnung, seine Abwesenheit habe vielleicht eine heilsame Wirkung. Doch das Gegenteil war der Fall. Nacheinander waren sie aus dem Bett aufgestanden, zuerst sie, viel später er. Gegen fünf, auf der Schwelle zum Wochenende, machten sie einen Spaziergang durch ihr Viertel, den Jordaan mit seinen zur Straße hin geneigten Häusern. Auf zerbeulten Autodächern hielten Reiher Wache. Während sie ihre Straße entlanggingen, fragte sie, warum er sich nicht etwas Netteres angezogen habe. Er betrachtete seine ausgestreckten Arme, seinen verwaschenen grünen Rollkragenpullover, die Jeans, die er bereits als Schüler getragen hatte. »Also, ich finde, ich sehe hervorragend aus.« Es war der erste richtige Frühlingstag, wärmer und schwüler als vorhergesagt. Die Brücken über die Brouwersgracht waren voller gutgekleideter Menschen – irisierende Sonnenbrillen, Leinenwesten –, die die letzten Sonnenstrahlen des Tages genossen. Das Licht kroch die Fassaden entlang, und die Menschen bewegten sich mit. All die fröhlichen, lebenslustigen Silhouetten vor der Jahrhunderte alten Kulisse, so sorglos, ihr ganzes Leben drehte sich in diesen Moment um den letzten Streifen Sonnenschein, darum, sich mit dem Licht weiterzubewegen. Eine schwarzhaarige Frau in einem gelben Catsuit kam ihnen entgegen, und Moor schaute ihr hinterher. Als er den Blick wieder nach vorne richtete, bemerkte er, dass Y. angehalten hatte. Etwa fünf Meter voneinander entfernt blieben sie regungslos stehen, zehn Sekunden, eine halbe Minute. Dann bog Y. nach links in die Haarlemmerstraat ab. Vor dem Schnellimbiss holte er sie ein. Sie machte ihm eine Szene, schimpfte, er demütige sie, wenn er mit einer so hübschen, jungen Frau flirte, während sie, wohlgemerkt, neben ihm ging. Er setzte sich auf den Bordstein. Kehrmaschinen fuhren vorbei, ihre groben Bürsten kratzten über die Pflastersteine. Von seiner sitzenden Position aus sah er Dinge, die ihm sonst entgangen wären. Eine herumkullernde Bierflasche voller Zigarettenstummel. Der leblose Körper eines Sperlings, bedeckt von Imbisseinwickelpapier. »Ich kann nicht mehr«, sagte er. »Jedes Gespräch artet in Streit aus. Immer diese Vorwürfe. Diese verkappten … Ich ersticke einfach. Wenn du noch einmal sagst, ich müsse mir einen Job suchen, werde ich wahnsinnig.«

»Wenn du noch einmal sagst, das Leben sei ein Job, spring ich dir an die Kehle.«

»Aber das Leben ist doch ein *ratrace*? Lao Tse sagt, man solle sich nie an die Spitze stellen, denn dann sei man am verletzlichsten und am wenigsten wendig. Man solle wie das Wasser sein, Wasser strebe immer dem tiefsten Punkt zu und finde immer einen Ausweg.«

»Dass du an die Spitze gelangst, da scheint mir in deinem Fall keine große Gefahr zu bestehen, um ehrlich zu sein. Ich hatte mir einfach nur ... Egal.«

Er wusste, dass sie ihn für faul hielt. Doch diese Einschätzung stimmte nicht. Er liebte es, in den Tag hinein zu leben, das schon. Er naschte Zeit, drückte sich gern, lungerte herum, ging spazieren, schaute bei Freunden vorbei und trank manchmal ein Bierchen zu viel. Doch währenddessen wartete er auf den richtigen Moment, um die aufgesparten Stunden etwas Bedeutendem zu widmen, einer Sache, die wahrhaftiger, schöner und würdiger war als er selbst. An manchen Tagen dachte er: Diese Sache, das ist sie, das sind wir.

»Du hattest es dir anders vorgestellt.« Er sah sie an, nicht traurig, nicht wütend.

Sie nickte. »Aber es wird besser werden«, sagte sie, als erinnere sie sich an etwas. »Das muss es. Du würdest natürlich sofort wieder eine andere finden. Und ich ... Weißt du, wie wenig gute Männer es gibt? Das ist einfach eine Frage der Statistik. Zieh dich einfach etwas besser an, das wäre ein Anfang. Und nicht mehr jungen Frauen so hinterherstarren.«

Er starrte sie an. »Liebe ist doch nicht: Zusammen vor die Hunde gehen?«

»Du gibst also auf. Du gibst also wieder auf.«

»Wieso wieder?«

»Tu nicht so blöd.«

»Ich tue alles für dich.« Was er sagte, klang ihm pflichtschuldig in den Ohren, als wiederholte er ein vor langer Zeit gegebenes Versprechen, das möglicherweise jemand anders gemacht hatte.

»*Alles* sieht für mich anders aus.« Sie sprach nun leiser. »Ich habe ein Bild vor Augen, wie wir sein könnten, zusammen. Es sind andere Versionen von uns. Sie sind glücklicher. Erfolgreicher. Dieses Bild wird immer deutlicher. Ich sehe sie vor mir. Manchmal schauen sie zurück. Dann wende ich den Blick ab.«

»Ich kann diese Gestalten schon jetzt nicht leiden«, sagte Moor.

»Manchmal frage ich mich, ob wir noch glaubwürdig sind, als Paar.«

»Glaubwürdig? Wir sitzen doch nicht im Stadtrat, wir müssen doch nicht ...« Er ließ das Ende des Satzes offen.

»Weißt du was? Dann hau doch ab, geh zu deinem arschwackelnden Catsuit. Verpiss dich.« Sie drehte sich um und ging.

Ein paar Sekunden lang wollte er ihr folgen. Dann wurde ihm bewusst, dass er das längst hätte tun müssen und dass es nun beinahe zu spät war. Dennoch blieb er noch einen Moment sitzen, und da war es dann tatsächlich zu spät. Er stand auf, seine Beine fühlten sich ungewohnt schwer an, und eine kurze Zeit lang wusste er nicht mehr, wo er sich befand. Seine Augen fokussierten die Umgebung wieder – dies hier war der Haarlemmerdijk, dort war der Gemüsehändler Saïd, dort die Bäckerei Mediterrane. Sein Viertel. Doch anstatt nach Hause zu gehen, kehrte er zu der Brücke zurück. Die Wolken wurden dunkler, blaue Töne nahmen Überhand, die Dämmerung setzte ein. Die Menschen hatten sich weiter seitwärts bewegt und standen nun fast vor dem Café Tabac, dichtgedrängt, die Gesichter gefangen im letzten Licht. Die Frau im Catsuit war nirgends zu sehen. Er schaute hinauf. Ein Schwarm Stare wogte am Himmel, nach links und rechts, ließ sich plötzlich fallen, um kurz danach wieder in die Höhe zu steigen. Ein Schwarm ohne auch nur einen einzigen Außenseiter. Eine halbe Stunde später war es nahezu dunkel. Die Brücke war verlassen, und Moor fröstelte.

Als er nach Hause kam, war jemand dabei, das Schloss auszutauschen. Typisch Y., Nägel mit Köpfen machen. Moor schaute nach oben. Da stand sie, seine Y. Der schlanke Hals, scharf konturiert durch das Licht der Lampe, die sie zusammen ausgesucht hatten. Die Arme verschränkt, das Haar in einem strengen Dutt. Er bedeutete ihr, nach unten zu kommen. Etwas in seiner Motorik, oder vielleicht auch in seinem Gesicht, eine Ergebenheit, die sie nicht einordnen konnte, bewirkte, dass sie hinunterkam. Da standen sie, in ihrer Straße. Sie waren keine Liebenden mehr, eher eine Aggregation von Momenten, vielen teuren, gemeinsam durchlebten Momenten, von denen er sich nicht zu verabschieden traute. Das war keine Liebe mehr. Das war Heimweh, auf das er einen Vorschuss genommen hatte.

Er war immer davon ausgegangen, der soundsovielte

Streit würde das Ende ihrer Beziehung besiegeln, sie würden mit Töpfen oder Tellern werfen, schreckliche Beleidigungen ausstoßen, grobe, ungehobelte Verwünschungen. Stattdessen: nur eine freundschaftliche Umarmung, aus einer melancholischen Art von Herzlichkeit heraus. Hatte Oskar doch noch mit irgendwas recht gehabt – Moor hatte es nicht geschafft. Immerhin war er zumindest so mutig gewesen, selbst das Fallbeil hinuntersausen zu lassen, das hatte der Alte nicht geschafft, der hatte es Mama überlassen, sie aus ihrem Leiden zu erlösen.

Eine halbe Stunde spazierte er noch herum, und mit jeder Minute wurde die Stadt weniger die seine. Als er beinahe ganz zum Touristen geworden war, setzte er sich in einen Hauseingang, nahm seine Banane, drückte sich durchs Telefonbuch von Mohammed zu Oliver zu Oskar. Er wusste, was Oskar sagen würde: Geh augenblicklich zu ihr zurück, du willst nicht einsam enden, tu, was du tun musst, such dir einen Job, sei ein Mann. Moor erhob sich, streckte die Beine, schlürfte Wasser aus einem Trinkbrunnen. Er klickte sich zum D von Debbie. Wenn jemand einen Schlafplatz organisieren konnte, dann war sie es. Ein paar Stunden später sammelte sie ihn mit ihrem Twingo ein, in dem jede Menge Fußballsachen ihrer Söhne Sjors und Joren herumlagen. Es roch nach Schweiß, Dreck und Tigerbalsam. Sie erzählte, sie habe sich vor Kurzem scheiden lassen von »Hamid, diesem Drecksack«. Sie fuhren am Ortsschild vorüber: ~~Amsterdam~~. Sie verließen die Stadt, in der er aufgewachsen war, die er geschworen hatte, nie gegen einen anderen Ort in den Niederlanden einzutauschen, höchstens gegen Paris, Tanger oder Mombasa. Er würde nicht so bald zurückkehren. Eine Phase war abgeschlossen oder schlicht durchstanden.

Gegen zwei Uhr in der Nacht kamen sie auf dem Lommerhorst an, einem Hof in der Nähe von Lisse, wo Debbie schon seit Längerem wohnte. Er durfte bei ihr im Wagen schlafen. Zum ersten Mal in seinem Leben war er ein Postulant, ein Unsui. Die Kleider, die er trug, der Rollkragenpullover und die alte Jeans, das war sein ganzer Besitz. Er wusste nicht, dass seine übrigen Sachen bereits im Secondhandladen Rataplan lagen. Schluchzend schmiegte er sich an sie, sagte, er sei erkältet. Sie tastete hinter sich und zog ihn noch ein wenig näher an sich. Und jetzt, nach vier Jahren, muss Moor noch immer nicht zurück. Die Stadt kommt ganz gut ohne ihn zurecht und umgekehrt. Keine neuen Beziehungen, keine Enttäuschungen. Ab und zu Debbie, so lange, wie es dauern wird. Je öfter sein Vater – in Telefongesprächen, immer kurz und geschäftsmäßig – gesagt hatte, Moor sei auf einen Irrweg geraten, desto überzeugter war er davon, auf dem richtigen Kurs zu sein. Ja, manchmal tut Moor so, als sei er ein Irrlicht, doch wenn es keine Rolle ist, die er nur spielt, dann ist er wirklich eins.

Er gießt sich den letzten Rest Douwe-Egberts-Bodensatz in den Mund und macht einen Schritt vorwärts. Ihm gegenüber an der großen Eiche liegen zwei kaputte Fahrräder, die den Zwillingen gehören und die Debbie einfach nicht repariert. Solange die Fahrräder defekt sind, ist der Schulweg nervig, der Nahverkehr ist notorisch unzuverlässig. Er geht zu seinem vw-Bus, um die Werkzeugkiste zu holen. Mit einer Selbstgedrehten im Mundwinkel knöpft er sich die

Fahrräder vor: eine kaputte Kette, eine Lenkstange schief, mit der Knarre zieht er die Zahnräder und Schrauben fest, mit etwas Polierpaste reinigt er die Rahmen, viel Rost, rotbraune Finger, ein Schweißtropfen rinnt über seine rissigen Lippen, das Salz beißt.

Aus dem Wohnwagen ertönt Gerumpel, jedes Geräusch kann er zuordnen: das Klappbett wird verstaut, eine Schranktür geöffnet, ein Wasserhahn aufgedreht. Moor schließt die Augen und lässt die kleinen Morgenimpressionen auf sich wirken, die winzigen Wahrnehmungen, die so oft unbeachtet bleiben, das Zittern des Lichts, Vögel, die einander aus dem Schlaf zwitschern, anstatt sie zu beobachten und zu beurteilen, ist er Teil dieser Welt. Mit wenig zufrieden sein, so zufrieden sogar, dass einem das Wenige bereits mehr als genug zu sein scheint. Er betrachtet dies als seine größte Leistung. Niemand weiß, wie viel Mühe es ihn gekostet hat, Hunderte Stunden der Einsamkeit, des Meditierens, während der er sich von seinem Vater löste, Tausende Momente der Selbstkorrektur, im Kampf gegen sich selbst, wenn seine Gedanken ihn wieder einmal dazu verführten, sich mit andern zu vergleichen, wenn seine innere Stimme sagte: Schau dir nur mal Tessel an, oder Cat, oder Y., die bestimmt glücklicher denn je ist, ohne dich. Andere betrachten ihn und nennen es Ergebenheit. Es ist so viel mehr als das.

Die Wohnwagentür schwingt auf, Debbie in ihrem schmuddeligen Morgenmantel: »Sind sie wieder fahrbereit?«, fragt sie ein paar Minuten später, in ihrem rostigen Gartenstuhl sitzend. »Sie sehen wieder tipptopp aus.«

»Yep.«

Sie nickt. »Sehr schön. Da werden sich die Jungs … wenn sie von Hamid wieder hier sind … Vielen Dank. Ich schicke ihnen gleich eine Nachricht.« Doch das macht sie nicht. »Und, wie geht es dir?«

Er antwortet nicht sofort. »Ich denke, ich gehe gut damit um. Zum Glück hat er nicht gelitten, muss man sich eben sagen.« Eine sich hinziehende Stille. »Ich finde es jedes Mal so anstrengend, mit Tessel zu reden.« Es wäre ihm lieber, sie würde endlich einmal dazu stehen, wie sie wirklich über ihn denke, über ihn, der sich für einen anderen Weg entschieden habe. Dann könnte er zumindest wütend auf sie sein. Und ja, es sei schön und gut, dass seine Schwester sich um das meiste kümmere, aber das sei auch eine Methode, die Kontrolle zu behalten und die Außenwelt wissen zu lassen: Oskars Beziehung zu mir war die engste, ich bin am schwersten betroffen. Als er sich vor Jahren einmal bei Debbie seinen Kummer in Bezug auf Tessel von der Seele geredet hatte, stellte sie ihm die Frage, was der größte Unterschied zwischen ihnen beiden sei. Tessel sei der Ansicht, das Gegenteil von Feuer sei Wasser, hatte Moor erwidert, er denke hingegen, das Gegenteil von Feuer sei *kein* Feuer. Er habe nicht gewusst, was das genau bedeutete, aber es habe sich wahr angefühlt, und das tue es noch immer. »Dieses Gefühl, jeden Moment etwas Falsches sagen zu können, dieses auf rohen Eiern gehen. Das wird in der nächsten Zeit nur noch schlimmer werden.«

»Du bist sensibel. Das ist doch auch etwas sehr Schönes.«

»Wir treffen uns morgen«, sagt er. »Beim Notar. Hat Tessel geregelt. Wir wollten eigentlich heute, später am Tag, aber gut, Cat muss natürlich aus New York anreisen. Dann werden wir über die Einsargung und das Erbe reden. Es geht jetzt um die Kohle. Der Alte hat ordentlich verdient mit seinen Filmen, mit dem kommerziellen Kram. Vielleicht ist aber auch schon alles weg, keine Ahnung. Nun ja, er hat ein schönes Haus. Stell dir mal vor, es wär sehr viel. Tessel hat genug. Cat, keine Ahnung. Sie erwähnte irgendwann mal Studienschulden, aber vielleicht wollte sie nur, dass ich ihr Sandwich mit Ei bezahle.«

»Aber du hast doch auch …« Sie zögert. »… deine Rechnungen.«

»Ich muss einfach ein paar Klamotten mehr verkaufen. Neue Kunden finden.«

»Es ist doch keine Schande, dass dir ein wenig Geld zupasskommen würde.«

Er sagt dazu nichts.

»Was bereitet dir gerade am stärksten ein ungutes Vorgefühl?«, fragt sie nach einer Weile.

»Alles.«

»Möchtest du vielleicht ein Rollenspiel machen? Eine Freundin ist ganz begeistert davon, ich wollte es neulich bereits vorschlagen. Du weißt schon, Karin. Sie sagt, es mache tatsächlich sehr viele schwierige Situationen einfacher. Stell es dir als eine Art Training vor. Sie traut sich wieder, zum Supermarkt zu gehen und so. Was sagst du dazu?«

Die Skepsis befällt sein ganzes Gesicht, er spürt, wie es passiert, eine Straffung der Wangenmuskeln, Mundwinkel, die sich wappnen. Wenn man ihn fragte, wie die Hölle aussieht: Wie eine endlose Serie von Rollenspielen. Er erklärt sich einverstanden, indem er nicht widerspricht.

»Ich bin du, und du bist … Wer willst du sein? Tessel, deine Mutter oder Cat?«

»Tessel«, sagt Moor, ohne dass er wüsste, warum.

»Okay. Tessel, hier bin ich also, dein Bruder Moor. Mir steht das bevor. Das Gespräch über das Erbe, das Begräbnis. Wie denkst du über die Situation?«

»Nun ja«, hebt er an, »vor allem will ich sagen, dass ich sehr stolz auf dich bin, Moor.« Der Satz, der aus dem Nichts kam, vermutlich, um Debbie zu provozieren, verschafft ihm genug Luft, um weiterzureden. »Du hast mit ihm gerungen, du musstest das meiste einstecken, du hast zurückgeschlagen, von uns hast du seitdem das authentischste Leben geführt. Wir haben weiterhin auf seine Zustimmung gewartet, und du bist deinen Weg allein gegangen. Vielleicht bewundern wir dich ja alle. Abgesehen vom Suppenkasper, der hat eine Todesangst vor dir.« Debbie starrt vor sich hin, mit einem leicht verwunderten Blick. »Es wird so viel geschwätzt«, sagt er, nicht länger in seiner Rolle. »In der ganzen Familie. Tes fängt wieder davon an, dass sie nicht schreibt. Dann schreib doch einfach. Versetz dich mal in eine andere Person. Geh raus in die Welt, du musst leben, um über das Leben schreiben zu können, komm raus aus deinem Kokon. Oder Mama, die wieder mit ihrem letzten Urlaub oder einem Sauvignon ankommt, den sie und Cas ›entdeckt‹ haben. Und der Suppenkasper sagt überhaupt nichts, oder er spricht in Fußnoten. Niemand stellt den anderen die richtigen Fragen oder ist neugierig auf echte Antworten. Niemand fragt sich, warum sie sich immer so von Oskar haben … Und jetzt müssen wir sicher so tun, als wäre er so ein toller … Er war kein guter Mensch. Unsere

Mutter hat er schlecht behandelt. Und uns gegenüber, mir gegenüber … Er war kein guter Mensch, wirklich nicht.«

»Bestimmt wird es schön, Cat wiederzusehen.«

In dem Moment, als sie den Namen seiner Schwester ausspricht, erinnert er sich wieder daran, was er geträumt hat. Es war wirr und nervenaufreibend, es ging darin um Zähne, nicht viele würden sich einen Reim darauf machen können. Doch *eine* Person würde es können, war er sich sicher. »Ich weiß nicht, ob ich hier gelandet wäre, wenn es ihn nicht gegeben hätte oder wenn er ein anderer gewesen wäre. Ich denke es eigentlich nicht. Seltsame Vorstellung. Aber was fang ich mit diesem Wissen an?«

»Ach, weißt du, vielleicht spielt es keine Rolle, was dich hierhin gebracht hat.« Sie kramt in ihrer Hosentasche, holt ein Päckchen Tabak hervor und fängt an, sich eine Zigarette zu drehen. Tabakkrümel fallen zwischen ihren kräftigen Fingern hindurch, fallen hinunter ins Laub. »Vielleicht geht es darum, was du jetzt machst. Alles ist eine seltsame Vorstellung, wenn man zu lange darüber nachdenkt. Sollen wir uns nachher kurz gegenseitig massieren, ich deinen Rücken und du meinen Nacken?«

»'türlich, Schatz.«

Als Debbie eine halbe Stunde später unter der Dusche steht, geht Moor zu seinem Werkzeugkasten und greift nach seinem Beil. Dann schlendert er zum Baumhaus, klettert hinauf und tobt sich aus. Wüste Schläge, dumpfe Hiebe mit der rostigen Klinge, eine Minute lang wütet er in einem fort, dann lässt er das Beil sinken. Frische Kerben, Splitter und Späne auf dem Fußboden. Chaos, aber von ihm selbst angerichtet.

Zahnträume

Wer könnte Moor bei der Deutung seines Traumes, seines sogenannten *Zahntraums*, helfen, in dem ihm die Zähne aus dem Mund fallen, während er bei der Beerdigung seines Vaters spricht.

Cat natürlich, die *Überraschung*, der Nachkömmling, die Freud-Kennerin, die als einziges der Kinder noch für kurze Zeit einen Vater hat. Es ist halb zwölf abends, als sie durch die Lobby von Aidins Apartmentgebäude geht. Morgen entwirft sie die Struktur ihres Freud-Essays, an dem sie heute angefangen hat zu schreiben. Früh aufstehen, eine Kanne French Press, sodass sie den ganzen Vormittag davon trinken kann, noch kurz das chice Klicken ihrer Blahnik-Absätze genießen, nur einhundert Dollar bei The RealReal, muss aber keiner wissen. Das Klicken gehört ihrem Empfinden nach zu einer anderen Person, zu einem Leben ohne Studienschulden oder Erwartungen. Sie nickt Aidins Portier zu und tritt auf die Straße. Der Abend ist strahlend hell, alle Randgeräusche sind als einzelne Geräusche zu hören, das Zischen der U-Bahn, das Geheul der Sirenen, das Beschleunigen der Taxis. Manchmal bildet sie sich ein, nicht mehr körperlich anwesend, nur noch Zuhörerin des *soundtapes* der Stadt zu sein. In diesen Momenten der harmonischen Unverbundenheit, der Dazugehörigkeitauf-Distanz – ein Gefühl, das, was sie angeht, dem »ozeanischen Gefühl« ähnelt, wie es Freud in *Das Unbehagen in der Kultur* beschreibt – ist sie am glücklichsten, auch wenn sie weiß, dass dieses Gefühl fragil ist, jeden Moment kann es umschlagen in Nichtigkeit und Leere.

Dies ist ihr drittes Jahr in New York. Gleich nach dem ersten Virusjahr kam sie an, als die Subway gerade wieder nach dem alten Fahrplan verkehrte, als neue Händler die leerstehenden Ladenlokale bezogen, wo verstaubte Stühle und Tische an die früheren Inhaber erinnerten, noch für kurze Zeit, bis die Farbeimer geöffnet und die neuen Möbel geliefert wurden. Die Menschen lebten halbwegs. Cat machte lange Spaziergänge durch Straßen und Avenues. Um sich an die Stadt zu gewöhnen, aber auch, damit die Stadt sich an sie gewöhnte – hier bin ich, Cat, ich liefere mich dir aus. Sobald das gehetzte Leben, das sie aus Filmen und Büchern kannte, wieder aufblühte, genoss sie das Vorrecht zu denken: Die Stadt und ich, wir haben das wahre Gesicht des jeweils anderen gesehen, ohne Mascara oder Lippenstift, im unvorteilhaftesten Licht. Und eines Tages würde sie wieder weggehen. Das wusste sie auch schon. Ohne jemandem Auf Wiedersehen zu sagen, ohne Abschied zu nehmen von Beton und Glas. Es würde nicht lange dauern, und ihre Gestalt wäre aus der Stadt verschwunden, niemand würde sie vermissen, vielleicht ein paar Menschen, die sich hin und wieder dazu aufrafften, ihr eine Nachricht zu schicken, bis sie auch das nicht mehr tun würden. Sie fand kaum einen Gedanken so befreiend wie diesen. Letztendlich geht jeder, das ist eine Konstante. Und ganz selten einmal, so zwischendurch, kommt man irgendwo an. Ganz selten einmal, so zwischendurch, trifft man jemanden.

Sie schaltet ihr Telefon ein, zum ersten Mal seit Tagen. Viele Nachrichten und verpasste Anrufe. Es sind sehr viele. Sie wischt alle Benachrichtigungen mit einer fließenden Bewegung weg. Ein Wagen löst sich aus der Dunkelheit, ihr Uber, Rachid, 4,8 Sterne. Uber nehmen, wenn sie von Aidin kommt, aber in der U-Bahn schwarzfahren; teure Gregorys-Latte mit Freunden, aber zu Hause von Instantkaffee leben. Auf dem Rücksitz streicht sie über ihren Ärmel, aus ihrem Lieblingsstoff, Changeantseide, ein Material, das, abhängig vom Lichteinfall, immer eine andere Farbe hat. Das Taxi durchquert den Park, biegt rechts ab bei der Neuen Galerie, wo sie zum ersten Mal einen echten Schiele sah, einen ausgemergelten Mann mit langen, unheimlichen, chamäleonartigen Fingern, der sie vage an Grimms Märchen erinnerte, die Oskar einst vorlas, auch wenn sie sich dieser Assoziation nicht bewusst war; sie war weniger kognitiv als vielmehr physisch.

Rachid nimmt die East 86th, über die Lexington und 3rd. Sie fragt, ob sie etwas früher aussteigen darf, sodass sie einen Teil ihres täglichen Spaziergangs zum Institut absolvieren kann, vorbei an Brady's Bar, am Bräunungsstudio, am Schlüsseldienst, wo sie ihre Reserveschlüssel hat anfertigen lassen, am Tacolokal mit diesem netten Ober, an ihrem Stamm-Diner an der Ecke. Die Tür ihres Apartmenthauses scheppert, in der Halle verströmt der Lufterfrischer zuckersüßen Kirschenduft. Die Upper East Side, eine Gegend von telefonierenden Joggern, gehetzten Nannys und steinalten Mitgliedern der jüdischen Intelligenzija, die ihr Geld für sauteure Artischocken und weiße Zähne ausgeben, und von ihr, Cat van Bohemen. Ein reiches Paar mit niederländischen Vorfahren, die van Irgendwas, hatten gehört, dass sie sich, als erste Niederländerin seit Jahren, am Institut eingeschrieben hatte. Das fanden sie so wunderbar, so bedeutend, so einmalig, wie sie sich während eines kulturellen Abends in der niederländischen Botschaft äußerten, dass sie ihr gerne für einen Bruchteil der ortsüblichen Miete ein kleines, aber ausgesprochen nettes Apartment zur Verfügung stellen wollten, welches sich in ihrem Besitz befand. Einziger Nachteil: das Heizungsrohr neben dem Bett, das im Winter gefährlich glüht und zischt. Narben sind eine bleibende Erinnerung an das Rohr, zwei auf den Oberarmen, eine auf der Wade.

Sie zieht die Blahniks aus, tauscht das Abendkleid gegen einen fadenscheinigen Hoody und eine Jogginghose mit ausgeleiertem Gummiband. Sie holt eine Packung Ben & Jerry's aus dem Gefrierschrank, Peanut Butter Cup, und macht es sich in ihrem mit grünem Samt bezogenen Sessel bequem. Das einzige Möbelstück, das wirklich ihr gehört. Sie ist gewohnt, mit anderer Leute Sachen zu leben, doch diesen Sessel hat sie selbst gekauft, an einem Tag im Mai. Sie hatte gerade den Entschluss gefasst, sich am Institut einzuschreiben, und spazierte durch ihre Lieblingsgegend in Brooklyn, gleich nördlich von Williamsburg. Sie ging in einen Möbelladen und sah den Sessel dort stehen. Zweihundert Dollar, das konnte sie sich gerade so leisten, er gehörte ihr schon, bevor sie ihn kaufte. Nach der Scheidung schleppte Moor, der damals sechzehn Jahre alt war, seine Sachen immer von seiner Mutter zu seinem Vater und wieder zurück – vereinbart war, dass jeder die Kinder eine Woche lang hatte –, als wollte er, dass seine beiden Schlafzimmer immer gleich ausgestattet waren, und zwar bis sie ein und dasselbe Zimmer geworden waren. Cat, damals elf, ließ ihre Sachen einfach liegen und zog die Tür hinter sich zu.

In manch anderer Hinsicht waren die beiden Geschwister vom selben Schlag. Wenn sie zum Schnellimbiss latschten, weil Oskar arbeitete und die Zeit aus den Augen verloren hatte, Pommes und Kroketten, manchmal ein Magnum danach, das sie auf dem Bürgersteig aßen. Während ihnen die Sahne vom Kinn tropfte, beobachteten sie die Drogenabhängigen, die in der Methadonklinik auf der anderen Straßenseite vorsprachen. Wenn sie die Haustür und den Flur putzten, damit Elise, wenn sie ihre beiden Jüngsten abholte, nicht dachte: Was für ein Saustall, ohne mich kriegt der Kerl nichts auf die Kette. Wenn sie Oskar an bevorstehende Geburtstage erinnerten und er daraufhin einen Moment lang pikiert schaute – ja, ja, das wisse er natürlich. Und dann war Moor auf einmal achtzehn. Bereit, die Welt zu entdecken. Soll heißen: Bereit, zu Hause zu vergessen. Und sie blieb mit Papa zurück. Tessel, neunzehn, als ihre Eltern sich scheiden ließen, wohnte bereits allein in einem kleinen Studio im Amsterdamer Viertel De Pijp. In ihrem ersten autobiografischen Buch hatte Tessel über diese Zeit geschrieben, über die Zeit, in der sie lernte, allein zu sein, mit Stäbchen zu essen, wie sie stöhnen und wie sie fluchen musste, wie man Blumen schräg abschneidet, und sie lernte natürlich zu schreiben. Doch in der Romanversion ihres Lebens hatte sie Moor und Cat keinen Platz eingeräumt.

Die Hauptperson, ein Alter Ego Tessels, war Einzelkind. Bei der Lektüre von Interviews mit ihrer großen Schwester, in denen sie ausführlich über die »Schöpfung einer Lebensgeschichte« sprach, fragte Cat sich, ob man eine Lebensgeschichte nur erzählen könne, indem man andere Lebensgeschichten verschweigt.

Cat macht sich über ihren Eisbecher her, mit großen Kinderhappen. Hin und wieder leuchtet das Display ihres Telefons mit dem Namen ihrer Schwester auf. Nur ganz wenigen gibt sie ihre Nummer, selten geht sie ran. Sie ist vor drei Jahren nicht nach New York gegangen, um ständig erreichbar zu sein. Sie hat nicht monatelang ihre Bewerbung perfektioniert – mit einem Bachelor in den Niederlanden erschrieb sie sich ein Masterstudium an der New York University, und als NYU-Studentin hatte sie nach zwei Jahren Studium den Minor am Institut bekommen –, um ihre Zeit mit menschlichen Kontakten zu verschwenden. Niemand hat auch nur einen blassen Schimmer, wie viel Mühe es sie gekostet hat, wie viele Bewerbungen sie hat verschicken müssen … bis ihre Augen tränten und ihr Kiefer vor Stress zitterte, bis sie das Gefühl hatte, eine Lobbyistin geworden zu sein, eine opportunistische Interessenvertreterin für etwas, an das sie sich manchmal kaum erinnern konnte. Niemand ahnt, wie oft sie abgelehnt wurde, wie viel Mühe es sie gekostet hat, nicht unter der Last all der zweizeiligen *Neins* zusammenzubrechen, die sie alleine verkraften musste, weil alle um sie herum sagten, dass »es bestimmt noch klappen« werde. Es klappte eben nicht, jedenfalls nicht von selbst. Oskar verstand das. Er wusste, dass man kämpfen muss. Er wusste, dass diejenigen, die am härtesten kämpfen mussten, manchmal die waren, denen man es am wenigsten ansah.

Nach dem halben B&J-Eimer schaut sie doch mal auf ihr Telefon, nach der Lawine von Nachrichten und verpassten Anrufen. Okay, am Anfang anfangen. Die erste Nachricht behauptet in Staccato, dass ihr Vater gestorben ist, die letzte endet mit Meckern und einem Flugticket von New York nach Amsterdam, Abflug in vier Stunden. Ihr Vater? Der ist doch gesund, mehr oder weniger? Tot – wieso denn das nun schon wieder? Sie kontrolliert ihre E-Mail-Adressen: Seit vorgestern hat sie sechs Mails von Tessel bekommen und drei von ihrer Mutter, doch die wurden alle an ihre Hotmail-Adresse geschickt, und offenbar hat sie ihre E-Mail-Accounts doch nicht miteinander verbunden. Sie isst weiter, langsamer als zuvor. Tot?

Muss sie wirklich in die Niederlande, und das so bald schon?

Natürlich muss sie.

Und was ist mit ihrem Essay?

Tot?

Scheiß auf den Essay.

Was will sie eigentlich selbst?

Scheiß auf den Essay? Was, wenn sie dann rausgeschmissen wird? Sie ist hier noch nicht fertig.

Tot, wirklich tot?

Sie spürt nur die Kälte des Eises, die verschiedenen Geschmäcker entgehen ihr.

Was für ein merkwürdiges Wort eigentlich. Tot. Tooooooooot. Ein Palindrom, ein Wort, das auch von hinten nach vorn lebt, das unendlich ist.

Noch nicht fertig? *Fertig* womit?

Sie war vor noch gar nicht so langer Zeit in den Niederlanden. Vor sieben oder acht Monaten, nein, vor zehn. Sie verlässt New York nur ungern. Sie fürchtet, wenn sie lange genug ohne das Chaos und die Unbequemlichkeit der großen Stadt lebt, möglicherweise nicht zurückkehren zu wollen. Papa, tot?

Sie nimmt am Handgelenk ein wenig Haut zwischen Daumen und Zeigefinger, kneift hinein, dreht hin und her, Brennnessel. Sie liest die Nachrichten noch einmal. Wenn sie den Flug erreichen will, den Tessel für sie gebucht hat, muss sie jetzt anfangen zu packen. Noch einen Löffel Peanutbutter-Cup. Erdnussbutter von Calvé, das elterliche Haus, die Weißbrotschnitten, die Oskar für sie strich … Langsam steht sie auf, die Beine schwer.

Sie schleift den Trolley aus ihrem Schrank und starrt ihn an, das Eis beginnt durch die Nähte des Pappbechers zu sickern. Ohne nachzudenken pflückt sie Kleidungsstücke aus dem Schrank und wirft sie in den Koffer. Zahnbürste, ihren letzten Blister Oxazepam, ein paar wesentliche Freud-Unterlagen und Notizen, die wichtigsten Bücher. Sie darf den USB-Stick mit relevanten Artikeln, Exzerpten, Entwürfen und abfotografierten Freud-Passagen nicht vergessen. Wo ist der bloß? In welcher Schublade? Einer der Artikel auf dem Stick würde übrigens auch Moor interessieren, was Cat allerdings nicht weiß: Der Artikel über Zahnträume, die laut dem Talmud Vorausdeutungen auf den Tod eines Familienmitglieds enthalten, die aber nach Freud auf eine sexuelle Problematik wie Scham infolge von Masturbation oder Angst vor Kastration hinweisen.

Cats Telefon bingt, eine Nachricht von Aidin, ob sie es auch so nice gefunden habe. Der unverzichtbare USB-Stick ist leider aus ihren Gedanken verschwunden, sie schließt den Reißverschluss und schickt Aidin eine Nachricht. Er ruft umgehend zurück. Mindestens dreimal sagt sie, dass ihr Vater tot ist, zweimal auf Niederländisch. Ob er etwas für sie tun könne?

»Ich wüsste nicht, was.«

»English, please.«

»Sorry, right. I don't think so.«

»So you're going back?«

»Flight's leaving in a few hours. Ich muss einfach hin.«

»English please.«

Er überzeugt sie davon, ihren Schlüssel irgendwo zu hinterlegen, sodass er nach ihrer Post sehen und die Blumen gießen kann, wenn sie das will. Obwohl er noch nie in ihrer Wohnung war, ist sie einverstanden. Sie würde es nicht überleben, wenn auch noch ihre Strelitzia stürbe. Eine Viertelstunde später sitzt sie erneut in einem Uber, diesmal dem von Mike, 4,6 Sterne. Nach kurzer Zeit schreckt sie auf und bittet Mike umzukehren. Das Scheppern ihrer Haustür, der Kirschgeruch verursacht ihr Brechreiz. Sie stürmt die Treppe hinauf und klopft bei ihrem Nachbarn an. Verdattert nimmt der Mann, ein sanftmütiger Greis in einem gehäkelten Pullover, den für Aidin bestimmten Schlüssel entgegen. Dann eilt sie polternd wieder nach unten. »Hab ich mein Gepäck in den Kofferraum getan?«, fragt sie auf halber Strecke. Mike nickt und dreht das Radio ein wenig lauter.

Am Flughafen angekommen, starrt sie auf die großen Bildschirme, auf denen eine Weltkarte mit Tausenden Flügen zu sehen ist, eine Art leuchtendes Filigran aus Strichlinien, die automatische Bewegungen vollführen, wie in Simulationen, Hunderttausende Menschen, die sich gerade in der Luft befinden, die irgendwohin oder zu jemandem unterwegs sind, die über den Ausdruck »zu Hause« nachdenken oder auch nicht. Sie fährt aus ihren Gedanken auf; ein freundlicher Mann am Schalter nickt ihr zu, sie darf einchecken. Sie schaut auf ihre linke Hand: der Reisepass. Auf ihre rechte Hand: der Griff des Trolleys. Sie kann sich kaum erinnern, wie sie hierhin gekommen ist; alles ist für sie vorherbestimmt, es ist, als führte sie die Bewegungen eines anderen Menschen aus. »Nein«, sagt sie zu dem Mann am Schalter, der sie erstaunt ansieht. »Nein«, wiederholt sie. Benommen, aber ihrer Sache sicher, bucht sie den Flug um. Dann macht sie kehrt, verlässt das Terminal und biegt nach rechts ab. Um 3.03 betritt sie ein Best Western Hotel und mietet ein Zimmer mit Aussicht auf den Flughafen. Sie erwägt, ihr Telefon zu nehmen, bekannte Stimmen zu hören, Aidin, Moor, Mama. Um 3:09 nimmt sie eine Oxazepam und öffnet die Minibar, bereit für den Kater, der ihr morgen Sicherheit verleihen muss.

Der Verhandlungstisch

Tessel ist die Anführerin, das ist immer so gewesen. Wer sollte es sonst sein? Doch gestern versank sie immer tiefer in ihre Trauertrance, der ganze Tag verschwand im Nebel. Als die Flughafenleute zurückriefen, ging sie nicht ran. Sie lag im Bett und trank literweise grünen Tee, bekam Durchfall, ließ sich schaudernd auf der Toilette leerlaufen, war von den Dill-Kamille-Baumwollstäbchen angewidert, die sie den Monat zuvor gekauft hatte, weil sie so gut rochen.

Doch heute wird sie es besser machen, der Notartermin steht an. Nein, nicht einmal die SMS von Cat wird sie aus der Bahn werfen. Tessel schlurft durch die Küche, lässt die Mokkakanne volllaufen, die sie früher zu Autorenresidenzen im Ausland mitgenommen hat, Konzentrationsexerzitien. Der Wasserhahn spritzt noch immer, obwohl Henk-Maarten wiederholt versprochen hat, ihn zu reparieren. Sie legt den Brotbelag bereit, presst Apfelsinen, öffnet die Tupperwaredose mit Kürbiskernen für den Fall, dass jemand Granola möchte. Kurz blitzt das Bild von einem Tupperware-Sarg in ihr auf. Armer Papa, wie soll er darin denn atmen?

Henk-Maarten kommt als Erster nach unten, glattrasiert und mit etwas zu viel Abercrombie-Eau-de-Cologne. »Wo ist Clio? Kommt sie nicht zu spät zur Schule?« Tessel, die jeden Schritt dieses Tanzes kennt, geht zur Toilette, von wo aus sie die Stimme ihres Mannes durchs Treppenhaus schallen hört. Während ihrer Beziehungspause hat sie oft über den Unterschied zwischen ihr und den Freundinnen nachgedacht, deren Beziehungen selbstverständlich und unerschütterlich zu sein schienen. Vor allem ging es, so folgerte sie aus ihren Erzählungen, um Widerstandsfähigkeit; inwieweit war man in der Lage, Momente wie diesen, kühle und einsame Miniszenen, zu überstehen? Indem man ins WC floh, indem man sie nicht zu ernst nahm, indem man sie nicht als symbolisch oder kennzeichnend betrachtete, indem man sie durchlebte und anschließend vergaß. Sie wäscht sich die Hände, träufelt etwas Aēsop auf drei gefaltete Toilettenpapierblätter und wischt den Wasserhahn sauber, zuerst den Wasserauslass, dann die Hähne. Erst als sie Clios Schritte auf der Treppe hört, verlässt sie das WC. »Wie fühlst du dich, Mama?«

»Geht schon«, antwortet Tessel. »Das ziehst du an?« Dieses Holzhackerhemd, die dünne Jeans, wenn sie sich erkältet, hat Tessel noch ein zusätzliches Problem. »Ist das warm genug? Sorry. Du kannst anziehen, was du willst.«

Clio beißt ein paar Mal in ihr Brot mit Erdnussbutter light und taucht ab in ihr Smartphone. Spiele, Chatgruppen, Foren. Tessel hat sich verboten, ihre Tochter danach zu fragen. Henk-Maarten schaut von seinem Handybildschirm auf, Nachrichten, Politik, er schüttelt den Hemdsärmel los und schaut auf die Armbanduhr an seinem behaarten Handgelenk. Rückblickend war das der Moment, in dem Tessel bewusst wurde, dass sie wirklich erwachsen war. Nicht als sie Mutter wurde, nicht als sie den Kaufvertrag für dieses Haus unterschrieb. Es war, als sie sich, nach ihrem Einzug, von Uhren umringt sah. Eine Digitaluhr in der Waschmaschine, eine Pendeluhr im Flur, ein Erbstück von seiner Tante Tien, ein Wecker neben dem Bett, eine große Uhr über dem Fernseher und dann auch noch seine Armbanduhr – als dürfe keine Sekunde unbemerkt bleiben.

»Wenn du dich ein wenig beeilst, kann ich dich mitnehmen«, sagt er zu seiner Tochter. »Willst du?«

Clio nickt abwesend.

»Dann hol schon mal deine Sachen.«

Clio steht auf.

»Geht es dir gut? Schaffst du das heute? Ich kann die Besprechung heute Nachmittag auch absagen? Nicht ideal, aber es ginge.«

»Warum hast du den Wasserhahn noch nicht repariert? Lass uns einen Handwerker anrufen, dann ist das Problem erledigt, und wir können sicher sein, dass es gut gemacht ist.«

»Warum einen Handwerker anrufen, wenn du einen Handwerker im Haus hast? Ach, komm her, ich zieh dich doch nur auf. Wir müssen doch die Stimmung ein wenig hochhalten.« Er breitet seine langen, sehnigen Squash-Arme aus.

Sie gehorcht und wird umarmt. »Cat hat ihren Flug verpasst. Ich meine, was soll das?«

»Wie, Flug verpasst?« Sein Eifer lässt Erleichterung vermuten. Cat ist der Blitzableiter.

»Sie hat mir heute Morgen eine SMS geschickt und sich nicht einmal die Mühe gemacht, Gründe zu nennen. Zum

Glück konnte sie problemlos umbuchen. Aber den bevorstehenden Termin mit dem Notar kann ich nicht mehr canceln.«

»Was fällt ihr ein? Du wartest extra auf sie, mit der Beisetzung, mit allem. Jetzt verzögert sich alles.« Er lässt sie los. »Silver lining, vielleicht ist es klug, manche Dinge mit weniger Leuten zu regeln, in gewissem Sinn die Kontrolle zu übernehmen. Ich finde, du kannst jetzt durchaus pragmatisch sein. Während all der Zeit, in der Moor wer weiß wo gewohnt hat und Cat in New York war, hast du die Verbindung zu ihm aufrechterhalten, du hast all die schwere Arbeit gemacht. Echt, je mehr Kontrolle du hast, umso besser sind deine Karten, später am Verhandlungstisch. Wir sollten übrigens auch kurz über die Offerte sprechen.«

Sie schaut ihn verständnislos an, obwohl sie sehr wohl weiß, was er meint: Ihr Unverständnis ist seine Strafe. Damit er später vielleicht denkt: Was stimmt bloß nicht mit mir? Warum bin ich so berechnend?

»Ich muss wirklich nicht mitgehen? Letzte Chance.«

Keine Reaktion.

»Übrigens, haben wir noch Saft? Ich habe plötzlich solchen Durst.« Er schmatzt dreimal, als wolle er beweisen, dass er Durst hat.

»Ist alle«, lügt sie.

»Weißt du was, ich könnte mich in der kommenden Zeit etwas mehr um Clio und das Haus kümmern, während du dich primär auf dich konzentrierst. Wie fändest du das? Du könntest zum Beispiel Spaziergänge machen, kurz mal den Kopf frei kriegen.«

»Manchmal denke ich, sie hat uns vergessen. Cat. Sie lebt so sehr in ihrer eigenen Welt. So schwer ist das nicht, weglaufen.« Ein verwandter Gedanke, den sie sich selbst nur halb gestattet: Ihrer aller Vater ist am längsten vor allem ihr Vater gewesen. Tessel muss einer größeren Zahl von Vaterkindjahren gedenken als Moor und Cat. Sie hat das größte Recht auf Untröstlichkeit.

»Es ist viel gescheiter und viel tapferer zu tun, was du getan hast«, fährt er fort. »Du bist geblieben. Du hast etwas Neues angefangen, ohne etwas anderes kaputtzumachen, während Cat und Moor ... Nun ja, du weißt, wie ich darüber denke.« Kurz bevor Mann und Kind das Haus verlassen, fragt Henk-Maarten noch einmal, ob sie das schafft, heute. Tessel nickt. Die Tür, sie fällt ins Schloss, Stille. Sie irrt in Richtung Kühlschrank, vergisst, was sie dort will. Warum nur ist ihre Schwester von allem immer so befreit gewesen, so beschützt? Als sie wieder auf der Toilette sitzt, im sichersten Raum des Hauses, ertappt sie sich bei dem Gedanken: Aber hiervon wirst du dich nicht freimachen können. Jetzt bist du endlich eine von uns. Wenn wir stürzen, stürzt du mit uns.

Die Ungerührten

Cat starrt durch das ovale Delta-Airlines-Fensterchen und zählt drei dicke Kunststoffschichten zwischen sich und dem Himmel. Für die Geografen und die Ökologen, für die Meteorologen und die Vogelbeobachter ist das die Natur – der Ozean, der endlos erscheint, bis er endet, Berge, die sich aus der Erde erheben und schrumpfen, Wolken, die einander suchen und sich wieder lösen. Cat, die auf einer weichen Best-Western-Matratze nur ein paar Stunden angetrunkenen Schlaf hat finden können, legt die Hände auf ihren Bauch, der zu grummeln scheint, aber es kann auch das Flugzeug mit seinem permanenten Grundton aus Vibrieren und Rumpeln sein. Die meisten Passagiere nehmen drei Plätze in Beschlag und liegen zusammengekauert unter einer Fleecedecke, mit Ohrstöpseln und Augenmaske.

Als Cat ein Vers aus einem der griechischen Schulklassiker einfällt, nämlich dass der Schlaf der Zwillingsbruder des Todes ist, wird ihre Atmung flacher. Sie weiß, dies ist ein Symptom für eine beginnende Panikattacke. Sie nimmt es hin, schaltet das WLAN ihres Telefons ein und ruft ihren Vater an. Sofort geht die Sprachbox ran, der bekannte Text, die bekannte Stimme, dass sie »laut und deutlich« ihre Nachricht einsprechen solle, dann werde sie »bald mehr dazu hören«. Vielleicht ist eine Panikattacke ja die einzig richtige Reaktion auf die Situation: Sie ist die Tochter, die den Tod ihres Vaters verpasst hat. Sie wusste, dass es passieren könnte, und dennoch ist sie vor drei Jahren nach New York gegangen, wo der Nervenarzt aus Wien auf sie wartete, um ihr aufs Neue Begriffe wie »Tod« und »Vater« zu erklären.

Wenn man sie – auf Empfängen, während eines Essens – fragt, woher ihre Faszination für Freud komme, gibt sie selten eine eindeutige Antwort. Sie gibt nicht gern etwas von sich preis, und kaum etwas ist so persönlich wie die eigenen Motive, das sind die Schlüssel. Während ihres Masterstudiums an der NYU las sie Freuds Essay über die drei Kränkungen der Menschheit, und damit fing es an. Zum ersten Mal in ihrer akademischen »Karriere« hatte sie das Gefühl, etwas von Wert vor Augen zu haben, etwas, das über Fußnoten und Zitate hinausging. In diesem Essay vertritt Freud die These, der Mensch sei drei Mal zutiefst gekränkt, drei Mal von seinem Thron gestoßen worden. Zuerst hatte Kopernikus bewiesen, dass die Erde, der Planet des Menschen, nicht der Mittelpunkt des Universums ist. Danach hatte Darwin gezeigt, dass der Mensch kein Werk Gottes ist, sondern vom Affen abstammt. Und die endgültige Erniedrigung habe er selbst dem Menschen zugefügt, indem er dem Menschen die Illusion nahm, Herr über sein Seelen- und Geistesleben zu sein. Drei Kränkungen, drei zerstörte narzisstische Illusionen. Welcher Wissenschaftler war so unerschrocken, sich selbst als großen Kränker zu bezeichnen? Welcher Wissenschaftler benutzte überhaupt das Wort »Kränkung«?

Sie hatte sich nie so richtig wohl gefühlt inmitten der Haferlatte trinkenden, auf Notendurchschnitt fixierten, Naomi Klein zitierenden, Adderall hamsternden Neurotiker, die sich NYU-Studenten nennen. Doch erst während der siebzehnten Seminarsitzung über das Thema feministische, amerikanische Literatur des 18. Jahrhunderts wurde ihr bewusst, dass sie auf jeden Fall etwas anderes studieren sollte – niemand wollte sie auf den letzten Stand des Lektüreprogramms bringen, das sie wegen hohen Fiebers nicht hatte absolvieren können. Noch von Schüttelfrost geplagt und halb krank erkannte sie, dass die durch extremen Konkurrenzkampf geprägte Atmosphäre an der Universität nicht dadurch verursacht wurde, dass so viel auf dem Spiel stand, wie sie lange angenommen hatte, sondern dadurch, dass mehr oder weniger nichts auf dem Spiel stand. Die akademische Welt war ein Reservat, und der überwältigende Mangel an externem Interesse sorgte dafür, dass die Reservatbewohner, die Lehrenden und die Studenten, sich umso verbissener verhielten, nicht nur um sich eine der immer seltener werdenden Festanstellungen, Jobs oder Stipendien zu sichern, sondern auch weil sie sich vermutlich, wenn sie sich wirklich eingestanden, wie gering das Interesse für ihre Arbeit war, laut jammernd in eine Schlucht stürzen würden. Cat wusste sofort, was sie fühlte: Es war zu einer großen Kränkung gekommen.

Freud und sein abgelegenes, halbakademisches Reich boten einen Ausweg. Und der einzige Ort, an dem Freud noch lebendig war, befand sich in unmittelbarer Nähe: The New York Psychoanalytic Society & Institute, die älteste psychoanalytische Vereinigung der USA, wo man die klassischen Denkweisen, die klassische Terminologie noch erlernen konnte. In der übrigen Welt hatte man Freud inzwischen als *con man* und Clown, als Kokainabhängigen und Scharlatan abgetan. Aber selbst ein kokainabhängiger, clownesker Scharlatan konnte in entscheidenden Momenten die Wahrheit sagen.

Schon seit einem Jahr geht sie, die Second Avenue hinunter, vier Tage in der Woche zum Institut, mit einer Aktentasche voller Mappen und gemäß ihrem eigenen System vollgekritzelten Schreibblöcken: Bleistift für neue Gedanken, schwarz für gereifte Ideen, rot für kritische Anmerkungen zu Texten anderer. Dann betritt sie das schöne Gebäude in der 82nd, dieselben Menschen wie am Vortag nicken ihr zu, sie geht am Büro von Professor Goldblum vorüber, schlägt Bücher auf, die sonst niemand mehr aufschlägt, macht Fotos von allen Passagen, die sie für ihren Essay brauchen könnte. Mit jeder Woche weiß sie mehr, kommt dem Ganzen, ihrem Gefühl nach, *näher* (doch was genau ist das, dem sie näher kommt?) und treibt zugleich ab, weil das Wissen, das sie erwirbt, so spezialisiert ist, dass es stets mit einem Gefühl der Einsamkeit einhergeht. Zum Glück bietet Aidin Ablenkung, Wochenend-Aidin mit seinem hellen Apartment, mit seinen Lieblings-*lobster-places,* mit seinem bumble-würdigen Credo *work hard, play hard.* Das Klicken der Blahnik-Absätze, das Nicken des Portiers, das Uber, das alles scheint jetzt schon so lange her zu sein, das Leben *davor*. Doch es gibt einen Weg zurück; wenn sie nur ihren Essay rechtzeitig abgibt. Sie muss bloß auf die eine Eingebung warten, auf die entscheidende Idee, dann wird es klappen. Sie nimmt ihr Telefon, sucht in der Inbox nach »Goldblum«, die Deadline ist in neunzehn Tagen, um zwölf Uhr mittags, New Yorker Zeit. Sie steckt das Telefon wieder ein.

Wie gestern Abend im Sessel versucht sie mit aller Kraft, Erinnerungen an ihren Vater wachzurufen – der Schmerz, den sie jetzt fühlt, kann sie später nicht mehr überraschen. Der Geruch von Papas Morgenmantel, das Schlurfen seiner Pantoffeln, er war bereits geschieden, Tessel und Moor waren bereits ausgezogen. Seine ungeschickten Versuche, ein Gespräch anzufangen, die feierlichen Wörter, die nur er noch benutzte (notorisch, vermaledeit, ungebührlich), und die Momente, in denen er sich in Gestotter verlor. Und dann war da dieser besondere Blick in seinen Augen, dieses Flackern von Wehrlosigkeit, wenn er stolperte oder eine Tasse fallen ließ, und sie kurz die Erwachsene war und er das Kind. Erinnerungen, die nur sie bewahrt hat – wenn sie sie vergisst, gibt es sie nicht mehr. Aber die Bilder verschwimmen bereits, werden vom Rand her unscharf. Je mehr sie sich anstrengt, umso weniger sieht sie.

Sie sah ihn älter werden, ungepflegter, und dennoch ist sie weggegangen. Vielleicht kommt es daher, weil sie die Jüngste ist, oder weil sie jahrelang mit einem älter werdenden Vater zusammengelebt hat, dass sie sich dessen überbewusst ist, was uns immer entgleitet: Zeit. Sie sah die ersten grauen Haare in Oskars Augenbrauen, lange bevor er sie bemerkte. Ihr fiel auf, dass er Probleme beim Gehen hatte, als noch kein Arzt das Wort »Arthrose« in den Mund genommen hatte. Die Leute, die behaupten, der Tod sei absolut und kein schleichender Prozess, ahnen nicht, dass es Menschen wie Cat gibt, die die Teile des Todes, die vergänglichen

Aspekte des Lebens, die Vorankündigungen und ersten Zeichen des nahenden Endes täglich wahrnehmen. Wenn Cat überreizt ist, tauchen vor ihren Augen auf der Tischplatte Muttermale auf, Hautfalten erscheinen in dem Plisseerock, der über dem Stuhl hängt. Dann ist es, als sehe sie nicht die Welt, die wirkliche Welt, sondern deren Schatten, ihren vergänglichen Abdruck, und sie ist außerstande, einen Gedanken zu fassen, der frei von Wehmut ist. Der Tod ist kein Aufblitzen am Ende der Reise, er ist eine Struktur, die mit unserem ganzen Dasein verwoben ist, von Anfang bis zum Ende. Er ist nicht der Punkt, mit dem die gekringelte Linie endet, sondern der Kringel, den die Linie macht. Als Acht-, Zehn-, Zwölfjährige versuchte sie regelmäßig auszurechnen, der wievielte Teil ihres Lebens hinter ihr lag. Ein Elftel? Ein Neuntel? Immer dieselbe Frage, immer ein anderes Ergebnis, Gekritzel in einem Heft. Es war, als verhandelte sie. Aber mit wem?

Zu wenig Sauerstoff, zu viel Kohlenstoffdioxyd – der chemische Kern der Hyperventilation. Es ist die Natur, die zum Ausbruch kommt – sie keucht und würgt. Sie krallt die Fingernägel in ihren Unterarm, packt ein wenig Haut und kneift so kräftig wie möglich. Der Schmerz lenkt kurz ab. Vielleicht wird sie weinen, ja, sie wird weinen, vor allen, die danach verlangen, zu Tessel und Moor kann sie sagen, sie habe den Tod ihres Vaters beweint. Ihr toter Vater, der kurz davor steht, seine letzten Wünsche deutlich zu machen.

Intermezzo

Cat ging in die neunte Klasse und saß wie immer neben ihrer Freundin Judith (Juu), als sie den Satz, der ihr so viele Jahre später im Flugzeug in den Sinn kommen sollte, nämlich »der Schlaf ist der Zwillingsbruder des Todes«, aus dem Wirrwarr der griechischen Buchstaben in ihrem Lesebuch fischte und in ihrem *Breakfast at Tiffany's*-Heft weiterleben ließ, in ordentlichem, rundlich geschriebenem Niederländisch mit Kreisen anstelle von Punkten über den is. Es war ihre erste Begegnung mit einem echten griechischen Klassiker, der *Ilias* von Homer. Es gibt keinen tieferen Grund, warum sich ihr just dieses Zitat so eingebrannt hat, außer vielleicht, dass Cat ihr fünfzehntes Lebensjahr, infolge der Ausschüttung von Sexualhormonen wie Östradiol, besonders aufmerksam durchlebte und die Eindrücke, die damals auf sie einwirkten, besser im präfrontalen Cortex gespeichert wurden. Sie war ansonsten nicht sonderlich gut in Griechisch, all die komischen, kleinen Zwischenwörter; lieber war ihr die Ordnung des Lateinischen.

Am Nachmittag erzählte Cat ihrer Mutter von der Schule, vom Griechischunterricht und davon, dass sie zum ersten Mal Homer übersetzt hatten. »Oh, wie schön«, erwiderte Elise, »das ist ja toll.« Nach einer Stille, die Cat verdächtig lange vorkam, sagte Elise, Homer erscheine ihr sehr interessant, womit sie eigentlich sagen wollte, dass sie es sehr schade fand, nie die Chance gehabt zu haben, ihn zu lesen, als ihr Verstand am geschmeidigsten war; manchmal ängstigte sie die Vorstellung, in einer Welt voller Möglichkeiten nur einem schmalen Pfad gefolgt zu sein. Als Cat Oskar von dem Gespräch mit ihrer Mutter erzählte – die Scheidung war bereits vollzogen, und er bestand auf regelmäßige Berichterstattung über »die Gegenseite«, womit er Elises Haushalt meinte –, konnte er es sich nicht verkneifen zu sagen: »Sehr schön und nett, dieser Homer, doch wo war er, als die Deutschen einmarschiert sind?«

Cat war die Einzige, die in der Schule Griechisch und Latein gehabt hatte. Moor kannte Homer beiläufig, durch die Nacherzählungen von Evert Hartman, die er einst verschlungen hatte; außerdem trug einer von Moors Helden, Homer Simpson, seinen Namen. Darüber hinaus war er stets bereit, alles Griechische als elitär und angeberisch abzutun, wenn man von Gyros, vorzugsweise nachts um drei in einer schlecht beleuchteten Gasse konsumiert, einmal absieht.

Tessel lernte Homer erst kennen, als sie sich mit der Geschichte des Berufs beschäftigte, den sie inzwischen ausübte, den der Schriftstellerin. Sie fand, es sei ihre Aufgabe, ihre Vorgänger zu kennen, die Pioniere. Mit dem Eifer einer Bekehrten las sie sowohl englische als auch niederländische Übersetzungen; die englischen fand sie besser. Beim Lesen der *Odyssee* kam ihr der Gedanke, dass möglicherweise jedes Leben, ungeachtet des Anscheins der Alltäglichkeit, als eine Odyssee verstanden werden kann. Eine lange, verwirrende Fahrt mit allerlei Stürmen, die einen vom Weg abbringen, mit betörenden Sirenen, die einen vollkommen verrückt machen, mit gefährlichen Zyklopen, die einen verfluchen, ohne dass man Argwohn schöpft, mit Menschen, die sich in Tiere, und Tieren, die sich in Menschen verwandeln, mit Hauptpersonen, die an die Peripherie geraten, und Nebenfiguren, die später entscheidende Rollen spielen. Es gibt keine Handlung, nur Ereignisse. Es gibt keinen Zusammenhang, außer den, den wir selbst konstruieren. Es gibt keine Entscheidungen, höchstens Eingriffe mit unvorhergesehenen Folgen. Und schließlich, wenn all das hinter einem liegt, winkt die Heimkehr, und es zeigt sich, dass dein Zuhause sich verändert hat oder nicht mehr existiert. Doch dich gibt es noch, der einzige vollwertige Zeuge deines Lebens, der lebenslangen Fahrt, deren Heldenhaftigkeit einem oft erst bewusst wird, wenn man zurückblickt.

Mit Bleistift kritzelte sie diese Anmerkungen hinten in ihr Buch, Notizen, die sie wieder vergaß. Sie bestellte in der Bibliothek immer mehr literaturwissenschaftliche Bücher und obskure Untersuchungen über das Problem des allwissenden Erzählers. Manchmal bezeichnete sie ihr Interesse als ein *guilty pleasure* und manchmal als ein Hobby. Nie benutzte sie das Wort »Recherche« – das war für sie erst gestattet, wenn sie wusste, worüber sie schreiben wollte. Hin und wieder nahm Henk-Maarten ein solches Buch vom Tisch und starrte fragend auf den Umschlag, als sei es in einer ihm vollkommen unbekannten Sprache geschrieben, und gelegentlich hob sich eine Augenbraue.

Die *Ilias*, Homers anderes Meisterwerk, weckte Tessels Interesse, als sie in einem der entliehenen literaturwissenschaftlichen Werke las, dass die *Ilias* einer der frühesten Texte sei, in denen der allwissende Erzähler – also ein Ich – seine Aufwartung macht. Aber wer war denn der Erzähler der *Ilias*, die uns die Gräuel des Trojanischen Kriegs miterleben ließ? Nein, kein Gott, argumentierte Tessel. Auch kein Soldat, der berichtet, was seine Kriegskameraden am Lagerfeuer besprachen, kein Mitglied des Chors, das die Ereignisse beweint oder bejubelt, so wie in griechischen Tragödien oder Komödien. Der Erzähler war ein Dichter, der den Krieg nicht einmal persönlich miterlebt hatte. Dieser Dichter konnte auch eine Frau sein, erkannte sie eines Tages während eines Waldspaziergangs. Für ihr Gefühl dachte sie an nichts, und dann war da plötzlich diese Erkenntnis. Sie erschrak darüber, dass sie allwissende Erzähler offenbar mit Männlichkeit assoziierte.

Dasselbe galt auch für Homer, wie sie wenig später las. Der viktorianische Provokateur Samuel Butler hatte 1897 einen Aufsehen erregenden Essay geschrieben, in dem er behauptete, der Homer, der die *Odyssee* geschrieben habe, sei eigentlich ein junges sizilianisches Mädchen gewesen, das sich in Gestalt der Prinzessin Nausikaa in den Text geschmuggelt habe. Tessel stieß auf den zeitgenössischen Historiker Andrew Dalby, der ebenfalls davon überzeugt ist, dass Homer eine Frau war. In einer Gesellschaft, in der männliche Dichter in der Öffentlichkeit vortrugen, immer auf der Suche nach dem nächsten Beifallssturm, hatten Dichterinnen, so Dalby, Gelegenheit, sich in die häusliche Umgebung zurückzuziehen und all ihre Zeit und Aufmerksamkeit in die Schaffung monumentaler, doch meist unbeachteter Werke zu investieren.

Der Erzähler der *Ilias* war also ein Dichter, der den schicksalshaften Krieg zwischen Troja und Griechenland nacherzählen konnte, weil »er« über den besten Informanten verfügte, den man sich vorstellen kann: eine Muse, eine Göttertochter, die alle Informationen weiterleitete. Tessel überprüfte ihren Gedankengang und entdeckte keinen Fehler: In der griechischen Mythologie waren alle Musen weiblich. Daraus ergab sich eine Frage: War die tatsächliche Erzählerin, die Schöpferin des großen Werks, nicht eigentlich die Muse gewesen? Mit anderen Worten: Hatte Tessel hier den historisch frühesten Fall vor sich, in dem ein Mann, ein Protokollant eigentlich, sich von der Begeisterung der Muse hatte anstecken lassen und den Ruhm für das erntete, was eine Frau hervorgebracht hatte?

Das war die Frage, die Tessel im ersten Jahrzehnt des dritten Millenniums über die Möglichkeit fantasieren ließ, eine Tochter – irgendwann vielleicht, wenn die biologischen Signale auf Grün sprangen – Ilias zu nennen. Sie erwähnte diese Idee nie, war sich nicht einmal sicher, ob sie »ihr« das antun konnte. So ein prätentiöser Name in einer derart antielitären Zeit schrie geradezu nach gemeinen Spitznamen und Hänseleien. Sie wurde schwanger, eine Tochter.

Ilias? Henk-Maarten wollte davon nichts wissen. Nach langen Verhandlungen, meist verspielt, doch manchmal überraschend verbissen, einigten sie sich auf den Namen Clio. Ja, Clio, fand er, klinge gut. Dass die Muse der Geschichtsschreibung Clio hieß, behielt Tessel für sich. So, wie sie auch anderes für sich behielt.

Die Kohle, eine Ouvertüre

Tessel will nicht daran denken, nicht an den Notar, nicht an die »Wünsche« ihres Vaters. Sie weiß, was er sich gewünscht hat: nicht so zu sterben, einsam. Tessel fährt mit den Fingern an den in Plastikfolie gehüllten Anzügen und Kleidern entlang, die in Moors vw-Bus hängen. »Ist okay, denke ich«, sagt sie, um etwas zu sagen. Sie kann wirklich noch nicht an das Begräbnis denken, zuerst muss sie den heutigen Tag überstehen.

»Das hier ist das Kleid von Wang, von dem ich dir erzählt hab.« Moors Finger gleiten die Stange entlang. »Aua, ah!«

»Was ist?«

»Ich hab mich verbrannt. An dem Teil hier, so heiß ist das, findest du nicht?«

»Idiot, ich hab mich total erschreckt.«

»Eigentlich kostet es achthundert Ocken, aber du bekommst es für lau, null Cent. So ist es doch noch ganz nützlich, einen Bruder zu haben, Idiot oder nicht.«

»Und das ist alles …? Ich krieg deswegen keine Schwierigkeiten?«

»Nein, nein. Das Zeug kommt aus echten Reinigungen. Kennst du Jan Tittel?«

Sie lässt alle Jans, denen sie im Leben begegnet ist, Revue

passieren, die Stefans, die Namen von früher. Weiter als Jan Maat, jenem rechten Buhmann der Achtziger- und Neunzigerjahre, vor dem Mama immer warnte, kommt sie nicht. Erst als sie etwa vierzehn war, wurde ihr klar, dass Janmaat ein Nachname war, und danach bestand wieder die Möglichkeit, einem Jan zu vertrauen.

»Jan Tittel war beim Rundfunk oder einem Filmfonds, irgend so ein Bonze. Jan Tittel hat einmal eine Wette verloren, und sein Einsatz war das Versprechen, den Rest seines Lebens ein Jackett zu tragen. Und das hat er gemacht. Zunächst kannte niemand Jan Tittel. Später wusste jeder, dass das der Kerl mit dem Jackett war. Jeden Tag, bis zu seinem Tod. Echt 'ne Type.«

»Verstehe ich nicht.«

»Nun ja, Jan Tittel …«

»Ich verstehe die Anekdote, aber nicht, warum du sie mir erzählst.« Warum verhält er sich so betont munter? Welche Rolle spielt er heute? »Cat kommt nicht«, sagt sie unvermittelt. »Flug verpasst. Absichtlich oder nicht, keine Ahnung. Vielleicht weiß sie das selbst nicht einmal.« Derselbe Trick, den sie bei Henk-Maarten angewandt hat. Sie weiß, wie Moor reagieren wird. Sie baut darauf. Seine Wut wird ein Ausdruck ihrer Enttäuschung sein. Sie ist weder der Henker noch die hysterische Menge. Sie hat lediglich den Galgen gezimmert. Welche Schuld trifft schon den Zimmermann?

Und Moor tut, was er tun muss: Er tappt in die Falle. »Was soll denn das nun schon wieder? Als ob wir unbedingt zum Notar wollten. Einfach mal den Flug verpassen. Und du hast gelöhnt, oder? Verdammt, immer diese Eskapaden.«

»Ich glaube, sie kommt gleich an. Um vier Uhr. Oder fünf. Eher fünf.«

»Schön, aber die Kohle wird schon vorher verteilt.«

»Etwas Kohle wäre natürlich doch schön«, sagt sie leise kurz darauf. Auch wenn es nur darum geht, Henk-Maarten zufriedenzustellen. Vorsichtig ausgedrückt war er gestern Abend nicht erfreut über die ziemlich hochpreisige Offerte des Flughafens. Er könne verstehen, wenn die Geschwister Geldfragen gerade weniger Aufmerksamkeit schenkten, doch er helfe ihnen finanziell aus, und daraus ergebe sich ja doch wohl ein gewisses Mitspracherecht. »Unglaublich, wir werden gleich das Testament unseres Vaters einsehen. Das ist so … unvorstellbar.«

»Woher wusstest du eigentlich von dem Testament?«

»Nachlassgericht. Kostet nur einen Anruf.«

»Das Haus gehört ihm doch noch, oder?«

»Würdest du dort wohnen wollen? Ein schönes Haus, groß, aber all die Erinnerungen. Ein neues Leben, aber auch wieder nicht.«

»Darüber will ich nicht nachdenken. Das Haus muss einfach das Haus bleiben. Solange wir uns nicht über *wer-was* streiten, find ich alles prima.«

»Warum willst du nicht darüber nachdenken?« Je weniger sie darüber nachdenken, umso größer ist die Gefahr, sich zu streiten.

»Ich will einfach nicht. Wie hältst du es übrigens? Wie geht es dir, seit unserem Gespräch?«

»Tja, wie geht es mir? Er ist nun drei Tage tot, und ich kann mir schon jetzt kaum vorstellen, dass er vorige Woche noch wie sonst auch da war. Andererseits ist es, als ob die

Zeit ... Als hättest du mich gerade erst angerufen und mich informiert. Ich schlafe schlecht. Esse wenig. Manchmal ertappe ich mich dabei, dass ich eine Viertelstunde aus dem Fenster gestarrt habe.«

Moor denkt kurz nach, schaut auf seine Schuhspitzen. »Wer holt Cat ab? Schätze, sie wird ein wenig ... Wir sollten sie abholen. Und wo ist Mama?«

»Mach du das«, sagt sie. »Ich ... dann kümmere ich mich währenddessen um die andern Dinge.« Dann hätte Cat ihren Flug eben nicht verpassen sollen. »Ich seh sie ja bald.« Stille. »Umarmst du sie herzlich in meinem Namen?«, fragt sie nach einer Weile.

»'türlich.« Sein Blick gleitet an den Fassaden, am Bürgersteig, die Straße entlang. »Wo bleibt Mama nur?«

Das (Zu)Haus(e)

Elise, ihre Mutter, sitzt neben ihrem Cas. In einem Taxi, das, etwa zwanzig Minuten Fahrzeit von Moor und Tessel entfernt, mit laufendem Motor parkt. »Nicht mehr lange«, sagt sie. Der Fahrer, der mit seinen aufgedunsenen Wangen und der kurzen, stumpfen Nase einem Mops ähnelt, findet alles prima, das Taxameter läuft. Das Gebäude dort, Nummer 122, ihre Nummer, ihr Haus. »Nimm dir Zeit, Schatz«, sagt Cas, der ihre Hand drückt.

Mit einem Mal befindet sie sich also jetzt in der Lebensphase, in der sie jeden Moment angerufen werden und die eine schlechte Nachricht erhalten kann, ein Freund oder eine Freundin, ein Ex, Krebs und Schlaganfälle. Sie lagen am Pool des Al-Alamein-Hotels, Cas und sie, sie hatte gerade zwei Sauvignons bestellt, extra kalt, wie Cas das mochte, und da erschien Tessels Nummer auf dem Display. Elises Hand schwebte zum Telefon, als befürchtete sie etwas, als ahnte sie etwas. Es hatte einen kurzen Moment des Zögerns gegeben, als Tessel sie bat zurückzukommen, wegen all der zu regelnden Dinge, um Oskar die letzte Ehre zu erweisen und, ja, auch um für ihre Kinder da zu sein. Oha, hatte sie erwidert, das stimmt natürlich. Ein paar Sekunden später sagte sie: Du hast vollkommen recht. Noch am Pool buchte Cas die Tickets um, den Sauvignon tranken sie schweigend. Und hier sitzt sie nun, dem ehemaligen Zuhause ganz nah.

»Unangenehm, das alles«, sagt Cas.

Im Laufe der Jahre hat sie Oskar so oft gewarnt, iss weniger fettig, trink in Maßen, hör wenigstens auf zu rauchen, und wenn nicht für dich, tu es wenigstens für die Kinder. Hoffentlich bedenkt er die drei in seinem Testament großzügig, es ist ja doch das Letzte, was er tut, ein Akt der Liebe – oder der Ablehnung. Mit Gnade für sich rechnet sie schon lange nicht mehr. »Du begleitest mich doch?« Ein kleiner Knacks in ihrer Stimme.

»Natürlich«, antwortet Cas.

Zögerlich fragt sie den Fahrer, ob sie sich vielleicht einen Song wünschen kann. Sie deutet auf das Radio.

»Selbstverständlich.« Der Mann nimmt sein Telefon und fragt, welches Lied sie hören möchte.

Da steckt alles drin, in diesem kleinen Ding, Jahrhunderte Musik, digital und abstrakt, immer abrufbar, doch was sie angeht, nie so ganz echt. In Gedanken gleiten ihre Fingerspitzen über eine LP-Hülle von vor langer Zeit, über die winzigen Risse, Kratzer und Papierstückchen, die im Laufe der Jahre aus dem Karton gebrochen sind. Sie sieht das Bild auf dem Cover wieder vor sich, Leonard Cohen sitzt an einem Tisch, schwarzweiß, zwischen zwei Frauen. Doch wie lautete der Titel des Albums gleich wieder?

»Was wollen Sie hören?«

Sie schüttelt den Kopf. Sie kann sich nicht mehr erinnern.

»Nicht schlimm, Schatz«, sagt Cas noch.

Eine Stunde später, oder eigentlich dreiundfünfzig Minuten, wird der Titel des Lieds aus dem Nebel auftauchen, sie wird dankbar sein, dass sie sich wieder daran erinnert, sie wird es unbegreiflich finden, dass etwas, was einst so wichtig war, verloren gehen kann, und sie wird sich vornehmen, die Platte, die sie selbstverständlich nicht weggeworfen hat, aufzulegen, sobald sie zu Hause ist, ein Vorhaben, das im Laufe des Abends verblassen und letztendlich folgenlos bleiben wird.

Es handelt sich um »Death of a Ladies' Man«, den Titelsong des gleichnamigen Albums aus dem Jahr 1977, aufgenommen im eiskalten L. A.-Landhaus des Produzenten Phil Spector, umgeben von Waffen und Alkohol, von Lines auf Spiegeln und Bodyguards, die Butch und Hunter hießen. Das Album war eine einmalige Zusammenarbeit des legendären Phil Spector – der in den Siebzigern die Bedeutung des Wortes »exzentrisch« immer weiter ausdehnte, zum Beispiel hatte er bei den Aufnahmen für eine neue Platte von John Lennon mit einer Pistole herumgefuchtelt – und Leonard Cohen, dem Sänger, der vor allem eine Stimme war, hinter der er selbst verschwand, eine übertrieben sonore, melancholische Bassstimme.

Death of a Ladies' Man ist nicht die schlechteste Platte, die Cohen gemacht hat, aber ganz bestimmt auch nicht die beste, doch es war nun einmal die, die Oskar 1978 auf den Plattenspieler in seiner Wohnung in der Nieuwe Looiersstraat legte. Liesje lag auf einer gehäkelten Decke, die sie von zu Hause mitgebracht und auf dem Boden aus Gerüstbrettern ausgebreitet hatte, die in den acht Jahren, die er dort wohnte, durch sein Auf-und-ab-Gehen glatt geschlurft worden waren. Er hatte eine Schwäche für Spector, sie fand Cohen toll, und es war die erste Platte, die sie sich gemeinsam anhörten. Er legte sich zu ihr, er stöhnte übertrieben, ein Schauspieler, der einen alten Mann mimt. In alte Weinflaschen hatte er Kerzen vom Spar gesteckt, die, während sie ihr rotes Wachs über die Etiketten triefen ließen, ein sanftes und intimes Licht verbreiteten. Bei jedem Lied rückten sie näher zusammen.

So lagen sie dort beieinander. Doch ihre Geschichten über die Platte, über diesen Abend, über die Abende, die folgen sollten, unterscheiden sich stark. Wie genau sie sich unterscheiden, auf welche Art sie voneinander abweichen, das könnten sie wahrscheinlich selbst nicht einmal sagen, denn wo sollte man anfangen? Vielleicht bedürfte es eines anderen Erzählers, um die Unterschiede deutlich zu machen. Im Fall von Elise würde der Erzähler so anfangen: Am Samstag, den 9. September, betrat sie den Amsterdamer Plattenladen »Concerto«.

TEIL II

Traum und Tat

Les chansons de vos légendes
oder: Das Fade-out eines Liebeslieds

A-Seite

An diesem Septembersamstag kaufte Liesje von dem Fünfundzwanzigguldenschein, den sie von einem Darlehen ihrer Eltern abgezweigt hatte, die ein gutgehendes Bekleidungsgeschäft auf der Albert Cuypstraat betrieben, die neue Leonard-Cohen-LP. Sie ließ die Hülle mit der Vinylscheibe in ihre leinene Einkaufstasche gleiten und fragte sich, was er dazu sagen würde, jener schwer zu ergründende Mann, dieser Oskar, der vor Kurzem in ihr Leben getreten war. Die Aussicht auf sein Urteil machte sie nervös. Sie mochte diese Nervosität, die sie bei einem lieben Kerl, wie ihr Schulfreund Cas einer war, nie verspürt hatte.

Liesje hatte das Montessori Lyceum (sie selbst sprach vom Lieseum) absolviert, ohne sich sonderlich anstrengen zu müssen. Das soeben begonnene Studium der Soziologie an der Universität von Amsterdam fesselte sie nur mäßig. Manchmal dachte sie: Ich gehe in einer perfekt ausgetretenen Spur, in der gute Noten genauso selbstverständlich sind wie eine Stelle im Bekleidungsgeschäft meiner Eltern. Sie wohnte noch bei ihnen, in einem Mansardenzimmer mit einem Poster von Paris an der Wand, Notre Dame im Dämmerlicht. Abends hörte man zu Hause Platten der beliebten volkstümlichen Amsterdamer Sänger Willy Alberti und Tante Leen, und manchmal schwoften ihre Eltern weiter, wenn die Musik bereits zu Ende war. Es war ein kleines, aber komfortables Leben, das Liesje manchmal das Gefühl gab, nicht richtig wach zu sein. Ihre Freundinnen trieben sich auf denselben Plätzen herum und äußerten untereinander dieselben, wie man sagte, fortschrittlichen Ansichten, doch wenn man sie fragte, was sie später tun wollten, sprachen die meisten von der Suche nach dem perfekten Mann, der gut über seine Gefühle sprechen konnte und einen Schnurrbart hatte.

Insgeheim stand Leonard Cohen ihr bei. Seine verrauchte Stimme. Sein Ernst, sein Hang zu Poesie. Wenn sie ihn singen hörte, wurde ihr bewusst, dass es auch andere Leben gab als das ihrer Eltern, seltsame, großartige Leben. Wenn sie seine Stimme hörte, brauchte sie sich für nichts zu schämen, nicht für die Gedichte in ihrem überquellenden Tagebuch, in das sie jeden Abend schrieb, nicht für die Holzkohleskizzen, die sie von vornübergebeugten Passanten machte, nicht für ihre Fantasien von ihrem ersten großen Gemälde. Manchmal kaufte sie bei Künstlerbedarf Beekstra Farbtuben, bat ihre Eltern um alte Stoffstücke, die sie in der kleinen, hellen Mansarde zu einer Leinwand spannte. Üben, Farbkleckse auf den Fingern, üben, jedes Mal ein wenig besser.

Liesje und Oskar waren einander einen Monat vor dem Besuch bei Concerto begegnet. Sie fuhr mit dem Rad an Kneipen vorbei, Lachen ertönte, Vergnügen hallte durch die Stadt, fröhlich betrat sie den kleinen Saal des Kulturzentrums Melkweg und setzte sich neben einen nicht unattraktiven Mann in braunem Samtanzug. Er trug Cowboystiefel, auf die ein strenges Gesicht gestickt war. Leider stellte sich heraus, dass es an diesem Abend nicht um Claude Monets niederländische Periode ging, ein Versehen, falsches Datum. Stattdessen diskutierten zwei strenge Ökonomen über die Gefahren von Staatsschulden und Stagflation. Als einer von ihnen die Niederlande als *Land der kleinen Buffer* bezeichnete, versank sie, nur um sich die Zeit zu vertreiben, in oberflächliches Grübeln, über Einkäufe, die sie erledigen musste, und über die neue James-Taylor-Platte.

Eine kleine Tat mit großen Folgen – der Mann im Samtanzug lehnte sich zu ihr herüber und flüsterte ihr zu, das Gespräch werde um einiges erträglicher, wenn sie in Gedanken das Wort »buffer« durch »Büffel« ersetze. Die kleine Klangverschiebung verwandelte den staubtrockenen Disput über reale wirtschaftliche Fragen in ein absurdes Theaterstück, in dem es um die extrem vielen kleinen Büffel in den Niederlanden ging, um Menschen, die in Schwierigkeiten gerieten, weil sie nie einen Büffel aufgebaut hatten, Büffel hier und Büffel da. Dass eine kleine Klangveränderung eines Wortes die Wahrnehmung der Welt transformieren konnte (und damit vielleicht auch die Welt selbst), war so befreiend, so magisch, dass sie nicht nur mit einem Lachanfall zu kämpfen hatte – sie kämpfte und gewann –, sondern auch fest entschlossen war, diesen Samt tragenden Mann nach dem Ende der Diskussion auf einen Rotwein einzuladen. Sie würde in der Woche darauf dann eben eine Stunde mehr im Laden arbeiten, um das Geld zurückzuverdienen. Noch nie hatte sie einen Mann eingeladen.

Von Haus aus war Oskar Fotograf, berichtete er ruhig, unterkühlt, doch vor einigen Monaten habe er an einem Spielfilm mitgewirkt, *Der Tiger aus Taipeh*, eine amerikanische Produktion, die hier in Amsterdam gedreht worden sei. Er selbst sei auch schon einmal nach Hollywood gereist, um dort zu arbeiten, und demnächst werde er wieder dorthin gehen. Sie wollte ihn nicht spüren lassen, dass sie beeindruckt war, und schaute weg. Die Kneipe leerte sich. Nach der fünften Runde fielen ihm die vielen Muttermale auf, die sie auf den Armen hatte. Wunderschön, fand er. Sie schämte sich ein wenig für die Pigmentflecken, für die komischen Punkte, die sie überall am Körper hatte. An schlechten Tagen empfand sie ihr Spiegelbild als schimmelig. Sie deutete auf das unwirsche Garngesicht auf seinen Stiefeln. »Das ist John Wayne«, sagte er gespielt beleidigt. »The Duke.« Die Stiefel seien ein Geschenk, zum Dank für seinen Beitrag zu *Der Tiger aus Taipeh*. Als Oskar ein paar Tage später seine Hand über ihren nackten Körper gleiten ließ, kündigte er an, ihre Muttermale zu zählen. Sie dachte, er mache einen Scherz. Doch ein paar Wochen später, nachdem er sein Ergebnis mehrmals kontrolliert hatte, kam er auf achtundsechzig mittelgroße und große Muttermale, eine Zahl, die sie inzwischen vergessen hat und an die er sich nicht mehr erinnern kann.

*

Sie stahlen Zeit. Trafen sich, wann immer es ging. Manchmal schliefen sie fünf-, sechsmal am Tag miteinander. Sie schlichen sich aneinander an, schlugen zu, rangen, lebten sich aus, verloren sich für einen Moment im anderen, in dem anderen, der von diesem Moment an über den verlorenen, den abgesonderten Teil des anderen wachte, den Teil, von dem niemand weiß, woraus er genau besteht; der eine wurde der andere wurde der eine. Lachend nahmen sie sich vor, es langsamer angehen zu lassen, so konnte es nicht länger weitergehen. Er stolperte mit zitternden Beinen durch seine Wohnung, auf der Suche nach Nahrung. Auch ihr Körper war konfus, plötzliche Kopfschmerzen, nicht zu löschender Durst. Eine Woche nach diesem auslaugenden Anfang ihrer Beziehung tranken sie Champagner auf seinem Bett, echten französischen. Das Mittagslicht fiel seitlich ein, die ganze Etage badete darin. Oskar lag zurückgelehnt da, sie saß im Schneidersitz und nippte an ihrem Glas. Er murmelte, das Bild sei perfekt, das durch den Champagnerkelch gefilterte Licht, von dessen Boden winzige Luftbläschen wie Perlenketten aufstiegen. »Woher kommen die Bläschen nur«, fragte sie, »wo entstehen sie, und was passiert mit ihnen?«

Alles war unmittelbar, alles war wichtig, jedes Detail war eine Hauptsache.

Sie mochte es, dass er immer eine Kamera dabeihatte, dass seine Socken selten zueinander passten, dass er besorgt schaute, wenn sie wenig aß, dass seine Hemden einen Knopf zu weit offen waren, dass er im einen Moment ein alter Mann sein konnte und im anderen ein Kind. Er trank noch einen Schluck und sagte, er habe das Gefühl zu fliegen. Sein Gesicht verdüsterte sich. Er fürchte sich vor Landungen. Irgendwas mit seiner Familie, seiner Vergangenheit. »Ich bin so einsam gewesen«, sagte er plötzlich, als versuche er, sich an einen Traum zu erinnern.

»Aber, Liebster, das muss doch nicht sein.« Sie nahm ihn in die Arme, drückte seinen Kopf an ihre Brust.

*

Sie lagen bei ihm auf dem Fußboden und lauschten der von Liesje gekauften LP *Death of a Ladies' Man*. Um sie herum: leere Weingläser, trüb vor lauter Fingerabdrücken, eine gelbe Tube Narbensalbe für den Schnitt auf seinem Arm, den sie »die Raupe« nannte und den er sich an einem Filmset zugezogen hatte; sie fragte nicht nach Einzelheiten. Jeden Morgen, an dem sie nebeneinander wach wurden, tastete sie kurz nach der vernarbten Stelle, kitzelte sie, was er herrlich fand, und pustete darauf. Heute ist sie geschmeidig, sagte sie dann.

Der letzte Track begann, der Titelsong. »I'll never see a face like yours in years of men to come, I'll never see such arms again in wrestling or in love«, sang Cohen. Worte, die Liesje, die nicht über die Liebe nachdenken wollte, sondern nach vorne schauen und erleben wollte, lieber nicht hörte. Sie hatte früher, ohne das Wissen ihrer Eltern, zwei Minibeziehungen gehabt, eine mit einem idealen Schwiegersohn, der ihr manchmal das Frühstück ans Bett brachte, und eine mit einem selbsterklärten Rebellen, dessen Zähne von den sieben Tassen Kaffee am Tag grau waren. Aber sie war nicht sonderlich interessiert an Erfahrungen. Lieber machte sie es einmal ordentlich, mit dem richtigen Mann, auf die richtige Art, mit jemandem, der sie nicht langweilen konnte, weil sie ihn nicht ganz verstand. Manchmal spielte sie mit dem verwirrenden Gedanken, dass sie einander ebenso gut nicht hätten begegnen können, etwa wenn sie das richtige Datum des Monet-Abends in ihren Kalender geschrieben hätte, oder wenn sie nicht nebeneinander gesessen hätten, dass alles nur Zufall war. Es war eine Art angenehmer Schrecken, den sie dann empfand, ein Flirt mit Chaos und Willkür, und ganz ohne Folgen, denn tatsächlich lag sie sehr wohl an seiner Seite, und alles, was nicht hätte geschehen müssen, war dennoch geschehen. Als sie ihn einmal fragte, wie er über den Zufall denke, erwiderte er, es habe wenig Sinn, von allem, was geschehe, zu denken, dass es auch nicht hätte geschehen können. Es gebe nur einen einzigen Weg, und man könne besser darauf achtgeben, wo man gehe. Vielleicht hatte sie es nicht gut erklärt.

Bei ihm auf dem Fußboden liegend, dachte sie an die Mansarde bei ihren Eltern, an das Poster von Notre Dame über ihrem Bett. Könne er sich vorstellen, irgendwann nach Paris zu ziehen, gemeinsam, wenn sie alt wären. »Warum so lange warten?«, fragte er zurück.

Sollte sie sagen, was sie fühlte? Sie wusste nicht, wie, konnte sich aber nicht länger zurückhalten. Sie stellte sich die eine Frage, die allen bedeutenden Entscheidungen vorangeht, die Menschen im Schachspiel des Lebens treffen, ob sie nun zu meisterlichen Zügen oder ins Fiasko führen: Was habe ich zu verlieren? »Ich glaube, ich liebe dich«, sagte sie.

»Lass das lieber«, erwiderte er und fügte, als er den Schrecken in ihrem Gesicht sah, hinzu, »ich danke dir.«

*

Ein Jahr nachdem die Zahl von achtundsechzig Muttermalen ermittelt worden war, zogen Oskar und Liesje zusammen. Sie öffneten die Tür von Nummer 122, hier würden sie ein neues Leben beginnen, ihr Studium war unterbrochen, das Elternhaus verlassen. Obwohl er älter als sie war, brachte er weniger Gepäck mit. Zwei Koffer, ein großer Duffle Bag und eine metallene Schachtel mit einem gelben Affen darauf. Sie sah aus wie etwas aus seiner Kindheit. Er erzählte, er habe früher mit einem Freund zusammengewohnt, der nun kein Freund mehr sei, doch reden wolle er darüber nicht.

Sie war froh, dass Oskar die Verantwortung für das Finanzielle übernahm. Er bot ihr einen Anteil am Haus an, doch dieser Gedanke missfiel ihr. Was wusste sie denn schon von Geld und Häusern? Ihre Eltern drängten sie dazu, das Geschäft florierte, Liesje könne ihre Rücklagen für den Kauf verwenden. Sie fand sich jedoch zu erwachsen, um noch Geschenke der Eltern anzunehmen. Die beiden kannten sich schon aus der Schule und hatten keine Ahnung, was sie und Oskar vorhatten. Der Weg, den sie mit Oskar gewählt hatte, würde viel schwieriger werden als der ihre. Dafür aber würde auch die Belohnung größer sein – wenn es ihr gelang, jemandem wie Oskar, verletzlich und schwer ergründbar, das Gefühl zu geben, geliebt zu werden. Wenn sie es schaffte, dass ihnen das gemeinsam gelang, hätte sie etwas Großartiges und Hoffnungsvolles geleistet, als hätte sie einen entscheidenden Beweis erbracht. Sie wusste nicht, wofür es ein Beweis war, noch suchte sie danach – das Gefühl genügte. Sie verkaufte es sich selbst als einen guten Deal; ja, das Haus gehörte ihm, doch er musste auch jeden Monat die Hypothek bezahlen. Sie war freier als er. Erst als sie sich im Jahr 2000 scheiden ließen, wurde ihr bewusst, dass ihr Zweifel zu einem finanziellen Desaster geführt hatte. Das Haus gehörte ihm, und diese papierene Wirklichkeit war die Einzige, die noch übrig war.

Das Haus lag in einer ruhigen Gegend, im Windschatten. Hier wohnten Professoren, Journalisten, ein Psychoanalytiker namens »Verdriesnicht«. Aber ein Interessent nach dem anderen war abgesprungen, weil das Gebäude die Praxis und Wohnung eines verstorbenen Zahnarztes gewesen war, komplett mit Wartezimmer und einem im Granitfußboden verankerten Behandlungsstuhl. Noch immer schlug einem beim Eintreten ein unmenschlicher Menthol-Fluorgeruch entgegen. Außerdem lag das Objekt gegenüber einer Methadonklinik – merkwürdige, zittrige Gestalten stolperten durch das Viertel, die einen manchmal aus erloschenen Augen anstarrten. Aber immerhin kam man, wenn man alle Zimmer zusammenzählte, auf hundertzweiundneunzig Quadratmeter, dazu ein großer Garten und ein Keller, in dem er sich, ihrer Ansicht nach, eine Dunkelkammer einrichten konnte, später einmal. Wenn man über die Nachteile hinwegsah, war das Haus perfekt.

Ihr erster Einrichtungsgegenstand war eine Matratze, sie schliefen in einer Wohnzimmerecke, ihre Blicke irrten über die Decken und Wände, über die Risse, die abblätternden Stellen, die dunklen Rechtecke, wo früher Poster über Mundhygiene gehangen hatten. Sie kauften eine Packung Merlot im Supermarkt, polterten nackt und betrunken durch ihr Haus. Er krachte mit einem Fuß bis zum Knöchel durch ein Dielenbrett. Schwindlig vor Lachen hockten sie auf dem blanken Fußboden. Oskar brach Wände weg, sodass das von vorne kommende Licht den Garten erreichte. Das Wartezimmer wurde dafür geopfert. Er mietete einen Bohrhammer und meißelte den Zahnarztstuhl los. Es gab noch so viel Platz, für neue Dinge, für radikale Entscheidungen, für Wendungen, für Wir-werden-alles-vollkommen-anders-machen. In zerfransten Klamotten standen sie beieinander, sprachen über die Technik des Lackierens, langsam streichen, nichts verschwenden. Hin und wieder küssen, einander schmutzig machen, dann zusammen duschen unter einem wirren, kalten Strahl, die Gastherme funktionierte noch nicht. Die doppelten Bahnen und die verirrten, hart gewordenen Farbtropfen, sie waren kleine Geheimnisse, im Haus versteckte Codes, die nur zwei Menschen auf der Welt knacken konnten. Als Oskar im Laufe des Jahres wieder nach Hollywood ging, schaute Liesje sich um und dachte: Hier wohne ich jetzt, dies ist mein Zuhause.

*

Ein halbes Jahr nachdem sie zusammengezogen waren, stieß Oskar auf ein interessantes Angebot von Neckermann. Eine Woche Madeira, im legendären Reid's Palace, in der Nebensaison, elfhundert Gulden, alles inklusive. Sie reisten im Januar. Freudig-stolz gingen sie durch den Flughafen Schiphol. Zum ersten Mal erzählte er ihr von seinem Urgroßvater, dem Zuckerbaron, von der Landung im Brombeerstrauch. Und nun flogen sie ausgerechnet nach Madeira,

Geburtsort von Charles de Lambert, dem Piloten von Sywert Berends Aeroplan. Das im Kolonialstil errichtete, durch und durch europäische Reid's Palace, das über die subtropischen Wälder und die steilen Kliffs emporragte, bot exquisiten archaischen Komfort. Zu den Diners war Krawatte vorgeschrieben. Allabendlich trug Oskar im Speisesaal, der das Oberhaus genannt wurde, einen geliehenen Schlips.

Eine Meeresbrise, die ins Zimmer rollte, weckte sie. Vorhänge ließen augenzwinkernd einen ersten Streifen Licht herein. Vom Balkon aus sahen sie den morgendlichen Schauer auf die grüne Insel herniederrieseln, überall hörte man Rascheln und Tropfen. Und dahinter das Meer. Schattenwolken schlängelten sich unaufhörlich auf dem Wasser – das Meer war der Himmel, und der Himmel war das Meer. Sie spazierten durch den vielfarbigen Park, genossen mit abgespreiztem kleinem Finger den High Tea, unternahmen lange Wanderungen über die strandlose Insel. Die Straßen wogten und schlingerten. Unebenes Kopfsteinpflaster. Grobe Holztüren, mit marineblauen Seejungfrauen bemalt. Aus großen Spalten entwich der Geruch von gebratenem Tintenfisch. Menschen lebten so. Das konnte ein Leben sein. Manchmal nahm er beim Wandern seine Nikon F, um sie festzuhalten.

Am dritten Tag kam es zu einem interessanten Gespräch. (»Interessant« ist das Wort, das sie Jahre später gegenüber ihrer Therapeutin dafür verwandte.) Sie hatte sich in ein Handtuch gewickelt, die Haare noch nass, und sagte, ihre »Malerei« – sofort bedauerte sie, dieses unbestimmte Wort benutzt zu haben – sei eigentlich vielleicht schon fast kein

Hobby mehr, möglicherweise wolle sie es größer aufziehen, irgendwann, oder so. Ihr Studium könne sie sowieso nicht wieder aufnehmen.

»Ich werde also für zwei verdienen müssen«, schlussfolgerte Oskar. Er lag auf dem Bett und verunstaltete eine Apfelsine mit einem Schälmesser, der Saft ließ seine Finger glänzen.

Sie nahm ein Kissen aus dem Sessel und warf es ihm ins Gesicht. »Bist du jetzt ein Spießbürger geworden?«

Oskar dachte kurz nach, sein Haar war noch wirr vom Kissenwurf, und sagte mit starrem Gesicht, er sei, seit er fünfundzwanzig sei, mit jedem Jahr einen Hauch spießbürgerlicher geworden, und dass ihm das eigentlich nicht schlecht gefalle. Die kleinkarierten Philister hätten es wärmer als Revolutionäre, und sie bekämen auch mehr zu essen. Da sie nicht wusste, was sie sagen sollte, schlug sie vor, einen Spaziergang zu machen. Er entschuldigte sich auf der Treppe, sagte, seine Familie sei einst vermögend gewesen, doch all der Reichtum sei dahin. Als sie das Hotel verließen, hielt sie ein junger, in makelloses Weiß gekleideter Hotelangestellter mit Samthandschuhen auf. Der Bursche zeigte auf Oskars Kamera. Widerwillig überreichte Oskar ihm den Apparat, als handele es sich um ein Amulett, das ihn beschützte. Das Paar posierte vor dem Hintergrund aus wedelnden Palmen und einem knallblauen Himmel.

Am vierten Tag war die Atmosphäre anders. Liesje hatte einen beklemmenden Traum gehabt, der ihr einfach nicht aus dem Kopf ging. Es ärgerte sie, wie zufrieden und unbesorgt Oskar neben ihr herging. Sah er wirklich nicht, wie aufgewühlt sie war, und war es nicht unfair, dass sie die Last ihres Traums alleine tragen musste? Sie kamen am Cabo Girão, am Kap der Umkehr vorbei, der höchsten Steilküste Europas. Ein merkwürdiger, traumhafter Ort. Wenn man über den Rand schaute, wie sie es zwei Tage zuvor getan hatten, blickte man senkrecht in die Tiefe – man sah die Brandung toben, die Wellen gegen den Felsen schlagen und Gischt emporspritzen, doch aufgrund der Entfernung hörte man nichts. Auf halber Höhe eines namenlosen Hügels blaffte sie den Traum, der sie plagte, heraus: Sie schwamm und wurde in die Tiefe gesogen. Als sie von Finsternis umgeben war, erschien unmittelbar vor ihren Augen ein Kindergesicht, dessen Mund sich öffnete und schloss. Ich bin Tessel, sagte der Mund. Oskar hörte sich Liesjes Traum an, er fand ihn unheimlich. Doch er schien nicht recht zu verstehen, warum er Liesje so beunruhigte. Es handelte sich doch nur um einen Traum?

Als sie den Gipfel des Hügels erreicht hatten, sagte sie knurrend zu ihm, sie habe Hunger.

»Ärgerlich«, erwiderte er.

Drei Minuten später wiederholte sie ihre Klage und blieb resolut stehen.

»Ja, stimmt.« Oskar sah sich von der Hügelspitze aus um. Dort war ein Hafen. Da würde es bestimmt etwas zu essen geben. Hingehen?

Schweigend stiegen sie den Hügel hinab. Am Hafen, wo drei Männer auf einer Mauer saßen und mit knotigen Fingern Fischernetze flickten, gab es ein einziges Geschäft, und dort verkaufte man Fischereibedarf und zum Glück auch Erdnüsse und Thunfisch in Dosen. Kaum war sie aus dem Laden, sie stand mit dem rechten Fuß bereits auf dem

Pier, da klaubte sie die erste Konserve aus Oskars Hand, zog den metallenen Deckel auf, stellte sich breitbeinig hin und verschlang den Inhalt der Dose. Danach war die Erdnusstüte an der Reihe, Schalen wirbelten durch die Luft. Als sie die Verwüstung um sich herum betrachtete, fragte sie sich, was mit ihr los sei. »Vielleicht bist du schwanger«, sagte er, halb im Scherz. Woraufhin sie die Konservendose aufgehoben und ihm an den Kopf geworfen hatte. Völlig perplex schaute er sie an, nicht beleidigt, eher voller Respekt.

Schwanger, konnte das überhaupt sein? Verhütete sie denn nicht?

Vor Kurzem erst hatten sie das erste und einzige Mal über Kinder gesprochen. Auf Umwegen, indem sie zuerst von ihrer schönen Kindheit berichtete, um dann zu Sonne, einer Schulfreundin, überzugehen, die unlängst vom mondförmigen Bertie entbunden worden war, woraufhin das Gespräch mehr oder weniger zufällig auf Kinder kam. Sie glaubte, irgendwann einmal Kinder haben zu wollen, doch jetzt noch nicht. Und ja, übrigens, wie dachte er eigentlich über Kinder?

Sie lagen auf dem Bett, die Satinlaken um sich geschlungen, das schräg einfallende Licht machte ihre Gesichter ockerfarben. Er öffnete den Mund, wollte etwas sagen, brachte aber nur stotternd einzelne Buchstaben heraus. »Ich vertraue dir. Das ist nicht das Problem.« Er knurrte irgendwas. War es eine Frage?

»Du kannst alles sagen.«

Brüsk schüttelte er den Kopf, wie ein launisches Kind. Nach einer Weile fragte er, ob sie das erklären könne, Kinder. »Niemand hat es mir je erklärt.«

Sie nahm seine Hände und setzte sich ihm gegenüber mit geradem Rücken hin. »Nun, wenn man ein Kind bekommt, dann hat man plötzlich Verantwortung.«

»Ich kann nicht für jemanden sorgen. Ich …« Er ließ den Kopf aufs Kissen sinken.

»Aber …«, sie drückte seine Hände, »… dir eröffnen sich auch Möglichkeiten, Privilegien. Das Privileg, ein Leben entstehen und wachsen zu sehen. Ein Leben, das aus dir und deiner Liebsten hervorgeht, aus eurer Liebe. Du bist Zeuge des Allerreinsten, was es gibt. Meine Freundinnen sagen, dass man sehr viel dafür zurückbekommt.« Ihr Ton störte sie. Warum trat sie jetzt als Fürsprecherin für etwas auf, für das sie noch nicht bereit war?

Seine Stimme klang bereits ein wenig fester, als er sagte, Eltern hätten natürlich auch die Chance, es besser zu machen als ihre eigenen Eltern. »So habe ich noch nie darüber nachgedacht, aber das ist natürlich, was man macht. Man macht das Leben besser. Man sorgt für einen Knick in der Kurve.«

Nein, das sah er falsch. Elternschaft, das mache man nicht für sich selbst. »Welche Kurve?«

»Und man hat immer jemanden, der auf deiner Seite steht. Dein Kind.«

»Ich kann dir nicht ganz folgen, fürchte ich.«

»Was gibt es Edleres, als Kinder nicht zu verderben? Oder von anderen verderben zu lassen.« Er starrte auf ihren Bauch, den tiefen Nabel. »Du kannst Leben in dir tragen. Du kannst …«, Zögern, »… du k-k-kannst etwas hervorbringen, das vollkommen gut ist. Unschuldig.«

Sie hatte nicht vor, konkrete Konsequenzen aus diesem

Gespräch zu ziehen. Die Vorstellung »Kind« war weniger bedrohlich geworden, das schon. Nicht dass sie aufgehört hätte, die Pille zu nehmen, nein, das nicht, aber sie wurde einfach nachlässiger. Das war vor sechs Wochen.

Am Abend nach ihrem Streit im Hafen schlief sie ein und wachte erst vierzehn Stunden später wieder auf. Oskar saß neben ihr, mit einem Schnitt über dem Auge. Sie berührte ihn, vorsichtig, ein ungläubiges Kind. Sie verspürte noch größeren Hunger als am Tag davor, und erneut fiel sie am Abend, diesmal gegen acht, in einen tiefen, traumlosen Schlaf. Als sie aufwachte, wollte sie wissen, ob man auf der Insel Schwangerschaftstests kaufen konnte. Oskar fragte an der Rezeption nach. Auf Madeira gab es eine einzige Apotheke. Kurz nach Mittag gingen sie gemeinsam hin, langsam, mit vielen Pausen. In der Apotheke lag noch ein einziger Test im staubigen Regal. Am nächsten Morgen, und den darauf folgenden, sonnendurchflutet und windstill, weckte ihn ihr unruhiger Schlaf. Sobald sie aufwachte, musste sie sich übergeben. Sie wand sich, klammerte sich an die emaillierte Wasserkanne. Er strich ihr die Haare hinter die Ohren und legte ein Handtuch unter den Wasserhahn, betupfte ihre Stirn mit kühlem Gebirgswasser.

Zwei Tage lang hatte sie den Test in ihrer Tasche mit sich herumgetragen, und erst am Abend vor ihrer Abreise traute sie sich, ihn zu machen, auf der Toilette des Speisesaals, in dem Oskar mit seinem geliehenen Schlips auf sie wartete. Ein Plus. Er brach in Schluchzen aus, als sie es ihm erzählte, und gab dem gepfefferten Schnitzel die Schuld. Sie erinnerte ihn an ihren Traum, an den Namen Tessel. »Ein schöner Name«, gab Oskar zu. Wie sich zeigte, war dies nicht der einzige neue Name, den sie auf Madeira fanden. Sie schob sich einen Löffel Fischsuppe in den Mund und beschloss, dass Elise im Grunde auch ein schöner Name war. So hatte ihre Oma geheißen, nach der sie benannt war. Und welche Mutter hieß denn nun Liesje?

Ein paar Stunden nachdem sie in Amsterdam gelandet waren, wollte Oskar bereits zum Baumarkt, um Farbe, Bretter und einen neuen Vorschlaghammer zu kaufen; die Zwischenwände, die seien nicht gut, sagte er, ein Kind brauche Platz. Ein Kind müsse lernen, allein zu sein, denn sonst würde es viel zu einsam.

Einen guten Monat später kniete Oskar vor ihr, als er ihr einen Antrag machte. In seiner Hand lag ein Ring von Lyppens. Daran sollte sie sich später oft erinnern, einmal hatte er die Initiative ergriffen.

Nicht lange danach reiste er wieder zum Arbeiten in die Vereinigten Staaten. Sie bat ihn, ein Geschenk mitzubringen. Das wollte er machen. »Bin nicht dazu gekommen«, sagte er bei seiner Rückkehr, seine Haut war rötlich-braun.

*

Sie heirateten ein gutes halbes Jahr später, auf Texel. Oskar hatte etwas mit einem alten Amsterdamer Bekannten geregelt, der auf der Insel eine Jugendherberge leitete. Das Spätsommerlicht, die warme Strandbrise, die durch ihr Brautkleid strich, das aus dem Laden ihrer Eltern stammte, korallenweiß und mit Spitze gesäumt, dazu ein Lederjäckchen, schwarz und mit verschlissenen Ellenbogen. Ihre Freunde – die meisten kannte sie noch aus der Schule,

Josien, Sonne, Frederik – und sie spazierten durch die Dünen, an der klaren, petrolfarbenen See entlang. Junge Menschen, bereit für das Leben, nicht ahnend, dass es bereits begonnen hat, dass sie ihre ersten erwachsenen Entscheidungen bereits getroffen haben – ein Haus kaufen, einen Job finden, auf die traditionellste aller denkbaren Fragen Ja sagen, Nein sagen zu Idealen, die bei genauerer Betrachtung nie so richtig zu ihnen gepasst haben. Oskars seltsamer Freund aus den Vereinigten Staaten war da, George oder Jeb oder Gerard. Ihre Eltern waren natürlich gekommen, sie hatten ihre Vorbehalte gegen Oskar für den Tag beiseitegeschoben. Die beiden gingen Hand in Hand und schauten auf das Wasser. Nur Cas fehlte. Schade, wirklich schade, doch Jahre später würde sie es verstehen. Elise war hochschwanger, das Kind-das-noch-kein-Kind-war strampelte besonders kräftig, als fühlte es sich übergangen. Die Vergangenheit richtete sich nach der Gegenwart, plötzlich war Elise die Bedeutung ihres Traums auf Madeira klar: Texel, Tessel. Oskar stotterte ein paar Mal bei seinem Eheversprechen, doch sie half ihm weiter. Sie heirateten. Sie waren jetzt Mehrzahl. Liesje Nieuwenhuis hieß nun Elise van Bohemen.

Einige Tage später, wieder zurück in Amsterdam, wählte Elise die Nummer ihres Freundes Cas. Die Hochzeit sei sehr schön gewesen, berichtete sie, und der Spaziergang, und das Aufsagen des Eheversprechens, alles sehr schön.

»Was findest du denn so schön? Nur, damit ich's verstehe.«

»Dass zwei endliche Menschen einander etwas Unendliches versprechen, denke ich. Sie wissen … vielleicht ist es unmöglich, aber sie versprechen es. So zerbrechlich.«

»Zerbrechlich«, wiederholte er, doch sie hörte nicht hin, dachte an andere Dinge. An die Essen, die sie veranstalten würden, mit Freunden, mit dazukommenden Bekannten, vielleicht ja mit Fotografen und Künstlern, ein offenes Haus, ein Bohemeleben, über das ihre Eltern den Kopf schütteln würden, eine länger werdende Reihe leerer Weinflaschen an der Küchentür, das Geräusch lachender Menschen und hin und wieder das eines zerbrechenden Glases, Oskar und sie, am nächsten Morgen das Haus putzend, verkatert, aber fröhlich, wie gute Gastgeber.

*

Offenbar war es »eine gute Entbindung« gewesen, was heißen soll, dass die fürchterlichen, unerträglichen Schmerzen, die die werdende Mutter durchlitten hatte, sich nach Ansicht der Ärzte »im Rahmen gehalten« hatten. Tessel weinte laut, minutenlang, etwa so, wie es in den Ratgebern steht. Jetzt, einige Wochen später, waren Elises Beine immer noch schwer, und ihr Bauch fühlte sich aufgedunsen an. Oskar küsste sie, wenn sie Schmerzen hatte. Erstaunt lauschten sie Tessels ersten Tönen, dem Weinen, dem Lachen eines Kindes, das noch nicht weiß, was Lachen ist. Sie bauten sich ein Leben auf, großartig und winzig, stinknormal und surreal. Das Gefühl, Tessel an die Brust zu drücken, wenn der Atemrhythmus gleich war. Aber auch: Das Gefühl von Verrat, wenn sie nicht trinken wollte, wenn sie zubiss. Ein brabbel-plapperndes Baby, ein Vater, der wie eine Mutter ist, eine Mutter, die wie ein Vater ist. Eine mehrstimmige Einheit. Sie band, was sie voneinander unterschied, sie waren eins in ihren Unterschieden – sie mochte den Herbst, und er hasste Regen, sie mochte Butterkuchen und Zitronentorte, er Chips und Oliven, sie schlenderte gerne ums Haus, er spähte immer, wenn er einen Raum betrat, ob es einen zweiten Ausgang gab, sie malte und las Bücher über Kunst, und er wollte arbeiten, sie liebte das Verstreichen von Zeit, und er konnte nicht weiter vorausschauen als bis zum Abend. Das Familienleben gefiel ihr. Die langen Tage, die kurzen Nächte. Andere Eltern treffen. Die neue Nachbarschaft durch und durch kennenlernen, jedes Schaufenster, jedes Vordach, jedes Gesicht. Gegrüßt werden und zurückgrüßen. Sie waren die Herren des Stroms, dem sie folgten. Auch als Oskar in dem Jahr wieder nach Hollywood ging und sie mit Tessel allein blieb, vertraute sie weiterhin dem Strom.

*

Doch das Vertrauen wurde mitunter auf die Probe gestellt. Es war ein trüber Novemberdienstag, ein halbes Jahr nach Tessels Geburt. Sie fand das Büchlein – blau, abgegriffen – zwischen seinen Kleidern und sank auf ihr Bett nieder. Es war ein spiritueller Ratgeber mit allerlei Selbsthilfeübungen und esoterischen Theorien über die Aura und das zeitlose Selbst, die Art von Geschwiemel, gegen das Oskar eine tiefe Abscheu hegte. Es lag zwischen seinen Kleidern – ein viel zu intimer Ort für ein beliebiges Buch. Als sie es noch einmal durchblätterte, fand sie auf dem Vorsatz einen Kuss, jemand hatte zwei gefärbte, gespitzte Lippen auf das Papier gedrückt. Es stand kein Name daneben, kein Datum. Wohl aber gab es einen Verlag, eine Adresse in San Francisco, nicht weit entfernt von Hollywood also, einen halben Tag mit dem Auto. Tessel fing an zu weinen. Zitternd legte Elise das Buch zurück in den Schrank. Sie nahm Tessel, doch das Kind spürte ihre Unruhe und wollte nicht trinken, aus Weinen wurde Schreien. Als Elise Oskar kennenlernte, reiste er auch bereits nach Hollywood, um dort zu arbeiten. Natürlich hatte sie, vielleicht wider besseres Wissen, gehofft, dass er dieses Bedürfnis nicht mehr spüren würde, jetzt, da er sie kannte, oder dass er sie einmal mitnehmen würde. Gut und schön, dass ihm die paar Wochen im Jahr guttaten, die er weg war und in denen er kaum etwas von sich hören ließ. Aber was hatte sie davon? Ihn vorsichtig nach seinen Vorstellungen von ehelicher Treue zu fragen, funktionierte nicht, ihn zu bitten, eine seiner Amerikareisen ausfallen zu lassen, ebenso wenig, ihn unter Druck zu setzen, war ein todsicheres Mittel, einen heftigen Streit vom Zaun zu brechen. Was sie auch anstellte, jedes Jahr ließ er sie allein zurück. Sobald Tessel eingeschlafen war, holte sie das Büchlein aus dem Schrank und warf es in den Mülleimer. Sie wusste, dass dies einen Streit nach sich ziehen würde: der unleugbare Beweis dafür, dass er etwas zu verbergen hatte. Nicht lange nach diesem Streit machte Oskar sich an ein neues Projekt: Operation Dunkelkammer. Stundenlang verschwand er im Keller. Hämmern, Schmirgeln, Fluchen. Als die Dunkelkammer fertig war, wurden die Stunden zu Tagen.

*

»Leg das Lied noch mal auf«, sagte Oskar eines Abends im Mai des Jahres 1983. Sie saßen im Wohnzimmer. Das Haus roch nach Paella, nach Safran. Oben war es still, Tessel schlief bereits. Der Garten erblühte allmählich, grüne Triebe, die ersten lila Knospen. »Na, das«, sagte er mit heiserer Stimme, »was wir damals gehört haben, bei mir auf dem Fußboden.«

Auf den Zehen stehend, mit gewölbten Waden, zog sie die LP aus dem Schrank. Das Lied setzte ein, die theatralischen ersten Töne des Cohen'schen Epos. »Ist irgendwas, Os?«

»Nein. Na ja ... Nein, nichts.«

Zwei Wochen später waren sie bei Frits und Marie zu Besuch, die Elise vom Kindergarten her kannte. Frits, ein schielender Dokumentarfilmmacher mit Weinkeller, schlug vor, die I-Ging-Steine zu werfen. Nachdem Oskar, auf Bitten von Frits, in Gedanken die ihm wichtigste Frage formuliert hatte – »Nein, nicht verraten«, sagte Marie, »es ist deine Frage« –, ließ er die Steine sechsmal auf den Esstisch aus Kirschholz fallen. Frits las das Ergebnis vor. Oskar bekam das I-Ging-Symbol zugewiesen. »Der Mond nimmt zu und wieder ab«, las Frits vor, »Wachsen und Verwirrung gehen Hand in Hand.« Er öffnete eine neue Flasche, diesen Barolo müssten sie unbedingt probieren, die erdigen Noten, das Nussaroma. Oskar trank einen großen Schluck und fragte, was die alten Chinesen damit gemeint haben könnten. Elise kniff ihn kurz in den Oberschenkel.

»Ich denke, es bedeutet, dass Oskar gute Entscheidungen getroffen hat und dies mitunter verwirrend findet«, sagte Marie.

Frits nickte. »Gewiss, doch es bedeutet auch, dass man,

wenn man den Stein im Wasser nicht erkennt, die Wellen im Wasser nie verstehen wird.«

»Vielleicht meint Marie, dass du nicht mehr nach Hollywood gehst?«, schlug Elise vor. 1981 war er das letzte Mal dort gewesen. Ob die Ursache dafür der Streit nach dem Fund des schmalen Büchleins war, oder ob Oskar keine Lust mehr dazu hatte, wusste sie nicht, und sie musste es auch nicht wissen. Jetzt nahm er europäische Aufträge an, in Siena, in Paris. Tessel und sie durften ihn begleiten, der Kofferraum des Wagens vollgestopft mit Decken und Spielzeug.

Beim Abschied stieß Marie Elise an. »Ein besonderer Mann, den du da hast.«

Als sie im Bett lagen und Elise ihren Kopf an seine Schulter geschmiegt hatte, fragte sie ihn, was seine Frage an die Steine gewesen war.

Er wusste es nicht mehr. Zu müde.

»Soll ich die Raupe kurz eincremen?«

Er knipste die Nachttischlampe aus. Seine Frage an die Steine sei deutlich gewesen, sagte er kurze Zeit später im Dunklen. Wie widersteht man der Schwere?

*

Eines Sonntagmorgens begann er aus heiterem Himmel damit, den Garten in Ordnung zu bringen. Brüsk riss er Pflanzen aus, warf bemooste Gehwegplatten auf einen Haufen. Am Fenster stand Tessel, sie weinte und zeigte auf ihren Vater. Elise erschien in der Türöffnung, was der ganze Lärm solle. Tessel lag nun in ihren Armen, das Gesicht vergraben an ihrem Hals. »Zeitung gelesen?«, fragte er.

»Myanmar, Beirut, Südafrika. Alles geht den Bach runter, und die Drecksäcke werden wie immer nicht zur Rechenschaft gezogen.«

Sie sagte, sie lese die Zeitung einfach nicht mehr. Warum sollte sie? Sie lebten hier doch in Sicherheit?

Er schleuderte eine grün verfärbte Platte von sich, die zerbrach, als sie eine andere traf. Er schüttelte den Kopf. »In Sicherheit … Du steckst den Kopf in den Sand. Das ist keine Sicherheit.«

»In so einer finsteren Welt will ich nicht leben«, erwiderte sie.

»Das ist es, was ich sagen will«, entgegnete er. »Du lebst bereits darin.«

Das tue sie nicht, beharrte sie.

Er zog eine Brennnessel aus dem Boden, mit Wurzel und allem. »Denk ich mir die Katastrophen etwa aus?«

Nein, natürlich nicht, das habe sie auch mit keinem Wort behauptet! Doch er lese das alles, das sei der Punkt, er schon und sie nicht.

»Es ist besser zu wissen, wie schlecht es steht, als davon überrascht zu werden.«

Wie war er bloß so geworden? Sie verspürte keine Neugierde, als sie sich diese Frage stellte, eher Verwunderung, die manchmal nicht von Unverständnis zu unterscheiden war. Tessel murmelte etwas. Elise drehte sich um und schloss die Gartentür.

Eine Viertelstunde später kam er ins Haus und sagte, er werde am Abend Pommes machen, um sich zu entschuldigen.

*

Der Strom wurde breiter. Ein zweites Kind, ein Sohn. Eine schwere Geburt, er kam mit dem Hintern zuerst. Es war, so beschrieb Elise einigen Freundinnen nach einem Glas Sauvignon die Erfahrung, als würde sie »von Scheide bis Scheitel gespalten«. Später wählte sie eine freundlichere Formulierung: Der liebe, kleine Moor habe sein Nest nicht verlassen wollen. Zwei Jahre später schafften sie ein Kätzchen an, tiefschwarz und flauschig, sie nannten es Simba. Tessel und die Katze waren unzertrennlich. Das Haus glühte. Moors Energie, wenn er als Dreikäsehoch durch die Wohnung trabte, der Kleiderständer wurde zur Laufplanke, die Kleider verwandelten sich in einen Berg, der erstiegen werden musste, alles trug das Versprechen der Veränderung in sich, laut verkündete er, Gangster werden zu wollen, die dürften immer im Anzug zur Arbeit gehen. Zusammen hockten sie im Garten, Vater und Sohn, und schusserten ihre Murmeln in die Kuhlen zwischen den Gehwegplatten. Elise und Tessel schauten vom Küchenfenster aus zu. Es war ein guter Tag gewesen. Ein guter Tag konnte einen ganzen Monat gut machen. Am schönsten waren die Tage, an denen Tessel und Moor zusammen spielten: so lieb und sanft, und sie brauchten niemanden sonst.

*

Nach Moor kam Catelijne, meist Cat genannt. Kein Versehen, wohl aber eine Überraschung. Die Geburt verlief entspannt und problemlos, Cat glitt heraus, tauschte die eine Umgebung einfach gegen die andere, sie weinte, genauer gesagt, sie quäkte zweimal, als betätige sie eine Hupe. Elise und Oskar war eigentlich klar, dass es keine gute Idee war, noch ein Kind zu bekommen. Ihre Reserven gingen zur Neige, die Streitereien kosteten mehr Energie, über struppige Zahnbürsten, stehengebliebenen Müll, darüber, wer die Kinder abholt, über nicht gelebte, parallele Leben, die nicht vergessen werden konnten, weil es sie nicht gegeben hatte, die immer attraktiver wurden, weil sie nicht ausprobiert werden konnten. Hätte sie besser auf ihre Eltern gehört? Wäre ein ruhiger und verlässlicherer Mann wie Cas, nur um ein Beispiel zu nennen, nicht besser für sie gewesen? Erschöpft waren sie, Oskar und Elise, ein jeder davon überzeugt, recht zu haben. Doch eine Abtreibung? Ausgeschlossen. Sie schauten einander zärtlich an, als die kleine Cat zwischen ihnen im Bett lag. Ein neuer Anfang. Sie konnten noch so vieles versuchen. Elise packte der Übermut. Vielleicht nach Paris ziehen, schlug sie vor, so wie sie es einst besprochen hatten. Im Jardin de Luxembourg Croissants essen, spazieren gehen, endlos spazieren gehen. Er schüttelte den Kopf, erhob sich und zog ein Hemd an. Zu weit weg, sagte er, zu teuer, sie würden dort niemanden kennen. Die Kinder würden vereinsamen. Er schüttelte erneut den Kopf und polterte nach unten in seine Dunkelkammer. Die Kellertür knallte, Moor erschrak und fing an zu weinen, Moor erschreckte Tessel und Tessel Cat.

*

Es war Winter, bleiches Streulicht rund um das Haus, zerbrechliche Bäume im Garten, alles, was blühen konnte, hatte sich verschanzt. Tessel und Cat lagen schon im Bett, Moor widersetzte sich immer, er brauchte den Streit mit seinem Vater, um schlafen zu können, Streit und Erschöpfung. Cat, zwei Jahre alt, schaute sich angesichts des Polterns und Pochens erschreckt um, aber sie weinte nie. Tessel entzog sich dem Ganzen, mit Büchern von Thea Beckman oder Jan Terlouw. Nachdem die Aufgabe vollbracht war, schlurfte Oskar die Treppe hinab, die Hand auf dem Geländer, das sie einst rot angestrichen hatten, doch mittlerweile zu einem müden Fahlbraun verblichen war. Elise folgte ihm mit ihren Blicken. Oskar fragte, wann früher eigentlich zu *früher* geworden sei. »Weißt du noch, die Jahre, in denen Moor auf dem Hosenboden die Treppe heruntergerutscht ist? Er nannte das ›popoen‹.« Hämatome, gelblich, grün. Elise durfte ihn versorgen. Oskar nicht. Sie erwiderte, sie wisse es nicht.

Sie hörte, wie er sich in der Küche ein gut gefülltes Glas Whisky einschenkte, mit viel Eis. Es knackte. Sie legte eine Platte auf und setzte sich mit angezogenen Knien aufs Sofa. Mit beiden Händen umschlang sie das Weinglas, als wärmte sie sich daran. Oskar blieb neben dem Sofa stehen. Cohen sang von silbernen Messern, die in einem alten Café blitzten, von einem Gespenst im Brautkleid, darüber, dass dies die letzten Tage seien, die Finsternis nahe, die Flut.

»Myrthe und Rob haben sich neulich die Tarotkarten legen lassen«, sagte Elise. »Sie fanden es sehr aufschlussreich.«

»Liesje, das ist Betrug. Es sind Karten. Zufall.«

»Es habe ihnen viel gebracht. Auf einmal hätten sie die Muster klar erkannt. Wie sie aufeinander reagieren. Myr meinte, die Karten hätten gezeigt, was die Ursache ist. Uns könnte es doch auch helfen?«

Cohens Stimme erstarb knarzend. »Okay, dann lass es uns eben machen. Dann siehst du zumindest, was für ein Unsinn das ist.«

Sie schaute auf. Überrascht, hoffnungsvoll. Sie reichte ihm ihr Weinglas. Auf dem Rand der Abdruck ihrer Lippen, wie in Staub gedrückt.

Eine Woche später, Myrthe passte auf die Kinder auf, standen sie vor einem Wicca-Laden in der Haarlemmerstraat. Die Schaufensterauslage quoll derart über vor Andachtsbildchen und Amuletten, und die Scheibe war so schmutzig, dass sie kaum etwas im Innern des Geschäfts erkennen konnten. Die Luft drinnen war schwer und süß, Weihrauch, Kräuter, die sie nicht kannten. Zuerst mussten sie sich einen Spritzer »spirituelles Parfüm« auf die Handgelenke sprenkeln. Danach tippten sie, um sämtliches *bad juju* loszuwerden und ihre Aura zu reinigen, mit einem Finger dreimal auf einen Kelch, in dem ein Holzkreuz schwamm. Beim Wort »Aura« änderte Oskar seine Sitzposition. Der Kartenleser, ein grauer Mann mit den Augen eines Kindes, mischte den Kartenstapel und starrte an die Decke. Elise musste Karten auswählen, der Mann drehte sie um. Der Mond, der Gehängte, die Liebenden. »Starke Karten«, sagte der. »Deutlich. Schwer.«

Danach war Oskar an der Reihe. Der Narr. Das Urteil. Die Welt. Diese Kombination schien den Mann zu beruhigen.

Er begann, Elises Karten zu deuten. Der Mond, angeheult von Hund und Wolf, deutete auf Angst vor der Tiefe der verlorenen Welt, der Gefühlswelt. Der Gehängte, getroffen von einem großen Ereignis, einer Umwälzung. Die Liebenden, sie deuteten auf eine Entscheidung hin, auf eine Wahl zwischen einander widersprechenden Dingen, die ihr lieb seien, zwischen Licht und Finsternis, Herz und Verstand. Zusammen mit den anderen Karten sei dies ein beachtliches Erbe, ein Gewicht, das sie mitschleppe, etwas, das sie in die Vergangenheit, in die Tiefe ziehe. Sie warf einen Blick nach hinten, die Straße, die bewohnte Welt, es gab sie noch. Aus der Ferne erklang das samstägliche Geplärre einer Drehorgel. Dann war Oskar an der Reihe. Die Kombination mit dem Narren scheine auf jemanden hinzuweisen, der wisse, was er will, der keine Angst habe, sich zu zeigen, der dabei ist, Lektionen für das Leben zu lernen, zu verstehen, zu verinnerlichen, auf jemanden, der aufwache und an heute und morgen denke.

Sie bezahlten. Fünfzehn Gulden. Elise kaufte noch Räucherstäbchen, weißen Salbei und Sandelholz. Oskar drückte so kräftig auf seinen Kugelschreiber, dass er den Scheck durchbohrte. Als der Mann ihnen fröhlich dankte, sagte Oskar kein Wort. Auf dem Bürgersteig fragte Elise ihn, was er habe. Der Tag sei schön, und dies hier sei doch ein nettes Abenteuer gewesen? Oskar ging wortlos zu ihren Fahrrädern, die an der Herengracht aneinandergeschlossen waren. Wütend zog er das Kettenschloss durch die Speichen seines Vorderrads.

Abends nach dem Essen, die Kinder lagen bereits im Bett, fragte Elise, was denn nun sei. Oskar lag auf dem Sofa, die Beine auf der Armlehne, neben ihm auf dem Tisch stand ein Glas Vat 69. »Er hat unsere Karten falsch gelesen. Deine

Deutung hätte meine sein müssen. Und umgekehrt. Jemand, der aufwacht und an *heute und morgen* denkt? Idiot.«

»Aber Oskar, das ist doch überhaupt nicht logisch? So eine Deutung kann nicht falsch, zufällig falsch und zutreffend falsch sein.«

»Große Ereignisse, entscheiden zwischen Herz und Verstand, ein Gewicht. Das bin ich.«

»Wie, und mir sind Widersprüche fremd? Ich bin kein komplexes Ganzes?« Sie überlegte einen Moment. »Und glaubst du etwa, ich könnte keine *Entscheidungen* treffen, ich würde immer nur einfach an meinem Platz bleiben, egal, was passiert?«

»Mein Bauchgefühl sagt es mir, ich war gemeint. Aber es waren deine Karten. Und die positiven Karten, das bist du.«

Der Abend war bewölkt, mächtige Schatten fielen auf das Haus. »So siehst du mich also, als eine Art Positivo? Ich kann auch unglücklich sein, und du kannst auch glücklich sein. Die eine Karte, ich weiß nicht mehr, welche von deinen es war, die kann doch auch durchaus positiv sein?«

»Ich weiß, dass du auch unglücklich sein kannst. Das weiß ich sehr gut.«

»Du glaubst ja nicht einmal ans Kartenlegen! Worüber streiten wir eigentlich?«

Wieder dieses Kopfschütteln von ihm, nicht sich darein ergebend, eher vorwurfsvoll: Es war ihre Idee gewesen und damit auch ihre Schuld. »Nun, dann glauben wir das Ganze einfach nicht. Ist doch unsere Entscheidung? Komm, lass uns den Abend noch ein wenig genießen. Du kannst auch glücklich sein«, sagte sie, mehr zu sich selbst als zu ihm.

»Erinnerst du dich an den Spielplatz, den wir heute gesehen haben? Ich kann im Innenhof glücklich sein.«

»Wie meinst du das?«

»Ich kann glücklich sein. Aber dann werde ich wieder ins Haus gerufen.« Er sah sie lange an. »Du verstehst es nicht.«

»Dann erkläre es mir.«

»Es lässt sich nicht mehr ändern.«

»Was lässt sich nicht mehr ändern? Wenn du über früher reden willst, kein Problem. Gerne sogar.«

»Manchmal denke ich: Ich habe keine Vergangenheit, wohl aber eine Geschichte. Oder so ähnlich. Ich erinnere mich kaum an das, was gestern passiert ist, doch Dinge von vor langer Zeit … die werde ich nicht los. Es hat nichts mit dir zu tun. Überhaupt n-n-nichts.«

»Nein. Und du hast keine Ahnung, wie weh das tut.« Sie warf einen Blick auf sein Glas. Das wievielte mochte es sein?

»Ich glaube, ich höre eines der Kinder.« Er stand auf und ging.

Das Haus war immer noch still. Je öfter Elise an die Hochzeit dachte, umso mehr überkam sie das Gefühl, dass sie an dem Tag von etwas Abschied genommen hatten, anstatt einen neuen Lebensabschnitt einzuläuten.

*

Es war drei Uhr in der Nacht, und sie konnte nicht schlafen. Sie schlüpfte aus dem Bett und stakste nach unten. Ihre Fußsohlen klebten am Linoleumboden in der Küche, wo sie sich ein Glas warme Anismilch zubereitete. Simba kurvte zwischen ihren Beinen herum und rieb den Kopf an ihr. Sie setzte sich an den Esstisch und starrte in den Himmel. Es war eine jener Nächte, in denen es einfach nicht dunkel wird; irgendwo leuchtete immer noch ein Licht. Oskar, der nun einmal keinen tiefen Schlaf hatte, kam ebenfalls die Treppe herunter. »In meiner Erinnerung sind wir ... anders«, sagte sie vor sich hin. Er seufzte. Sie bat ihn, mit ihr zu reden, sie befahl es ihm, sie bettelte ihn an. Schweigend goss er sich einen Whisky ein und ging wieder nach oben.

*

Wenn er mal eine Weile keine Arbeit hatte, war er unerträglich. Je länger er keine Gelegenheit bekam zu zeigen, was er konnte, der Außenwelt, und über die Außenwelt der Familie, umso tiefer versank er. Sein düsteres Gemüt füllte das Haus, er schlurfte von einem Zimmer ins nächste, die Einkaufslisten, die er schrieb, strotzten vor Ausrufezeichen. Seine Kälte war so spürbar, dass sie manchmal meinte, sie würde sich verbrennen, wenn sie ihn berühren würde.

Er wurde nicht nur immer schweigsamer, er wurde auch gröber, rauer. Er rasierte sich weniger häufig als früher, sein Sprachgebrauch änderte sich. Wasser war Gemeindepils geworden, Magen-Darm-Infekt hieß Dünnschiss. Vielleicht wurde sie freundlicher und netter, weil er gröber wurde, vielleicht verhielt es sich aber auch umgekehrt. Sie fand sich damit ab. In Büchern geht es um Ursachen, im echten Leben um Folgen. Doch sie war solidarisch, nicht nur mit denen, die sie zu diesem Zeitpunkt waren, sondern auch mit denen, die sie einst gewesen waren, in den ersten Tagen und Jahren, und folglich weigerte sie sich, ihn abstoßend zu finden, und folglich erzählte sie niemandem, dass sie ihm auswich, wenn sie spürte, dass er Lust auf Sex hatte, und folglich zwang sie sich, nicht darüber zu grübeln, was es zu bedeuten hatte, dass sie sich jedes Mal die Nase zuhielt, wenn sie seine Kleider in die Miele stopfte und die Waschmaschinentür schloss.

Sie verinnerlichte Audens berühmtes Gedicht. If equal affection can not be, let the more loving one be me. Innerhalb kürzester Zeit war es kein Gedicht mehr, sondern ein Mantra.

»Du fürchtest dich so«, sagte sie zu ihm. »Vor Rückschlägen, vor schwierigen Gesprächen und auch, ja, ich weiß, dir gefällt es nicht, wenn ich es sage, vor Berührungen, vor allem, was dich … Doch wenn du so ängstlich bist, dass du … Das funktioniert nicht.« Er schüttelte den Kopf, holte Atem, war drauf und dran, etwas zu sagen, schwieg. Nach einer Weile sagte er, er gehe kurz ein paar Fotos entwickeln. Fotos wovon, fragte sie sich.

*

Einst kamen ihr die Erinnerungen an die Anfangsjahre wie teure Schätze vor, nun schmerzten sie, der Kontrast quälte. Sie hatte gesehen, wie er sich veränderte. Sein bräunlichblondes, halblanges Haar, voller weißer Kalk- oder Farbtupfer von der Renovierung; der kürzere Schnitt, das braune Haar mit Essensresten besprenkelt, die die Kinder geworfen hatten, die Falten, als die Nächte kürzer wurden; die aktuelle schüttere, graue Herrenhaartracht. Irgendwo unterwegs hatte sie angefangen, ihn weniger zu lieben. Doch war es stoßweise erfolgt, oder versickerte ihre Liebe jeden Tag ein bisschen?

In den letzten Wochen kam Moor manchmal in ihr Zimmer gestürmt, außer Atem, das Gesicht rot und verweint. Er ließ sich in die Arme nehmen, wollte aber nicht erzählen, was passiert war, so sehr sie ihn auch drängte. Auch Oskar und Tessel verrieten nichts, und Cat war noch zu jung. Doch Moors Gesicht, das einst so sanfte Gesicht, war nun von Wut verzerrt …

Cas, mit dem sie sich jetzt öfter traf, um sich zu unterhalten, fragte sie jedes Mal, wie es ihr gehe. Sie wusste es schlicht nicht. Manchmal schaute sie bei ihren Eltern vorbei, die ihr Tee einschenkten und zuhörten. Einmal sagte ihre Mutter, sie fühle mit ihr. Elise verließ fluchtartig das Haus. Was war denn das jetzt wieder für eine Bemerkung? Sie trank Kaffee mit Cas, sie stellte ihm endlos Fragen, sodass sie ihre eigenen Antworten für eine Weile vergessen konnte.

Was tun mit all den Erinnerungsstücken, den Fotos, von der Hochzeit auf Texel, von Urlauben, Essen, Festen, Besuchen. Oskar machte die Fotos – die einzige Möglichkeit für ihn, sowohl unentbehrlich als unsichtbar zu sein. Mit der Kamera in der Hand wartete Oskar immer den Bruchteil einer Sekunde zu lange, man spürte, wie die Menschen erstarrten, und just wenn jemand sagen wollte: *Nun mach schon*, drückte er auf den Auslöser, sodass auf jedem Foto jemand mit verzerrtem Gesicht war, halb verwischt infolge der plötzlichen Bewegung. Geisterfotos nannte sie die. Wie konnte das passieren? Er war doch Fotograf? Es war, als wollte er keine schönen Fotos machen, nicht von der Familie. Die Abzüge wurden in großen Alben aufbewahrt. Oskar sagte, im Falle eines Brandes müssten zuerst die Fotoalben gerettet werden, die könne man niemals reproduzieren. Als wenn Häuser einfach so in Flammen aufgehen konnten. Viel wahrscheinlicher war ein Schmorbrand, bei dem das Haus vor sich hin kokelte, voller Rauch. Ratlos rief sie nun ihre Eltern wieder an, die ihr rieten durchzuhalten, weggehen könne sie immer noch.

*

Unschlüssig steckte sie den Finger in die Aussparung der runden Plastikscheibe, doch sie brachte es fertig, Cas' Nummer zu wählen. Dessen besorgte Stimme fragte, was denn los sei? Nichts, nein, aber ob sie dennoch kurz vorbeikommen könne, auf einen Plausch? Als sie in seine Wohnung kam, erklang aus der Küche verträumter Jazz, wie von schlummernden Instrumenten gespielt. Cas bereitete eine kräftige Suppe mit getoastetem Sauerteigbrot zu. Sie saßen am Esstisch, Regen prasselte gegen die Fenster, die die Außenwelt verformten, als sei das Glas flüssig. Nach der zweiten Schnitte sagte sie, sie habe schlimme, gemeine Gedanken. Er schob die Pfeffermühle zum Nachwürzen zu ihr rüber. Erzähl, sagte er, Gedanken können nicht schlecht sein.

Widerwillig und verärgert, sobald sie erkannt hatte, dass sie offenbar hierfür, für seine beruhigenden Worte, gekommen war, berichtete sie ihm von den Mauern, die Oskar umragten, von den Stützpfeilern, von den Wänden. Und warum, warum ließ er niemanden an sich ran, nicht einmal sie, nicht einmal die Kinder? Es gab irgendein Geheimnis, dessen war sie sich sicher. Und warum wollte Oskar nicht nach Paris ziehen? Diese Vorstellung gebe ihr so viel Kraft. Warum sah er nicht ein, dass sie eine Veränderung brauchte? Sie brach in Schluchzen aus, versuchte Auden zu zitieren, kriegte es aber nicht hin. Sie träume oft davon, Oskar auf der Straße, auf einer Party zu begegnen, und er wisse dann nicht, wer sie sei. »Mir war klar, dass er …« Sie suchte nach Worten, obgleich sie schon längst wusste, bei welchem Wort sie landen würde, hoffte aber, es würde sich ihr noch ein anderes anbieten. »Mir war klar, dass er Wunden hat.«

»Und du dachtest, diese Wunden würden ihn verletzlich machen«, ergänzte er.

Sie nickte.

»Aber stattdessen umgibt er sich mit einem Panzer …«

»Gerate lieber nicht zu sehr ins Psychologisieren. Das finde ich nicht schön.« Ich glaube, er quält Moor, wollte sie sagen, doch sie hielt sich zurück. Sie war sich nicht sicher, nicht sicher genug.

Cas ergriff ihre Hände, er hatte Suppenspritzer auf den Ärmeln seines Hemds. Sie müsse ihm nun gut zuhören, er habe kein gemeines Wort gehört, sie mache nichts falsch, er sehe keine schlimme Person vor sich, ganz und gar nicht, im Gegenteil, er sehe eine Frau, die alles Menschenmögliche tue, die sich die allergrößte Mühe gebe, jemanden zu lieben, der … jemanden, der … Sie umarmte ihn so heftig, dass er den Satz nicht beenden konnte.

Am darauffolgenden Nachmittag ging sie, wie öfter nach einem schwierigen Abend, zu Ellebelle in der Cornelis Schuytstraat und probierte zwei Pullover und ein Wildlederröckchen an. »Das steht Ihnen ganz ausgezeichnet«, sagten die Verkäuferinnen, noch bevor sie bezahlt hatte. Auf dem Heimweg, mit dem Fahrrad, die kleine Papiertasche raschelte im Wind, ordnete sie ihr Leben, darin war sie versiert. Oskar war vielleicht nicht in jeder Hinsicht perfekt – das Bedrückte, das Schweigen, das Aufbrausende –, aber vieles andere hatten sie durchaus, in der Liebe gab es nun einmal Aufs und Abs, und es ging mehr gut als schiefging – dafür musste man nur an die fantastischen Kinder denken. War eine gelungene Ehe nicht einfach eine, für die im richtigen Augenblick gekämpft wurde?

Als sie den Schlüssel ins Schloss steckte, fiel Oskars Schatten durch den Flur, bis auf das Fenster in der Haustür. Sie stopfte die Papiertüte in die Innentasche und wartete, bis der Schatten verschwand.

*

»Jesse und Miranda haben sich getrennt«, sagte sie. Es war ein früher Sonntagmorgen, die Kinder schliefen noch. Die Rollläden klapperten, es wehte stark. »Sie hielten einander immer an der Hand, ich sehe es noch vor mir.«

»Offensichtlich nicht kräftig genug«, erwiderte er, die Augen noch geschlossen.

»Das ist nicht lustig. Ich wäre nie auf den Gedanken gekommen, dass … Sich trennen … Schrecklich.«

Er sagte, er höre eines der Kinder.

»Ich höre nichts.«

Er schlug die Decke zurück.

»Schlaf doch noch ein bisschen.«

»Ich bin doch kein Murmeltier?«

»Os, findest du das nicht auch schrecklich, sich trennen, nach allem, was man zusammen aufgebaut hat …«

»Das muss man doch auch gar nicht?« Er ging los. In der Türöffnung drehte er sich um und sagte: »Worüber sprichst du überhaupt? Ich liebe dich mehr als mich.«

Das heißt nicht viel, dachte sie reflexartig.

Ein paar Tage später schlug sie zum wiederholten Mal vor, eine Therapie zu machen. Er weigerte sich erneut. Im Fernsehen flackerten Bilder der Bijlmer-Katastrophe. Ungerührt und den Kopf schüttelnd betrachtete er sie, als wollte er sagen: Das hätte ich ihnen auch sagen können, dass Flugzeuge nun einmal abstürzen. Er sah Elise an, streng, aber nicht kühl: »Was du sagst, ist nie mehr ausschließlich von dir.«

»Das ist der Sinn von Teilen«, sagte sie noch.

*

Elise hatte Gutes über etwas gehört, das »Familienaufstellung« genannt wurde, ein experimentelles, therapeutisches Mittel, um die Verhältnisse und Muster innerhalb einer Familie offenzulegen. Dazu wurden Zeichnungen gemacht oder Menschen, physisch, in einer bestimmten Formation in einem Raum aufgestellt, wodurch sich dann die verborgene Struktur der Familie offenbaren sollte. Bei Ilse und ihrem fremdgegangenen Bernhard hatte die Methode Wunder gewirkt. Warum also sollte es nicht auch bei ihr und Oskar funktionieren? Oskar war wenig begeistert, er hatte keine Lust, auch noch an einem freien Abend an einer Art Filmset zu sein, und außerdem kostete das Ganze auch noch eine Menge Geld. Eines Donnerstagabends, am Esstisch, die Kinder saßen im Wohnzimmer und schauten *Pippi*, legte Elise ihm also kurzerhand ein weißes Blatt auf den Teller. Fetttropfen von den Spaghetti Carbonara aus einem Grand'Italia-Glas suppten durch das Papier. »Zeichne uns«, trug sie ihm auf. Übertrieben müde fragte er sie, warum das denn nun schon wieder?

»Weil ich eine deutliche Vorstellung davon habe, wie wir als Familie funktionieren, wer im Zentrum steht und wer an der Peripherie, und vielleicht siehst du das ja vollkommen anders.« Sie nahm einen Bleistift und drückte ihm den in die unwillige Hand. »Es kann helfen. Mach einfach.«

»Wenn du die Kinder ins Bett bringst«, versuchte er; ein leicht durchschaubarer Verhandlungstrick.

»Einverstanden.« Sie sahen einander lange an.

Dann nahm er den Bleistift und malte einen großen Kreis auf das Blatt, das inzwischen eher die Textur eines Stofflappens hatte. Er machte keinerlei Anstalten, noch mehr zu zeichnen.

»Okay«, sagte sie. »Und jetzt musst du uns zeichnen.«

»Nein, das ist alles. Das bist du, du bist der Kreis. Da ist kein Platz für noch jemanden. Du willst immer nur reden, reden-reden-reden. Ich habe nichts mehr zu sagen.« Er sah sie lange und eindringlich an. »Fang bitte nicht an zu weinen.«

Sie nahm das Blatt von seinem Teller, warf es in den Mülleimer und rief die Kinder. Schlafenszeit.

*

Die Kinder waren in der Schule, Oskar arbeitete, und Elise irrte durchs Haus. Überall suchte sie nach Zeichen, der Hausrat sagte, sie solle bleiben, die Vögel sagten, sie solle sich trennen, die finstere Wolkendecke blieb neutral. Manchmal ging sie bestimmt eine halbe Stunde umher in der ehemaligen Zahnarztpraxis. In diesem Haus haben zu viele Menschen Schmerzen erlitten, dachte sie dann, hier wurde zu viel gebohrt, gemeißelt und gefrickelt, hier wurde zu viel geweint und zu viel gewartet. Es lag am Haus, am Boden.

Ihre Streitereien hatten sich verändert. Meinungsverschiedenheiten führten nicht mehr zu lauten Worten oder brüsken Gebärden, sie wurden gedämpft dem täglichen Leben einverleibt; die Dinge, die sowieso auf dem Programm standen, wurden liebloser ausgeführt; die Mahlzeiten wurden schweigsamer, und wenn nicht eins der Kinder von seinem Tag erzählte, blieb es still. An jenem Abend lagen sie mit dem Rücken zueinander im Bett. Sie war porös, jeder seiner Atemzüge fuhr durch sie hindurch. »Hast du was gesagt?«, fragte sie manchmal, damit er irgendwas sagte, um seine Stimme zu hören. »Nein«, erwiderte er.

*

Sie klingelte an der Tür, Cas ließ sie ins Haus und schenkte ihnen in der Küche zwei Gläser Wein ein. Er nahm die Lederschürze ab und setzte sich zu ihr auf die Couch. Es war ein kalter Abend, Weidenzweige strichen über die Fenster. Sie hörte nicht auf zu zittern, auch nicht, nachdem er ihr eine wollene Tartan-Decke über den Schoß gelegt hatte. Von sich aus fing sie an zu reden, stotternd brachte sie hervor, dass sie nicht mehr könne, es komme ihr manchmal so vor, als könne er sich … als ob … als ob er keine Bindung zu den Kindern entwickeln könnte, und schon gar nicht zu ihr. »Stimmt mit ihm vielleicht etwas nicht?«, fragte Cas. »Er strahlt durchaus Wärme aus«, erwiderte sie, »aber möglicherweise dank uns.« Sie erschrak bei diesen Worten, nahm aber nicht ein einziges zurück. »Einst war es anders«, sagte sie. »War es je anders?«, fragte sie. Cas antwortete nicht. Mit abgewandtem Gesicht fragte er sie, ob sie Oskar noch liebe. »Ja«, erwiderte sie, »ich denke schon, ich hoffe es.« Was sollte sie jetzt tun? Mit starrem Gesichtsausdruck erklärte Cas ihr, dass sie alles Mögliche tun könne. Er gab sich offensichtlich Mühe, sie zu beruhigen und selbst auch ruhig zu bleiben. Sie könne, befristet oder nicht, zu einer Freundin ziehen, sie könnte erneut versuchen, eine Therapie anzustoßen, und sie könne jederzeit, wenn sie keine anderen Möglichkeiten sehe, Oskar verlassen, und ja, das sei schlimm für die Kinder, doch in einer chaotischen Familie aufwachsen, das sei auch nicht gut für sie. Sie nickte bei jedem Satz, den er sagte, dankbar, sie nippte an ihrem Merlot, so wie sie als Kind an Chocomel genippt hatte. Als er zu Ende gesprochen hatte, sagte sie: »Ich höre, was du sagst, aber dennoch habe ich das Gefühl, in einer Sackgasse zu stecken.« Er füllte die Gläser erneut, ordnete noch einmal das Gesagte, streichelte ihre Wange, es wurde nicht geküsst. »Das hat mir sehr gutgetan«, sagte sie eine Stunde später an der Tür, bereits wieder im Mantel, »glaub mir, du bist ein wirklich guter Freund, ein guter Mann, ich wüsste nicht, was ich ohne dich tun sollte.« Sie ergriff seine Hände und sagte: »Lass uns beim nächsten Mal darüber reden, welche Schritte genau ich unternehmen kann, ja?«

*

Eines Abends übernachtete sie bei Cas, sollte Oskar sich doch mal um die Kinder kümmern. Cas trug einen Flanellschlafanzug, sie eines seiner Freizeit-T-Shirts. Lange, liebevolle Küsse, aber weiter gingen sie nicht. Er küsste sie auf den Scheitel und wünschte ihr eine gute Nacht. Nicht lange danach blieb sie wieder über Nacht bei ihm, und diesmal legte er sich zu ihr. Sie lud ihn ein, begrüßte ihn, sie war schon so lange nicht mehr wirklich berührt worden, sie schloss die Augen und ließ sich überall küssen, leicht und sanft schob er sich in sie, sie streichelte seine nassen Nackenhaare, nachdem er gekommen war. Am nächsten Morgen, als Cas unter der Dusche stand, starrte sie vor sich hin. Keine Spur von Trauer, keine Spur von Bedauern. Ihr war klar, dass sie etwas nicht wieder Gutzumachendes getan hatte, sie würde Oskar gegenüber, was Cas betraf, ehrlich sein, und Oskars Wut würde den Rest erledigen. Doch sie fürchtete sich nicht mehr vor dieser Wut, sie hatte eine Art Einvernehmen damit entwickelt, und an mild gesonnenen Tagen verstand sie ihn sogar. Als sie es Oskar dann sagte, war er im Kern nicht wütend darüber, dass sie sich in einen anderen verliebt hatte. Er war wütend, weil niemand mehr in ihn verliebt war. Sie bestand darauf, den Kindern die Nachricht von der bevorstehenden Scheidung selbst mitzuteilen. Sie saßen zu viert im Wohnzimmer. Tessel weinte fürchterlich, Moor verschränkte die Arme, Cat erbleichte. An jenem Abend durfte sich jeder in der Videothek einen Film aussuchen.

Gleich als sie ein paar Tage später zu Cas nach Broek in Waterland umzog, als sie die Tür von Nummer 122 zum ersten Mal mit dem Gedanken, nie wiederzukommen, hinter sich zumachte, wurde die Frage »Darf ich gehen?« sofort durch »Hätte ich das nicht viel früher tun sollen?« ersetzt. Warum war sie dennoch geblieben?

Eine halbe Stunde später, in einem stickigen Eisenbahnabteil, dessen Fenster nicht geöffnet werden konnten, wurde ihr bewusst, sie war gar nicht geblieben. Sie war nur nicht weggegangen.

Sie empfand eine Klarheit, wie seit Jahren nicht mehr und die offenbar in ihr geschlummert hatte – es gab nicht die eine bedeutende Handlung, die ihr Schicksal besiegelt hatte, erkannte sie jetzt, es war das Ausbleiben zahlloser kleiner Handlungen gewesen, die 9270 Mal, die er sie nicht auf die Wange geküsst hatte, obgleich sie sich danach sehnte, die 27 530 Umarmungen, die nicht stattgefunden hatten, die 16 779 nicht ausgeführten Berührungen ihres Halses, ihrer Schulter oder Wade. Es war die Summe dessen, was unterlassen worden war. Was, wenn all das doch geschehen wäre? Sie wäre ein anderer Mensch gewesen, mit einem anderen Körper, mit einem anderen Spiegelbild.

Aber ihre Kinder würden es besser machen. Ja, wirklich. Es war noch Zeit genug, ein besseres Vorbild zu geben. Wenn das gelang, war nicht alles verloren, möglicherweise sogar nichts.

*

Oskar und sie waren bereits seit sechzehn Jahren geschieden, als Elise und Cas am 7. November 2016, nach ein paar wunderschönen Tagen in Paris, auf der *autoroute de soleil* unterwegs waren. Im Radio knarzte die Nachricht, dass Leonard Cohen an Leukämie gestorben war. Gleichsam als letzter Gruß wurde *Hallelujah* gespielt. Die traurigen, sanften Stimmen des Chors im Hintergrund verstärkten ihr Empfinden angesichts der kahlen, mergelartigen Wiesen, der fröstelnden Weingärten, die sie durchquerten. Gerade als Rührung sie erfüllen wollte, fragte Cas, ob sie vielleicht einen anderen Sender suchen könnte. Sie antwortete nicht, schluckte den Kloß in der Kehle hinunter und verscheuchte den aufscheinenden Gedanken an Oskars und ihren liebeserfüllten, linkischen Körper, auf dem Bett, auf den Gerüstbrettern, vor langer Zeit. Sie drehte die altmodische Frequenzanzeigenadel auf 90.4 FM, den Sender mit der Parole »Nostalgie, les chansons de vos légendes«.

*

Sieben Jahre später sitzt sie im Taxi eines Fahrers mit aufgedunsenen Wangen und einer kurzen, stumpfen Nase, und sie ist auf dem Weg zu einem Notar, der ihr mehr über

Oskars Nachlass erzählen wird. Auf dem knarzenden Leder der Rückbank streift sie durch ihre Erinnerungen, auf der Suche nach einem Lied, das einst wichtiger war als die Nationalhymne, das aber mit Oskar in einem Nebel verschwunden, kraftlos, nichtssagend geworden ist.

Was sie in diesem Moment nicht bedenkt: Dass ihre Erinnerungen sehr wohl etwas über Oskar aussagen, wenn auch längst nicht alles. Obwohl sie eine Zeit lang das Leben miteinander teilten, war dieses Leben, wie gesagt, für ihn anders als für sie. Hätte man ihn gefragt, wie die Geschichte ihres gemeinsamen Lebens am besten erzählt werden könnte, würde er nicht hinter dem Berg gehalten haben: der Beginn im Sommer 1975, drei Jahre vor ihrer ersten Begegnung; und zwar mit einem Reklamespot für Zahnpasta, der zu seinem ersten Auftrag in Hollywood führte, ein Aufenthalt, bei dem er sich verliebte, und diese Verliebtheit erwies sich als so hartnäckig, dass er sich davon erlösen wollte, und dieses Verlangen lehrte ihn die Offenheit, ohne die er jemanden wie Elise niemals angesprochen hätte.

Les chansons de vos légendes
oder: Das Fade-out eines Liebeslieds

B-Seite

Im Sommer des Jahres 1975 also half Oskar einem früheren Kollegen, der erfolgreich vom Fotografieren zu »bewegten Bildern« gewechselt war, bei den Aufnahmen für einen Reklamespot für Colgate. Zwei Frauen im Bus, eine von ihnen klagt über einen Mann, der sich über ihren schlechten Atem beschwert hat. Am Set waren immer irgendwelche Jobs zu erledigen, und Oskar mochte es, wenn ihm jemand sagte, was seine Aufgabe war. Er stand auf, bevor die Sonne aufging, und kam im Dunkeln nach Hause. Wunderbar fokussierte Tage. Nicht lange danach bekam Oskar drei Aufträge angeboten, von Heineken, von Victoria-Vesta-Haftpflichtversicherungen und Frolic-Hundefutter. Manche, die viel Geld mit Werbespots verdient hatten, schafften es sogar zum Spielfilm, erzählte man sich. Nun wollte er das Fotografieren nicht ganz aufgeben, oder vielleicht sogar ganz und gar nicht, doch er sagte, dass man sich entscheiden müsse.

Nach ein paar erfolgreichen Jobs als Kameraassistent kaufte er sein erstes Auto, eine gebrauchte, moosgrüne Ente. Die Konzentration am Set, die Deadlines – es ging ihm gut damit. Manchmal, wenn der Stress groß war, hatte er das Gefühl, sein Körper würde vor Energie platzen. Nachdem er eines Tages am Set jemandem beinahe an die Kehle gegangen wäre, kaufte er spontan eine Axt. Hin und wieder stahl er sich in einer Pause vom Drehort weg, um mit seiner Ente in den Wald zu fahren. Dort nahm er die Axt und einen altmodischen Wecker aus dem Kofferraum, suchte sich einen toten Baumstamm, stellte den Wecker und fing an zu schlagen, exakt sieben Minuten lang. Einmal, an einem verregneten Donnerstag, passte er nicht auf, als er die Axt aus dem Wagen nahm, und verletzte sich mit der quecksilberfarbenen Klinge am Oberarm. Zum Glück hatte er immer ein Tuch und eine Flasche reinen Alkohol dabei, zur Desinfektion, wenn am Set etwas schiefgegangen war. An sein Auto gelehnt, von tropfenden Bäumen umgeben, verband er seinen Arm und fuhr zurück zum Drehort. Niemand machte eine Bemerkung, man wusste, dass Oskar nicht der Typ war, dem man viele Fragen stellt. Er war ein Arbeiter.

So kam es auch, dass er im Frühjahr 1978, aus Gründen, auf die wir noch zurückkommen werden, im großen Hollywood für sechs Wochen Arbeit als Mädchen für alles bekam. Auf einer Party in einer Villa mit Blick über die ganze Stadt lernte er eine junge Frau kennen, Lucy. Lucy verbot ihm, sich in sie zu verlieben, was seine Gedanken immer wieder auf die nicht zu beantwortende Frage lenkte, ob er trotz des Verbots oder gerade deswegen an sie dachte. Obwohl er in Lucy verliebt war, schaffte er es abzureisen, so stark war er geworden. Es war seine erste große Reise, es wurde seine erste große Wiederkehr. Zurück in den Niederlanden sagte er sich, er sei gar nicht verliebt in sie, sie habe ihn einfach nur verwirrt. Manchmal glaubte er das selbst.

An einem Spätsommerabend tigerte er in seinem Amsterdamer Zimmer hin und her. Das war ein paar Stunden bevor er, während der Kulturveranstaltung im Melkweg, Liesje begegnen würde, am Abend der kleinen Büffel. Der Tag war nicht einfach gewesen. Seit dem Moment des Erwachens war er in Gedanken an Lucy verstrickt. Und wie so oft, wenn er nichts zu tun hatte und in Grübeleien versank, musste er an früher denken, an einen Priester aus seiner Jugendzeit. Oskar dachte, kurzum, an zu viele Menschen, die in seinen Gedanken nicht willkommen waren.

Nachdem er gegen fünf ein paar Schmerztabletten mit einem Gläschen Jungen Jenever geschluckt und achtzig Push-ups gemacht hatte, beschloss er, Zerstreuung zu suchen und zum Melkweg zu gehen. Als wollte er sich selbst zur Ordnung rufen, zog er seinen schönsten Anzug an, den aus braunem Samt, und kippte noch einen Schnaps. Im Melkweg setzte er sich neben eine junge Frau. Er musste etwas tun, sich bemerkbar machen, etwas musste ihn ablenken. Er suchte und suchte nach einer ersten Bemerkung, bis er sie schließlich fand. Er machte einen Scherz über kleine Büffel, und der Anfang war gemacht.

Viel Selbstvertrauen hatte sie, Liesje. Das fiel ihm am ersten Abend auf, und in den Wochen danach umso mehr. Eine junge Art von Selbstvertrauen, sie wusste sehr genau, was sie wollte und was nicht. Ihr Mund war ausdrucksstark; sie zog einen Mundwinkel nach oben, wenn sie etwas lächerlich fand (vermutlich zu gut erzogen, um richtig zu lachen), und presste die Lippen aufeinander, wenn sie etwas sagen wollte, sich aber nicht traute (aus Angst, die Stimmung zu verderben). Ihre Blusen hatten die richtige Farbe, Orange oder Braun, ihre unbändigen Haare hielt sie mit einem Bandana beisammen. Im Vergleich zu ihr war er rau. Pockennarbenartige Vertiefungen in den Wangen, Striae auf den Schultern infolge der Wachstumsschübe. Die Narbe auf dem Arm, von der Verletzung im Wald, nannte sie aus irgendeinem Grund »die Raupe«. Es gefiel ihm, sich selbst für rau zu halten. Vielleicht würde er es ja eines Tages von ganz allein werden. Vielleicht würde er sich dann zu demjenigen entwickeln, der er hätte sein müssen, vor langer Zeit, als es notwendig gewesen wäre. Was er aber am meisten an ihr liebte: Wie gesund sie war, so mühelos im Gleichgewicht. Vielleicht würde er sich an ihr wärmen können. Und wenn er nur lange genug durchhielt, könnte er diese Wärme vielleicht dauerhaft in sich aufnehmen.

*

Eines Tages kam sie stolz mit einer Leinentasche von Concerto in seine Wohnung. Sie hatte eine LP gekauft. Das Logo des Plattenladens kannte er noch von früher. Seine erste Freundin, vor nun schon dreizehn Jahren, arbeitete dort. Dorien hatte eine merkwürdige, sehr moderne, bienenkorbartige Frisur, die man, so meinte sie, *Bouffant* nannte, was sie mit breitem Den Haager Akzent aussprach. Sie war vollkommen fasziniert von Phil Spector, dem Produzenten, der den Wall of Sound erfunden hatte, zu hören in *Be My Baby, Da Doo Ron Ron* und im eben erst erschienenen *You've Lost That Lovin' Feelin'*. Dorien und er tranken rabenschwarzen Tee aus ihrem Samowar, umspült vom warmen Klang ihres Plattenspielers, den Plop- und Kratzgeräuschen, ummauert vom Wall of Sound. Es dauerte eine Weile, ehe sie »intim wurden«, um Oskars behutsame Umschreibung zu verwenden, die er später gegenüber seinem Mitbewohner Wiek benutzte. Anfangs erschrak Oskar, wenn Dorien ihn berührte, es war, als versetzte man ihm einen leichten Stromschlag. Er hielt die Arme dann langgestreckt seitlich am Körper. Nach ein paar misslungenen Versuchen nahm sie seine Hand und berührte sich damit. Er hatte von Brüsten geträumt, seit er im »Herrenmagazin« *De Lach,* fester Bestandteil verschiedener Lesezirkelmappen in Oosterhout, über die B-Movie-Schauspielerin Mamie Van Doren gelesen hatte, sie sei »ein Busenwunder«. Was das wohl war, dieses Wunder, hatte er sich damals gefragt. Dorien bot eine erste Antwort auf diese Frage, die sich Tausende Jungs tagtäglich stellten. Nach ihrem ersten Mal (kurz, aber liebevoll) hatte Oskar eine halbe Stunde dagelegen und gezittert. Mitten in der Nacht, nach einem erneuten Alptraum, irgendwas mit einem Wald, in dem die Bäume ihn verfolgten, weckte er sie.

Aus der Leinentasche zog Liesje nun, dreizehn Jahre später, die neue LP von Cohen hervor, produziert von Phil Spector, Doriens Schwarm. Sie legten sich auf den Boden und spürten jeder Textzeile nach. Er versenkte sein Gesicht in ihrer Halsbeuge, roch an ihrer Haut. Als Liesje aufstand und mit zwei neuen Gläsern Wein wiederkehrte, lagen ihm die Worte »Ich bin verrückt nach dir« auf der Zunge. Um sie nicht aussprechen zu müssen, küsste er sie.

*

Sex, rummachen, vögeln. Mehrere Stunden am Tag, tagelang, sie nannten es »Sessions«. Der Ventilator blies kühle Luft an ihren prickelnden, erhitzten Körpern entlang, die hauchdünne Schweißschicht, die ihre Haut umspannte, verdunstete langsam, und das verschaffte ihnen Kühlung.

Sie lagen im Bett und verschnauften, die Decken waren zerwühlt, ihre Gliedmaßen waren derart ineinander verschlungen, dass es unmöglich war, festzustellen, wessen Magen nun gerade knurrte oder rumpelte, sie rätselten, meinten jeweils, es sei der andere. Sie kitzelte die Raupe, er schmiegte sich an ihren Körper. Sorgst du gut für mich?, fragte er. Lass uns doch einfach füreinander sorgen, schlug sie vor. Er umarmte sie, küsste sie, stieß die Kissen vom Bett. Er war noch nie so zusammen gewesen, so verbunden. Alles würde er dafür geben, dieses Gefühl festzuhalten. Doch indem er diesen Gedanken formulierte, war der Moment verflogen, die Verbindung unterbrochen.

Ein paar Monate später ging er erneut zum Arbeiten nach Hollywood. Sie brachte ihn zum Flughafen und fing an zu weinen, als er sein Gepäck aus dem Kofferraum hob. Er war noch nie so glücklich über Tränen gewesen. Sie sagte, dass sie ihn liebe, einfach so, mühelos. Er bekam kein Wort über die Lippen. Jemand liebte ihn.

*

Heiraten schien ihm ein guter nächster Schritt zu sein. Den launenhaften, verwundbaren Status des jungen Erwachsenen gegen die klar umrissene Aufgabe eines Mannes, Gatten und Ernährers eintauschen. Er war davon überzeugt, sie wünsche sich nichts mehr, als dass er die Verantwortung übernehme. Sie war jung, verspielt, sie brauchte einen Fels, an dem sie emporwachsen konnte. Und er, er brauchte etwas, das in seiner Nähe wachsen wollte.

Bei der Hochzeit auf Texel war Liesje bereits schwanger, ihr Bauch glühte. Wenn Oskar sein Ohr darauf legte, hörte er mal einen Menschen und dann wieder das Meer. Manchmal schossen ihm die Tränen in die Augen, was er natürlich leugnete, wenn Elise ihn danach fragte. Es fiel ihm nun einmal schwer, Glück zu empfinden, ohne zugleich gerührt zu sein – davon, dass Glück möglich war, sogar für ihn. Sie übernachteten in einer Jugendherberge, in der während der Wintermonate Schafe geschoren wurden. In manchen Zimmern, Etagenbetten an beiden Wänden, nahm man einen herben, erdigen Wollgeruch wahr. Zusammen mit Gene Grift, seinem Filmkumpel aus Hollywood, dem es lieber war, wenn man ihn Grift und nicht Gene nannte, rollte er unter größter Anstrengung fünf Fässer Texeler Bier ins »Wohnzimmer« der Herberge. Gegen Mittag spazierte die Gesellschaft von der Jugendherberge zur Hochzeitskapelle, wobei sie den Umweg am Strand entlang, durchs Watt nahmen. Die meisten waren barfuß, unter ihren Sohlen klebte Sand, ihre Füße bekamen die Farbe von jungem Holz. Die Sonne strich übers Land, und das Wasser in Pfuhlen und Pfützen warf ihr Spiegelbild zurück. »Tausende Sonnen«, murmelte Grift Oskar ins Ohr. Alle fünf Minuten hielt die Karawane an, um zu kontrollieren, ob Liesje mit ihrem Bauch noch gehen konnte. Ihr Gang hatte sich bereits verändert, sie bewegte die Beine seitwärts nach außen, wenn sie ging, und den Oberkörper bog sie nach hinten. Oskar sah es und lächelte. Die Abwesenheit seiner Eltern, denen Texel »zu weit weg« war, passte ihm eigentlich recht gut. Er nahm eine große Kammmuschel aus dem Sand und warf sie, so weit er konnte, wie einen Diskus ins Wasser. Liesje sah ihn fragend an, er lächelte.

Sie gelangten an einen Groden, wo ihnen die vielen Pflanzen, die auf dem salzigen Boden überlebten, Respekt einflößten, Gewöhnlicher Strandflieder, Queller, Salzschwaden. Grift sagte, die Dünen sähen aus, als bestünden sie aus grünen und gelben Wogen, als sei eine aufgewühlte See wie von Zauberhand gefroren und vom Land übernommen worden. Niemand wusste, dass Grift, weil seine Ehe gerade scheiterte, eine Stunde vor dem Spaziergang auf der Toilette schluchzend einen Blotter mit LSD auf seine Zunge gelegt hatte, und seitdem knatterte es in seinem Hirn. Kurz danach vertraute Oskar – stolz, als handele es sich um ein Geheimnis, das nur er kannte – Grift flüsternd an, dass er sich noch immer darauf freue, seiner Geliebten den Slip auszuziehen, erst die rechte Hüfte, anschließend die linke, und dann zu kosten. Wie schmeckt sie denn?, wollte Grift wissen, wobei er nicht wusste, ob er infolge des Drogenkonsums die Frage laut oder leise stellte. Oskar schüttelte den Kopf: Der Geruch, darum ging es ihm.

Die Kapelle tauchte auf. Schweigend gingen sie weiter, Elise und Oskar Arm in Arm.

In seinem Eheversprechen zitierte Oskar einen Song von *Death of a Ladies' Man*. »Free as running water« waren sie, Liesje und er, seiner Ansicht nach, »f-f-free as running water«, als Liesje ihn ansah, hörte er auf zu stottern. Nach dem Jawort, nach dem endlosen Tanzen und Trinken, trat Oskar um drei Uhr in der Nacht die Tür zu ihrem Herbergszimmer auf und trug Liesje über die Schwelle, Liesje, die sich nicht halten konnte vor Lachen. Zum ersten Mal in ihrem Leben kamen sie heim in ein Zimmer, in dem sie zuvor noch nie gewesen waren.

Am nächsten Morgen, beim Frühstück, stieß ein nahezu durchsichtiger Gene Grift Oskar an: »Du hast gut gewählt. Das ist es. Sie ist es. Vergiss den Rest.«

*

Es war offensichtlich, was Oskar zu tun hatte: an dieser Beziehung festhalten. Was er nicht wusste, war, wie man das machte. Die glücklichen Anfangsjahre in dem großen Haus, damals funktionierte es von selbst. Die Kinder. Das Lachen, das Weinen, das Leben. Doch es war, als würde er eingeholt, mit jedem Jahr schwand sein Vorsprung. Und sie bemerkte es nicht. Er musste allein sehen, wie er zurechtkam. Manchmal gab es hässlichen Streit. Sie hatte ein ihm teures Buch weggeworfen, das ihm Lucy einst geschenkt hatte. Doch er fand sich damit ab, ihretwegen. Die Zeit der großen Überfahrten und alternativen Wege war vorbei. Er war ein Vater, ein Sohn, ein Kind, ein erwachsener Mann, er war von weither gekommen, und der vor ihm liegende Weg war noch lang, und zu vielen der Menschen, die von seinem Weg berichten konnten, hatte er keinen Kontakt mehr. Vielleicht war er jetzt an der Reihe, ein Beobachter zu sein. Und das konnte er, das wollte er können. Doch es war so schwierig. Jedes Mal, wenn er seinen Sohn ins Bett brachte, sträubte Moor sich, das Kreischen, die Wut, manchmal musste Oskar ihn tatsächlich wegschubsen. Dann kam Elise, um zu helfen, eilfertig, als habe sie darauf gewartet. Doch gute Tage glichen die schlechten Tage wieder aus. Oskar machte gerne Fotos von der Familie, an Geburtstagen, am Nikolaustag. Familienszenen. Er postierte sich in einer Ecke, wartete lange, bevor er den Auslöser drückte, alle mussten auf dem Foto drauf sein. Er entwickelte die Aufnahmen selbst und betrachtete zufrieden die vier Gestalten auf den Fotos, die im Chemikalienbad dümpelten – das waren sie, festgehalten, unveränderlich, von ihm. Die Fotos bewahrte er sorgfältig auf, im Keller, wo er immer mehr Zeit verbrachte. Im Dunkeln war er ungesehen, war er sicher.

*

Eines Abends, Elise und die Kinder schliefen oben, lag er auf der Couch, betäubte sich mit Vat 69 und Fernsehen, nächtliche Reklame für Messerblöcke und Medaillons mit magischen Kräften. Discovery Channel. Eine Doku über giftige Tiere. Dendrobatidae, Pfeilgiftfrösche aus Mittel- und Südamerika, gehörten mit zu den giftigsten Tieren. Sie waren grell gefärbt, neonartig, in Zuckerstangenfarben, mit Streifen oder Punkten. Seine Augenlider wurden schwerer, die Wimpern zitterten, sein Atem verlangsamte sich. Nur 0,15 Milligramm Gift konnten einen achtzig Kilo schweren Mann wie Oskar töten, hörte er aus der Ferne, ein einziger Tropfen Gift konnte sechs Liter Blut verderben. Oskar schreckte auf, Simba war ins Wohnzimmer gekommen und fauchte ihn an. Er nahm einen Eiswürfel aus seinem Glas und warf ihn nach der Katze.

*

An einem kalten Januarabend des Jahres 1988, so ein Abend, an dem es in jedem Zimmer zu ziehen scheint, las Elise in der Zeitung die Ankündigung eines Konzerts von Leonard Cohen in Amsterdam. Zuletzt war er 1980 in der Stadt aufgetreten, doch damals hatte Oskar zu lange mit dem Kartenkauf gewartet. Zur Strafe hatte sie ihm jede Besprechung des »unvergesslichen« Konzerts vorgelesen. Diesmal hatte sie den Hinweis ausgeschnitten und auf Oskars Schreibtisch gelegt. Fünfundsechzig europäische Städte würde Cohen im Rahmen seiner Tournee besuchen, in seinem weiten, schwarzen Anzug, mit den ergrauenden, kurz geschnittenen Haaren und seinen großen, um das Mikrofon geschlungenen Händen. Am zweiten Abend saßen Elise und Oskar in Amsterdam in der hintersten Reihe, mit freier Sicht auf den großen Pfeiler genau vor ihrer Nase. Sie trug einen braunen Rock aus gehäkelter Wolle, lange Baumwollstrümpfe und einen Pullover, auf dem sich so stark Knötchen bildeten, dass sie ihn einmal in der Woche von Flusen befreien musste, was sie immer so liebevoll tat, als versorgte sie eine Wunde. All die Pflege, all die Liebe. Wie könnte er da jemals mithalten? Wie konnte er jemals noch ein anderer werden als der Mann, der weniger gab?

Je länger das Konzert dauerte, umso bockiger wurde Oskar. Er hatte die Setlist des vorigen Auftritts studiert, und der Sänger ließ an diesem Abend einen Song nach dem anderen aus. Und dann waren da die getragenen Murmelintros – »Long ago, before there were tulips in Holland …« Elise aber saß wie verliebt neben ihm, mit roten Wangen starrte sie am Pfeiler vorbei auf die schmale Gestalt, auf die Mystiker-Imitation, den Gefangenen des einen Lichtbündels in der Dunkelheit.

Schweigend verließen sie die Konzerthalle. Die Besucher, soeben noch ein Kollektiv, eine Gruppe von Menschen, die etwas miteinander teilten, eine Erfahrung, eine Erinnerung, nahmen Abschied voneinander, zerstreuten sich, stiegen in Autos, in Straßenbahnen, in Taxis. Der Weg nach morgen war angetreten. Da sie noch mindestens anderthalb Stunden auf der Babysitteruhr hatten, beschlossen Oskar und Elise, auf einer Terrasse noch etwas zu trinken. Bleiches Laternenlicht zitterte auf dem schwarzen Wasser der Amstel. »Werden wir irgendwann einmal ein Konzert von ihm in Paris besuchen? Wenn wir dort wohnen?« Sie versuchte, es locker zu sagen, doch er hatte genug von Bemerkungen über Paris, über eine neue Wohnung anderswo. Er reise doch auch nicht mehr nach Hollywood? »Vielleicht.«

»Was meint er wohl mit ›There ain't no cure for love‹?«, fragte sie.

»Dass wir ohne nicht leben können«, erwiderte Oskar nach einer langen Stille. »Dass wir es versuchen können, dass es aber nie gelingen wird.« Er setzte das Bierglas an seine Lippen.

»Ich denke, das Lied handelt von jemandem, der einen anderen sehr, sehr liebt, und dann geht es schief, und ihr bricht das Herz. Das ist schrecklich, doch beim nächsten

Mal wird sie sich einfach wieder verlieben, ungeachtet des Schmerzes, der sie möglicherweise erwartet.«

Er trank einen großen Schluck und winkte durchs Fenster dem Wirt, noch zwei, bitte. Sie schaute ihn manchmal so naiv-liebevoll an, als hätte sie keine Ahnung, wen sie da vor sich hatte. Er würde sie einzig und allein enttäuschen.

Sie hob ihr Glas. Nicht einmal halbhoch.

»Ist dir aufgefallen, dass er heute nur zwölf Songs gespielt hat, während es gestern einundzwanzig waren?«

»Ich habe keine Ahnung, was er gestern gespielt hat. Ich weiß nur, was er heute Abend gespielt hat. Meinetwegen hätte er endlos weitermachen können.« Je schneller Oskar trank, umso kleiner wurden ihre Schlucke, sie trank nicht mehr, sie nippte. »Ich bekomme direkt wieder Lust zu malen. Das ist doch fantastisch? Dass seine Worte in mir etwas auslösen? Vielleicht sollte ich wieder Unterricht nehmen. Vincent hat gesagt, ich könnte jederzeit wiederkommen.«

»Natürlich sagt er das.« Oskars drittes Bier ging zur Neige. Wortlos ging er in das Lokal, um die Rechnung zu begleichen. Er gab kein Trinkgeld. Wann hatte ihm jemand je ein Trinkgeld gegeben?

*

Eines Nachmittags fand er einen Flyer der Zeugen Jehovas, diesen miesen Betbrüdern, im Briefkasten. Er setzte sich an den Küchentisch, schob Moors Zeichensachen beiseite und nahm einen roten Stift. Als Antwort auf die Überschrift *Sind Sie neugierig auf die Wahrheit?* notierte er: »Nicht auf eure.« *Liebt Gott uns wirklich?* Er schrieb dahinter: »NEIN.«

Werden Krieg und Elend irgendwann ein Ende haben? »Nein.« *Was geschieht mit uns, wenn wir sterben?* »Nichts.« *Gibt es Hoffnung für die Toten?* »Nein.« *Wie muss ich beten, damit Gott mir zuhört?* »Keine Ahnung.« *Wie kann ich im Leben Glück finden?* »Weiß nicht.« Zufrieden, als hätte er Bedeutendes geleistet, legte er den roten Stift auf den Tisch.

Später an diesem Tag ging er in den Garten, das Unkraut machte sich wieder breit und musste gejätet werden. Catje und Tessel saßen am Küchentisch und lasen, Moor studierte eine Fußballzeitschrift. Elise schüttete Paprikachips in drei Schüsseln. Lächelnd betrachtete Oskar die Szene durch das sidolinsaubere Fenster, seine Familie, den von ihm gefundenen Ort. Die andern schauten nicht zurück, sein Lächeln verschwand. Die kalte Luft erinnerte ihn wieder an die Distanz zwischen dort und hier, zwischen der seltsamen, verspielten, bevölkerten Welt und seinem isolierten »Ich«. Alles würde er geben für eine Brücke, einen Blick, ein Winken, eine Einladung. Warum machte keiner von ihnen den ersten Schritt?

*

Oskar irrte durch den Virgin Megastore, vom Jazz zur Weltmusik, vom Blues zum Pop. Nikolausabend stand vor der Tür, und er hatte noch kein Geschenk für Elise. Mit Maulwurfhänden fächerte er die Platten durch. Bei S wie Spector stoppte er.

Es waren schwierige Monate gewesen, für sie beide. Monate, die möglicherweise bereits Jahre dauerten. Sie sah müde aus, abgerackert. Vielleicht schlief sie schlecht, seine Schuld, natürlich. Vom Familienleben – so machte er sich weis – verlangte er nicht viel mehr als eine ordentliche, fleischreiche Mahlzeit, ein warmes Bett und das Recht, nicht gestört zu werden, wenn er alleine sein wollte. Ihre Schweigsamkeit wurde vom täglichen Lärmen der Kinder, von Freunden, von Freunden der Kinder verdeckt, doch auch in all dem Krach konnte man Momente einer tiefen, bedrückenden Stille hören. Er sah, wie seine Kinder immer weniger Kind wurden. Oskar tauchte auf in ihren Gesichtern, in ihren Körpern und in ihrem Charakter, in Moors Launen, in Tessels Hang, sich in Projektionen oder Hobbys zu flüchten, in Cats prüfendem Blick. Vor allem mit Moor hatte er oft Mühe. Moor wurde nicht gleichmäßig älter, so wie es bei Tessel gewesen war, sondern in Schüben, begleitet von Persönlichkeitsveränderungen – vom fröhlichen Baby zum lästigen Kleinkind, vom übermütigen Kind zum unwirschen Teenager. Und wenn Oskar sich gerade an eine bestimmte Version seines Sohnes gewöhnt hatte, warf der das Ruder wieder herum; Oskar konnte dabei unmöglich mithalten. Er hörte, wie er seinem Sohn gegenüber dieselben belehrenden Sprüche verwendete, die er von seinem Vater kannte; er war in den ewigen Zirkel geraten, in den alle Väter früher oder später gelangen – sie sind nicht einfach nur »Vater«, sie sind ihr eigener Vater geworden.

Manchmal sah er Elise an und lächelte, er wusste, sie taten es, noch immer, das Allerschönste, das es gab, das Allerschwierigste. Sie lächelten und wussten, dass es eines Tages enden würde. Sie wussten es, und auch wieder nicht.

Oskar suchte nicht weiter unter S. Er verließ den Virgin

Megastore mit einer Serie über das britische Königshaus. Ein Geschenk, über das sie sich nicht überschwänglich freuen würde, aber es würde vermutlich auch keinen Streit nach sich ziehen. An diesem Abend, beim Zähneputzen, versuchte er sich, während er Elise im Schlafzimmer herumkramen hörte, dazu zu bringen, ihr sogleich zu sagen, wie sehr er sie – immer noch – liebte, dass sie schön sei, dass sie auch weiterhin nicht aufgeben dürften. Sobald sie neben ihm im Bett lag, schaltete er das Licht aus.

*

Wie ging es ihnen denn nun wirklich? Ja, okay, schlecht. Aber wie schlecht? Einfach nur schlecht, oder kurz-vor-der-Scheidung-schlecht? Zum Glück stellte niemand solche schwierigen, zersetzenden Fragen. Am nächsten kam der Tonmann Berend. Es geschah während einer langen Pause am zweiten Drehtag für einen bedauernswerten Reklamespot für die Softdrink-Marke SiSi – *Take it easy, take a SiSi.* Das Wetter spielte nicht mit, es nieselte, und der Himmel änderte ständig seine Farbe. Es sollte ein vorgeblich tropischer Spot werden, der aus Budgetgründen im September in Bloemendaal gedreht wurde, was sich, wie die Verantwortlichen entschieden hatten, am Ende sicher mit einem knallgelben Filter korrigieren ließ. Solange es nur nicht regnete. Berend und Oskar saßen auf ein paar SiSi-Kästen und schauten zu, wie panische Praktikanten die Plastikpalmen mit eiligst im Baumarkt gekauften Planen abdeckten. »Erzähl doch mal, wie läuft es zu Hause?«, fragte Berend, der offenbar vor Langeweile beinahe wahnsinnig wurde.

»Ich bin verheiratet.« Zu mehr Text war Oskar offenbar nicht in der Lage.

»Wie läuft das?«, fragte Berend. »Ich habe eine Freundin. Die will auch heiraten. Nun ja, ich denke, sie will einfach nur einen Ring, zur Not von mir.«

Oskar, der eine weitere, unterbrochene Nacht des Streits hinter sich hatte, korrigierte seinen ersten Eindruck: Dieser Berend langweilte sich nicht, er war auf der Suche nach Solidarität. Entgegen seiner Gewohnheit beschloss er, nicht über eine Antwort nachzudenken, er wollte die Worte fließen lassen, so wie Elise es ebenfalls oft machte, bei ihren Freundinnen und bei diesem Cas, von dem sie immer wieder sprach. Aus ihm sprudelte hervor, er sei im Laufe der Zeit dazu übergegangen, die Ehe als eine »Aneinanderreihung von Missverständnissen, Desillusionierungen, Trott und unbegreiflichem Gewurstel zu betrachten, das den ganzen Tag bestimmt und das man am Abend schon wieder vergessen hat. Aber …«, fügte er hinzu, »natürlich hat das Ganze auch Nachteile.« Vielleicht hatte er sich den Spruch bei einem Komiker von früher geliehen, möglicherweise meinte er es so, wie er es gesagt hatte, man wusste es nicht. Sie hat mich im Stich gelassen, wollte Oskar noch ergänzen, sie hat nur noch Augen für die Kinder, aber ich brauche Elise genauso dringend wie sie. Er hielt den Mund.

»Fluppe?«

Oskar nahm die angebotene Zigarette, eine Camel, winzige Regenflecken auf dem Papier. Berend ließ eine heftige Flamme auflodern, der Regler des Feuerzeugs stand auf ++.

»Ich denke, es ist gut, dass ihr es weiterhin versucht«, sagte Berend.

Es war Oskar nicht nur ein Rätsel, wie sein Kollege zu dieser Schlussfolgerung gekommen war, sondern sie war auch blanker Unsinn. Sie versuchten es nicht mehr. Allenfalls versuchten sie noch, es zu versuchen, manchmal.

Berend vertraute ihm an, dass er erwäge, eine Analyse zu machen. Es gehe so nicht länger.

»Gute Id-d-d-dee«, sagte Oskar, auch wenn er nicht wusste, was nicht länger ging. »Du darfst ihnen aber niemals alles erzählen, weißt du.«

»Hast du Liebe?«

»Wie meinst du das?«

»Liebe. Empfindest du sie, hast du sie, ist sie in dir?«

»Ganz bestimmt«, erwiderte Oskar. Aber dies war nicht die Antwort auf alle Fragen. Denn wie gab man Liebe? Wie und wann? Und was, wenn diejenigen, die deine Liebe empfingen, diese nicht wertschätzten? »Liebe ist nicht das Problem.« Die Sonne brach durch. Die Palmen wurden von den Planen befreit. Sie mussten wieder ran.

Als Oskar nach Hause kam, schoss Moor einen Fußball knapp an seinem Kopf vorbei – mitten auf die gläserne Zwischentür. Klirren, überall Scherben. Ohne den Mantel auszuziehen, schleifte er seinen hitzköpfigen Sohn zum Wasserhahn und hielt seinen Kopf unter den kalten Strahl, kurz abkühlen, mein Sohn. Er hatte herausgefunden, dass das die einzige Methode war, die funktionierte, nur so konnte man Moor für kurze Zeit ruhigstellen. Sobald Oskar losließ, rannte Moor weg. Elise kam in die Küche und fragte ihn immer wieder, was passiert sei. Nichts, verdammt, wieso ließ sie ihn nicht einfach in Ruhe. Elise ging. Die verwundete Stille im Haus. Manchmal schien es, als seien sie verflucht. Oskar zog den Mantel aus und machte sich daran, die Scherben aufzufegen. Nein, auch das nicht, niemand hatte ihn mit einem Fluch belegt, es war viel schlimmer – er war der Fluch. Wenn er doch nur erklären könnte, wie sie sich anfühlte, die kalte, nach innen gerichtete Kraft in seinem Bauch und in seiner Brust, die ihn aushöhlte, ohne dass es jemand bemerkte. Gäbe es doch bloß bessere Wörter als »verraten« und »im Stich gelassen« oder »beschädigt«, könnte ihm die nur jemand geben, jemand, dem er vertrauen konnte, der ihn nicht würde fallenlassen, wenn er oder sie die Wahrheit erführe, was immer auch die Wahrheit war oder einst gewesen ist.

*

Freitagabend. Die Kinder waren im Sommerlager, die Stadt befand sich im Bann einer Hitzewelle, im Radio gaben Menschen Ratschläge, Tee trinken und die Fenster geschlossen halten. Oskar benutzte die freie Zeit, um Überstunden zu machen, während Elise besonders viel Zeit mit Cas verbrachte, dem Wolf im Schafspelz, der sie gebeten hatte, in der Galerie eines »Kumpels« von ihm eine Ausstellung über niederländische Impressionisten zusammenzustellen. Es war ein schwieriger Tag gewesen für Oskar, er hatte Streit mit einem Regisseur, der das Rad neu erfinden wollte, Streit mit den Feiglingen, die den Streit schlichten wollten. Erschöpft kam er nach Hause, sie stand am Herd. Mit einem warmen Lächeln im Gesicht briet sie ein Cordon bleu, vielleicht hatte sie ihn nicht gesehen. Isoliert und unbemerkt betrachtete er seine Frau von der Seite. Der schwarze Rock, der bis über ihre Knie reichte. Die Brosche aus Perlmutt. Der rote Blazer mit Schulterpolstern. Lag es an ihm, oder kleidete sie sich immer spießiger, je öfter sie Cas traf? Was war das? Die offensichtlichste Affäre der Welt? Er hing seine schwere bretonische Fischerjoppe an die Garderobe, die dann immer für einen Moment ins Kippen geriet, eine Sekunde nur, bevor sie mit einem dumpfen Ticken wieder den Boden berührte. Jetzt erst drehte sie sich um. Sie erschrak.

*

»Wenn du jemals vorhaben solltest, mich zu verlassen«, sagte er, »dann sei bitte gnädig.« Er stand in der Tür zwischen Küche und Gang und knöpfte seinen Mantel zu. Er musste Zigaretten kaufen. »Mach etwas Unwiderrufliches, zerstöre etwas. Und sorg dafür, dass es wirklich vollkommen kaputt ist. Tu's für mich. Wenn ich nicht wütend auf dich sein kann, weiß ich nicht, wie ich die kommenden Jahre überstehen soll. Das schaffe ich einfach nicht.« Sie unterbrach das Bügeln und sagte, ohne ihn anzusehen, dass sie ihn nicht verlassen werde.

*

Es war irgendein bewölkter Samstag, plätschernde Geräusche aus dem Wohnzimmer, Tessel las Cat vor, eine Fabel über Gänse und Meerkatzen, Moor spielte draußen, ein Stock war sein Lichtschwert. Oskar saß am Küchentisch, sein Kaffeelöffel kratzte in der Tasse herum. Er hatte gerade nichts zu tun und schaute zu Elise, die Gabeln und Messer in eine Küchenschublade legte. Die Muttermale, auf ihrem Hals, auf ihrem ganzen Körper, sie verblassten, vergrößerten sich leicht. Er betrachtete seine eigenen Hände wie Objekte; die schrumpeligen Fingerspitzen, als käme er gerade aus der Wanne, die Flecken auf seinem Handrücken. Sie schaute sich um, ihre Blicke berührten einander. Da sie nicht wusste, wie sie reagieren sollte, lächelte sie eben. Sie wussten es noch nicht, aber dies würde das letzte Mal sein, dass einer dem anderen zulächelte.

*

Sie sagte es bei Tisch, die Kinder übernachteten bei ihren Großeltern. Sie hielt den Rücken kerzengerade, die Hände auf den Knien, als posierte sie im 19. Jahrhundert für ein Porträt. Oskar und sie aßen Pasta, Fusilli mit Lachs. Ruhig, als habe sie ihren Text auswendig gelernt, sagte sie, es sei besser, wenn sie sich trennten. Darum also seien die Kinder ausquartiert worden, sagte er, und nicht weil sie sich mit ihm einen netten Abend habe machen wollen. Es sei eine Falle, und er sei so dumm gewesen hineinzutappen. Sie schwieg dazu. Es gebe keine Alternative, sagte sie mit geschlossenen Augen. Sie habe mit Cas geschlafen. Er wollte wissen, ob sie damit meine, sie sei neben ihm eingeschlafen. Sie schüttelte den Kopf. Er sank auf seinem Stuhl nach hinten. Was habe er verbrochen? Wofür werde er bestraft? Für seine »Negativität«? Unlängst, während eines Essens mit Bekannten, hatte Elise stolz gesagt, sie habe viel Talent für Glück. Nein, hatte Oskar gedacht, sie sei schlicht empfänglich für Illusionen, die einem durch den Tag helfen. Er lebe ohne Illusionen, obwohl er mehr als sie zu stemmen habe. Er sei tapferer. Mechanisch schob er sich Fusilli in den Mund, die in Crème fraîche getunkten Spiralen rutschten die Speiseröhre hinab, er kaute kaum. Sie neigte dazu auszuschließen, das hatte er immer schon gewusst. Sie hatte es leicht, sie konnte gebären und hatte eine tiefere, natürlichere Verbindung zu den Kindern als er. Sie zog sie zu sehr ins Vertrauen, sie erzählte zu viel, darüber, dass es ihr nicht gut ging, woran es bei ihr haperte. Noch eine Gabelladung Fusilli. Die Kinder würden auf ihrer Seite sein, jahrelang hatte Elise sie bearbeitet. Sie würde nur ihn verlieren, er seine ganze Familie. Sie hatte ihre Freunde, Eltern und Cas, ihren Souffleur. Er nahm das Salzfass und schüttelte es heftig. »Und die K-K-Katze?«, fragte er. »Das arme Tier.« Die durfte er haben, wenn er wollte. Etwas anderes wollte er viel mehr: dass sie nicht auch noch die Katze bekam.

Am nächsten Tag rauchte er seine Morgenzigarette extra früh, um sieben Uhr saß er im Garten, die Schöße seines Morgenmantels hingen im allzu lange nicht gemähten Gras. Er hatte kaum geschlafen, seine Augen zwickten. Der Bodensatz im Weinglas, aus dem er am Vorabend getrunken hatte, lockte Wespen und Fruchtfliegen an. Das Zischen des Feuerzeugs, das Knistern der verglühenden Dunhill-Tabakkrümel, das Picken eines Rotkehlchens, das Flattern von Flügeln, sobald man zu nahe kam. So hatte es geklungen, all die Jahre. In gewisser Weise war er nun frei, endlich frei. Da war nichts mehr, was noch hätte verraten werden können. Er sah auf seine Uhr: Es war Mittwoch, in fünf Stunden würde er Catje von der Schule abholen.

*

Anderthalb Jahre nach der Scheidung. Fluchend steuerte Oskar seinen Laguna durch den Polder, die auseinandergefaltete Straßenkarte von Noord-Holland rutschte über den Beifahrersitz. Heute hatte Elise Geburtstag, einst hätte er an diesem Tag ihre Lieblingstorte angeschnitten, Zitrone-Meringue, er hätte ihr als Erster einen schönen Geburtstag gewünscht, ein Morgenkuss im Bett. Heute hatte er, wie es sich gehört, den Kindern zum Geburtstag ihrer Mutter gratuliert, jedem die gleiche SMS-Nachricht, mit der Routine eines Pressereferenten. Gegen fünf Uhr war er, nach langem Hin- und Herüberlegen und einem Gläschen Jungen Genever im Café Welling ins Auto gestiegen. Es dämmerte, doch die Lampen entlang der Landstraßen blieben aus. Broek in Waterland. Er touchierte einen Pfahl beim Einparken, etwa fünf Minuten von ihrem Haus entfernt. Er faltete einen Zettel auf, schlurfte weiter. Nummer 88, in eckigen, wüsten Ziffern, seine Handschrift, aber auch wieder nicht. Das war 84, noch ein Stück weiter. Zehn Meter. Fünf. Am weißen Zaun von Nummer 88 blieb er stehen, halb versteckt hinter den Koniferen. Er schaute in ein warm beleuchtetes Wohnzimmer, in dem ein Kronleuchter hing. An einem großen Holztisch sah er zwei Silhouetten, von denen er eine gut, viel zu gut kannte. Zwischen den beiden: eine Flasche Champagner. Auf dem Rückweg in die Stadt gelang es Oskar, nicht weniger als dreimal geblitzt zu werden. Zu Hause trank er sich noch wütender und schrieb einen langen, fuchsteufelswilden Brief an Elise, in dem er so detailliert wie möglich seine Beziehung zu Lucy, seiner amerikanischen Geliebten von vor langer Zeit, schilderte. Doch er beruhigte sich gerade noch rechtzeitig. Anstatt den Brief zu verschicken, versteckte er ihn in einer Schreibtischschublade, die er nie wieder öffnen würde.

*

Sie waren schon seit drei Jahren geschieden, als Oskar sich eines Novembermorgens fluchend und schwerfällig vornüberbeugte, um die Zeitung von der Kokosmatte zu nehmen, die einst Elise ausgesucht hatte. Sein Schlaf war leicht und kurz, bedrängt von schweren Träumen. Oft handelten die Träume von seinem Begräbnis, bei dem hoffentlich zumindest einer dachte: Wir hätten netter zu ihm sein müssen. Oder er träumte, dass er auseinanderfiel, wie ein Auto, wie eine Küchenmaschine. Manchmal hatte er beim Erwachen das Gefühl, kaum noch einen Körper zu haben – als sei er nur eine Verkörperung. Von Erinnerungen, Fragmenten, Szenen, von addierter Vergangenheit, von einer Trauer, die immer älter und unverständlicher wurde. Er nahm die Zeitung und schaute flüchtig zu dem Schränkchen voller Kinderhandschuhe, Kinderschals und Simbas Spielzeug auf, das er nie ausgeräumt hatte. Der tröstlichste Gedanke, der ihm kam, war, dass es vielleicht nicht anders hatte laufen können. Von allen Möglichkeiten am Beginn seines Lebens, zahllos und unergründlich, war diese übriggeblieben. Es war schiefgegangen. Das musste so sein. Er dachte oft an Elise, was eventuell an der Jahreszeit lag, die Scheidung war im Winter gewesen. In der Woche zuvor hatte er, nach einigen Whiskys recht betrunken, auf ihre Mailbox gesprochen. Die Nummer kannte er noch auswendig: … [Geraschel] … ich bin aus dem Rahmen gefallen ... [unverständlich] ... weiß nicht, wann ... [Husten] ... aus ... R-R-Rahmen ... [Klick]. Dummerweise hatte Elise nicht lange davor ihre Telefonnummer gewechselt, sodass die Nachricht bei einer gewissen Manon Dijksma, Kindergärtnerin und Feyenoord-Fan, landete, die wenig damit anfangen konnte.

Mit einer Dunhill im Mundwinkel und in seinem ersten Morgenkaffee rührend, las Oskar kurze Zeit später, dass Phil Spector wegen des Mordes an der Schauspielerin Lana Clarkson verhaftet worden war. Sie war mit einem einzigen Schuss in den Mund getötet worden, in einem Sessel in Spectors Landhaus. Oskar spielte mit dem Gedanken, Elise anzurufen und ihr die erschreckende Neuigkeit zu überbringen. Doch der Gedanke, oder eigentlich die Vorstellung, dass sie seinen Anruf nicht würde einordnen können, schreckte ihn ab, sie hatte schließlich auch nie auf die Nachricht auf ihrem Anrufbeantworter reagiert ... Vielleicht würde sie ja sogar zu ihren Freunden oder ihrem Suppenkasper sagen: *Boah, rat mal, wer mich angerufen hat, und diesmal wegen eines Mörders, den man in Amerika verhaftet hat, nein, es geht ihm wirklich nicht gut, sag ich dir*, die Vorstellung, kurzum, dass jede freundlich gemeinte Geste, zu der er sich noch durchringen konnte, zu einem Symptom verdreht werden würde, stimmte ihn so traurig, dass er nichts anderes tun konnte, als den Bericht allein zu lesen, wobei sich seine Augen mit Tränen füllten. In diesem Moment, wehrlos und überwältigt, beschloss er, dass es möglicherweise an der Zeit sei, über ein Testament nachzudenken.

Ein ungewöhnliches Testament

»Selbstverständlich möchte ich damit beginnen, Ihnen mein tiefempfundenes Beileid auszusprechen«, sagt der Notar, ein glattrasierter Mittdreißiger in einem kleinen Büro mit abgehängter Decke. Auf seinem Schreibtisch stand ein mit Aufklebern versehenes MacBook: *Joe & The Juice* und Ajax. »Obwohl kein Todesfall einem anderen ähnelt, trifft er alle Angehörigen schwer.«

Elise, Moor und Tessel nehmen auf den lederbezogenen Holzstühlen Platz. Die Kinder schauen zu ihrer Mutter, hoffentlich übernimmt sie die Gesprächsführung. Nach einem langen Schweigen sagt Elise, sie würden am liebsten schnell zur Sache kommen. »Sorry«, fügt sie gleich hinzu, »ich sollte das vielleicht nicht sagen, eigentlich bin ich nicht involviert. Ich bin die gemeine, böse Ex. Ich bin für meine Kinder hier.« Es klingt wie eine Grundsatzerklärung, etwas, das sie geübt hat.

Moor fragt, wo sie Cas gelassen hat. Sie antwortet darauf nicht.

»Haben Sie Erfahrung mit Notaren? Sie, dritte Person Plural.«

Tessel und Moor schütteln den Kopf. Elise schließlich auch.

»Es ist unüblich, mit den Hinterbliebenen zusammenzukommen«, fährt der Notar fort. »Altmodisch. Aber wie ich bereits zu einem von Ihnen sagte«, Blick auf Tessel, »war dies der ausdrückliche Wunsch Ihres verstorbenen Vaters. Im Großen und Ganzen können Sie beruhigt sein, niemand wird enterbt, es gibt kein spezielles Testament. Eigentlich habe ich heute eine zeremonielle Funktion, die eines Boten, so wie er es gewünscht hat.«

Die Stimme des Notars folgt einem vorhersagbaren, monotonen Rhythmus, bemerkt Moor, wie von einem Metronom. Ihm zuzuhören geht von ganz allein, jedes Wort klingt gleich. »Dann sehen wir uns noch einmal«, sagt Moor. »Kein Problem.«

»Ehe wir anfangen«, sagt der Notar. »Es fehlt jemand.«

»Meine Schwester«, erwidert Moor.

Der Notar runzelt die Stirn und wirft einen Blick in seine Akte. »Catelijne, also? Das ist weniger gut.«

»Cat. Inwiefern weniger gut?«, fragt Tessel.

Stille. Drei, vier Sekunden inzwischen. Dann fängt Elise an zu kichern. Einen kurzen Moment nur, aber lange genug.

»Mama?« Seit wie vielen Jahren hat Moor sie nicht mehr Mama genannt? Drei? Vier?

»Nichts. Alles okay.«

»Wir sitzen hier beim Notar, und du fängst an zu lachen?«, sagt Tessel.

»Wenn ihr es wirklich wissen wollt: Ich amüsiere mich über euren Vater. Über seinen Sinn für Humor.«

»Jetzt kommt das schon wieder«, stöhnt Moor.

Tessel: »Wovon sprichst du?« Und zu Moor: »Bin ich die Einzige hier, die nichts versteht?«

»Könnten Sie uns sagen, was auf uns zukommt?« Elises höfliches Lächeln signalisiert, dass auch wohlerzogene Kinder sich nicht immer zu benehmen wissen.

»Die Anweisungen sind kurz«, sagt der Notar.

»Das Haus?«, fragt Tessel. »Ja, tut mir leid, ich hätte gern ein wenig Durchblick, das Ganze ist bereits chaotisch genug.«

»Nun«, hebt der Notar an, »wenn Sie von der Liegenschaft in der …«, Blick in die Akte, »… in der Frans van Marenstraat sprechen, dann muss ich Sie leider enttäuschen. Die hat er vor fünf Jahren verkauft, mit der Einschränkung, dass er bis zu seinem Tod dort wohnen darf. Ich hatte eigentlich angenommen, dass er Sie über diesen Punkt informiert hat.«

Tessel: »Er wohnt in seinem eigenen Haus zur Miete?«

»Wohnte«, korrigiert Moor.

»Offiziell gehört das Objekt bereits seit fünf Jahren einer dritten Partei«, sagt der Notar. »Eine Privatperson. Ob Ihr verstorbener Vater mit Ex-Ehefrau Miete gezahlt hat oder nicht, tut in der heutigen Angelegenheit nicht wirklich zur Sache.«

Tessel: »Was hat er mit dem Geld gemacht?«

Moor: »Er hat mit dem Geld gemacht, was er immer gemacht hat: überleben.« Vielleicht ist es ja nicht schlecht, wenn das Erbe klein ausfällt – Oskars Tod darf für nichts eine Lösung sein, auch nicht für Moors finanzielle Probleme, selbst dann nicht, wenn es ihn den Kopf kostet.

»Ein Teil davon ist an eine Stiftung gegangen, die sich für die Sicherheit von Kindern einsetzt. Es handelt sich um die Stiftung Revief mit Sitz in Utrecht. Es gibt eine Website.

Ein beachtlicher Betrag ist noch übrig, doch es ist vielleicht besser, darüber im Beisein Ihrer Schwester zu reden.«

»Es gibt eine Website«, sagt Moor, »na, dann.«

»Wir sind auch Kinder«, grummelt Tessel. Und an Moor gewandt: »Wir sind doch seine Kinder?«

Jetzt geht sie wirklich zu weit. »Unsere Sicherheit ist nicht wirklich in Gefahr. Oder etwa doch? Ich meine, ich kenne die Stiftung nicht, aber das Ganze klingt sehr schön.«

»Leute, nicht streiten.«

»Natürlich, er darf sein Geld ausgeben, wie er es für richtig hält«, lenkt Tessel ein. »Durfte.«

Moor: »Sehr anständig von dir.«

»Aber er hätte das doch mit uns besprechen können? Er hätte doch sagen können, dass wir uns nicht schon vorher reich rechnen sollten?«

»Daran habe ich nicht einen Moment gedacht, Sis. Reich sind die anderen.«

»Du hast neulich noch von Kohle gesprochen.«

»Wenn ich fragen darf«, unterbricht Elise ihre Kinder. »Steht im Testament irgendetwas von ihm, ein Satz für uns, in seinen eigenen Worten?«

»Wie ich bereits sagte, die letztwillige Verfügung ist sehr kurz gehalten und folgt, was die Erben angeht, den traditionellen Richtlinien. Das Testament wurde vor vier Jahren beurkundet, am 13. März, hier in dieser Kanzlei.«

»Fein«, sagt Moor, »ein wenig couleur locale.«

»Aber was steht drin?«

»Sehr gut, Mama«, sagt Tessel. Moor durchschaut sie sofort: offensichtlich ein Trick, um ihre Mutter für sich zu gewinnen.

Der Notar nimmt ein Blatt aus der Akte und räuspert sich: »Der einzige Text, der von ihm stammt, lautet: ›Das Haus ist verkauft. Es war ein gutes Angebot, und die Aufträge wurden immer rarer. Meine übrigen Sachen könnt ihr verteilen. Vielleicht möchte ja jemand die Fotos noch haben. Es sind sehr hübsche darunter, vor allem die von ganz früher. Zur Testamentsvollstreckerin bestimme ich Cat. Alles Gute.‹ Unterschrift: Oskar J. R. van Bohemen, euer Vater.«

Tessel wendet ihr Gesicht ab: »Deshalb also weniger gut.«

»Entschuldigen Sie, wenn ich Sie unterbreche, aber: Cat?«, fragt Moor. »Catje? Ich meine, ich verstehe, dass ich das nicht übernehmen soll, aber … Steht da nicht noch mehr? Keine persönliche Bemerkung, nichts?«

Tessel fragt, ob der Notar sich sicher ist. Er ist sich sicher.

Der Notar legt das Blatt auf den Schreibtisch. »Wie ich bereits sagte: sehr kurz. Keine ausländischen Konten, keine Aktien, keine besonderen Legate, kein Kodizill. Der Hausrat wird aufgeteilt werden müssen, und dabei hat die Testamentsvollstreckerin das Sagen, wobei sie sich natürlich an das Testament zu halten hat. Sie leitet lediglich die Abwicklung. Ich habe Einzelbestimmungen, eine Inventarliste, ein Dokument zur Erklärung, doch die sind eigentlich für die Testamentsvollstreckerin, Ihre Tochter beziehungsweise Ihre Schwester, bestimmt. Alle notwendigen Informationen befinden sich in diesem Umschlag, den ich ihr heute hätte übergeben wollen. Wenn wir die Vorschriften buchstabengetreu einhalten, muss ich ihr den Umschlag persönlich aushändigen. Aber ich könnte das Couvert auch einem von

Ihnen mitgeben, auf Ehre und Gewissen, und Sie reichen es weiter. Sie alle haben jetzt natürlich auch sehr viel zu tun. Wären Sie mit diesem Vorgehen einverstanden? Sie dürfen den Inhalt des Umschlags zu seiner Zeit natürlich einsehen. Ich gebe Ihnen den Rat, ihn gemeinsam zu öffnen. Im Beisein aller Erben. Das beugt unnötigen Spannungen vor.«

»Wir sind einverstanden«, sagt Moor. Elise und Tessel nicken.

»Legate, was versteht man noch mal darunter?«, fragt Elise.

»Shit«, sagt Moor. »Krempel, Gerümpel.«

»Alle Erben, das sind die Kinder, nehme ich an? Nicht ich?«, sagt Elise.

»Die Kinder, ja«, bestätigt der Notar. »Sie werden in der Tat nicht erwähnt.«

»Andererseits«, sagt Moor, »dann können wir uns entspannt auf die Hochzeit konzentrieren. Das mit dem Testament regeln wir später. Das legen wir erst mal auf Eis.«

»Begräbnis«, korrigiert Tessel. »Tja, was machen wir? Für welchen Friedhof entscheiden wir uns? Einen anderen als Zorgvlied? Ich denke, ihm würde es nicht passen, wenn er dort plötzlich neben einem Kameramann liegt, den er nicht ausstehen konnte.«

»Excusez«, mischt sich der Notar ein. »Ich sage es nur ungern, doch möglicherweise liegt hier ein Missverständnis vor. Hat der Verstorbene sich Ihnen gegenüber nie hinsichtlich seiner Wünsche für seine Beerdigung geäußert? Mir hat er anvertraut, dass er gerne eingeäschert werden möchte. Moment.« Er klappt seinen Laptop auf und fängt an zu klicken. »Ja, er hat es mir per E-Mail mitgeteilt, am Tag nachdem er das Testament unterschrieben hat.«

»Das ist natürlich billiger«, sagt Moor.

»Wollen Sie es lesen?«

Tessel schüttelt den Kopf. »Muss nicht sein.«

»Ich nehme an, Sie haben sich bereits mit einem Bestattungsunternehmen in Verbindung gesetzt?«, fragt der Notar.

»Nicht so richtig«, erwidert Tessel. »Wir haben den Ball immer wieder zwischen uns hin und her geworfen.«

»Manchmal fängt ihn jemand«, sagt Moor, »und manchmal nicht.«

Für einen Moment, für einen winzigen Moment nur, verformt sich die rechte Augenbraue des Notars zu einem Accent circonflexe; danach ist er wieder die Professionalität in Person. »Darf ich Ihnen eine direkte, möglicherweise indiskrete Frage stellen? Ich würde es mir selbst übelnehmen, wenn ich Sie nicht gut beraten hätte.«

Moor: »Nur raus damit.«

»Wo befindet sich der Verstorbene jetzt?«

»Er hat sich nicht von der Stelle gerührt«, antwortet Moor. »Auf Schiphol.«

»Dann erscheint mir eine gewisse Eile nicht unklug zu sein. Nicht dauerhafte Aufbewahrung ist teuer. Ich bin gerne bereit, mit Ihnen zusammen zu überlegen, wenn Sie das wünschen. Es ist nicht mein Fachgebiet, aber es ist auch nicht *nicht* mein Fachgebiet, wenn Sie verstehen, was ich meine.«

»Beeilen. Ja, mein Mann erwähnte auch bereits etwas in dieser Richtung«, sagt Tessel.

Geld, Geld, Geld. Diese Leute können nur an eines denken. Moor öffnet den Mund, hält sich aber zurück.

»Selbst habe ich gute Erfahrung mit *Der nächste Horizont* gemacht«, sagt der Notar. »Das Unternehmen ist hier in der Nähe. Augenblick.« Er geht zu seinem Schreibtisch und öffnet eine Schublade. »Falls Sie interessiert sind, hier ist ein Prospekt.« Er nimmt noch zwei weitere. »Für jeden einer.«

Moor faltet sein Exemplar auf und sieht vier Bestattungsmöglichkeiten: religiöse, im Familienkreis, traditionell und *Feiere das Leben*. »Hier, Möglichkeit quattro, *Feiere das Leben*, was'n das?«

»Nächste Seite«, sagt Tessel und liest laut vor. »Abschied zu nehmen fällt nicht leicht, und manchmal entscheiden sich die Hinterbliebenen dafür, vor allem den schönen Seiten im Leben des Verstorbenen besondere Aufmerksamkeit zu schenken. Insbesondere, wenn der Verblichene jemand war, der das Leben genossen hat, können Trauer und Freude beim letzten Abschied sehr schön zusammenkommen.«

»Jemand, der das Leben genossen hat«, sagt Tessel leise vor sich hin.

»Eine Bestattung«, fährt sie fort, »ist die Feier des ganzen Lebens eines Verstorbenen an einem Tag. Alles ist möglich. Kein Kaffee und Kuchen, sondern speziell gebrautes Bier, guter Wein und leckeres Essen. Familie und Freunde können in einem Bus gefahren werden, zum Beispiel zur Abschiedsfeier in der Stammkneipe des Verstorbenen. Gemeinsam bringen sie einen Toast aus als Ode an das Leben.«

»Sie können beruhigt auch alles dem Bestattungsunternehmer überlassen. Der bringt dann den Leichnam ins Haus Ihrer Wahl und schlägt auch ein Motto vor«, ergänzt der Notar.

»Lasst es uns so machen«, sagt Elise. »*Der nächste Horizont*. Ich finde das gut.«

»Bekommen Sie ein Provision?«, fragt Moor. »Was? Ich finde das keine komische Frage. Wenn er zehn Prozent für jeden Kunden bekommt, den er vermittelt, dann färbt das sein Urteil.«

Der Notar ruckelt am Krawattenknoten, um diesen zu lockern.

»Wir müssen eine Todesanzeige schreiben«, sagt Elise plötzlich, als werde sie soeben von einer sich wieder einstellenden Erinnerung getroffen. »Aber wir hatten schon seit Jahren kaum noch Kontakt. Ich weiß nicht, zu wem er noch Kontakt hatte. Er war kein soziales Tier. Wisst ihr vielleicht, wen …«

Die Kinder schütteln den Kopf.

Moor: »Ich sage, keine Todesanzeige. Wir müssten endlos in seinem Haus suchen, bis wir die entsprechenden Namen gefunden haben, und ich habe keine Ahnung, wie wir anschließend an die dazugehörigen Adressen kommen, und wir sind sowieso schon knapp mit der Zeit. Ich denke … Es müssen zudem jede Menge Bäume gefällt werden … für die Karten. Alternativ könnten wir eine Anzeige in die Zeitung setzen; dann erreicht die Nachricht bestimmt jene Menschen, die kommen wollen.« Niemand erhebt Einwände. »Oskar wäre das ziemlich egal gewesen. In dem Sinn, dass er jede Option abgelehnt hätte.«

»Und wenn Mama, ich oder du nun doch Bekannte dabeihaben wollen?«

»Die laden wir dann selbst ein. Sonst noch was?«

»Wenn Sie gestatten, Sie könnten eine Aufbahrung in

Erwägung ziehen. Das kann Ihnen dabei helfen, sich an den Gedanken zu gewöhnen, dass der Teure den Übergang vollzogen hat. Wenn Sie der Ansicht sind, ich mische mich zu sehr ein, dann habe ich nichts gesagt.«

»Ja, das wollen wir doch, oder?«, gibt Tessel die Frage weiter, ohne zu wissen an wen. »Mama?«

»Ich fände das schön«, sagt Elise zögernd, »aber ich habe das nicht zu entscheiden. Ich bin die Ex.«

Moor ist seiner Sache sicherer. Ja, gerne eine Aufbahrung. Vielleicht möchte er seinen Vater noch ein einziges Mal ansehen.

»*Der nächste Horizont* wird es«, fasst Tessel zusammen. »Lasst uns das jetzt einfach beschließen. Dann hätte Cat eben ihren Flug nicht verpassen dürfen.«

Moor schaut nach draußen, in den Himmel, auf einen leichten Tremor, dort in der Wolkendecke, Bäume beginnen zu rascheln, bald wird es regnen. »Einäschern. Er hasste Hitze.«

»Wem darf ich diesen Umschlag für Ihre Schwester mitgeben?«

Moor streckt seine Hand aus und fühlt sogleich, dass in dem Umschlag etwas ist, etwas Kleines, eine Münze, ein Schlüssel? Wortlos faltet er den Umschlag doppelt und steckt ihn in seine Innentasche. Dann reicht er dem Notar die Hand, ein schlaffer Händedruck, genau wie zu erwarten war.

Auf dem Bürgersteig nehmen Tessel, Moor und Elise sich in den Arm, die Köpfe aneinander. Elise schluchzt und zieht die Nase hoch: »Ich finde es so schlimm für euch. Für uns.«

Sie lassen einander langsam, verzweifelt los. Elise und Tessel bleiben noch kurz stehen, eine zusätzliche Umarmung. Moor trottet zu seinem vw-Bus, sehr gut, dass er Catje abholen wird, so muss er sich zumindest eine Zeit lang nicht an den Planungen und Beratungen beteiligen. Auf zum Flughafen. Erst auf halber Strecke nach Schiphol wird ihm bewusst werden: Dort ist es passiert, da hat der Alte sich vom Acker gemacht.

Plan de campagne

Jetzt, da das Flugzeug zum Landeanflug angesetzt hat, springt Cat wieder ins Auge, wie flach das Land ist, in dem sie geboren wurde. Die grünen Vierecke, die als Trennlinien zwischen den Feldern fungierenden Entwässerungsgräben, die sich behäbig drehenden Windräder, die Herden träger Schafe. Sie sieht keine breiten Flüsse, keine unendliche Ebene, keine gestutzten Türme, Kirchen und Ulmen, und erst recht keinen umfassenden Zusammenhang. Wenn sie früher vom Rücksitz des Laguna nach draußen schaute, fand sie es beklemmend, dass sie sich nirgendwo würde verstecken können. Ach, der Laguna, der kobaltblaue Familien-Renault, mit dem sie nach Frankreich fuhren, Sommerurlaub, mit dem sie an Raststätten mit Kaugummikugelautomaten und Nippesgreifern parkten, nutze deine Chance für fünf Francs, mit dem sie im Stau standen, endlose, sich in die Länge ziehende Stunden von Beinahstreitereien, das Auto, mit dem sie jubelnd ankamen und schweigend wieder wegfuhren, nach Hause, nach *Hause*.

Auf Schiphol muss sie sich anstrengen, um ruhig weiter zu atmen. Die gelben Hinweistafeln, die Pfeile, die Aufgeräumtheit, die Unmöglichkeit, sich zu verirren. Während sie darauf wartet, dass das Gepäckband zu surren beginnt, schaltet sie ihr Telefon wieder ein: fünf Sprachnachrichten, zweiunddreißig Nachrichten und SMS. Sie zerrt ihren Koffer vom Band und trottet los, nicht wissend, was sie tun soll. Sie hat nicht weiter vorausgedacht als bis hierhin: dass sie mit dem Koffer in der Hand auf niederländischem Boden stehen würde. Zum Glück entdeckt sie durch die Glasscheibe des Terminals eine bekannte Silhouette, eine Haartolle, eine zu große Wildlederjacke. Das ist die Pflicht großer Brüder: erscheinen.

Als er sie sieht, breitet Moor sofort die Arme aus: »Da bist du, Kleines. Komm mal her.« Eine innige Umarmung, die sie nicht verdient hat, wegen ihrer Abwesenheit, wegen ihres Nichtreagierens, wegen des Verpassens ihres Flugs. Sie umarmt ihn so lange, bis der Nebel in ihren Augen verschwunden ist.

»Gib nur her«, sagt Moor und nimmt ihren Koffer. »Der ist aber leicht. Fliegst du etwa heute Abend wieder zurück?«

Cats Zähne beginnen zu klappern, keine Ahnung, ob infolge der Kälte oder vor Müdigkeit. So oder so, sie vergräbt jedenfalls den Hals im Kragen ihres Thrift-Shop-Mantels.

Sie verlassen die Ankunftshalle und gehen zu den Parkplätzen, wo zwischen drei blitzblanken Tesla-Taxen ein tiefergelegter VW-Bus steht. Auf ihrem Sitz liegen drei Lederjacken, die knarren und krachen, während Cat sie mit beträchtlicher Mühe nach hinten in den Laderaum schiebt. Nachdem sie sich hingesetzt hat, sagt Moor, das alles sei ja ziemlich krass, nicht, das mit dem Testament.

»Hm?«

Er sieht sie eindringlich an, als wäre er auf der Suche nach Nuancen, die verraten, dass sie lügt. Er würde es bemerken, wenn sie nicht ganz ehrlich ist, wenn sie so tut, als wisse sie von nichts, so wie sie es früher tat, wenn sie das letzte After Eight gegessen hatte oder eines seiner Guns N' Roses-T-Shirts stibitzt hatte. »Okay, wir reden später darüber.«

»Worüber?«

»Du und ich, wir fahren jetzt zu mir und machen ein paar Bierchen auf.« Nachdem Moor die Taxifahrer, die mit einer Zigarette im Mund rumhingen, dazu überredet hat, den Bully ein wenig anzuschieben, machen sie sich auf den Weg.

Nach einer Viertelstunde, in der sie kaum ein Wort gewechselt haben, biegt Moor auf einen Rastplatz ab, wo eine Falafelbude mit verrosteten Radkappen und einem roten Vordach steht. »Rasch was bunkern, du siehst blass aus, Kid.« Sie starren auf die Speisekarte, die verschiedenen Gerichte sind mit zittriger Handschrift auf einer altmodischen Schiefertafel aufgeführt. »Bizarr, dort zu sein. Schiphol. Da ist er zusammengebrochen.«

»Echt?« Warum weiß sie das nicht? Haben ihre Füße möglicherweise die Stelle berührt, wo er zuletzt gelegen hat?

Moor nickt.

»Findest du es nicht bedrückend, dass wir nicht dabei waren? Bedrückend für Papa.« Sie ergreift mit der rechten Faust den linken Zeigefinger und zieht ihn nach hinten, bis es wehtut.

»Wir gehen alle allein. Egal, wie viele Menschen um dich herumstehen. Dieser Gang ist nur für eine einzige Person.« Er erkundigt sich, was Sabich ist. »Klingt, als wäre es ein Kriegsverbrecher.«

»Nein, man sagt Saabiech, mit einem harten ch. Das ist mit gegrillter Aubergine und Tahin.«

»Die Frau von Welt. Manche nennen es Tahin, andere Tahini. Erklär mir, warum?«

Sie zuckt die Achseln.

Er bestellt Falafel, sie nimmt Sabich. Schweigend machen sie sich über ihr Essen her. Sie stehen mit dem Rücken an die hintere Wand des Karrens gelehnt und schauen über das flache Land: ein Wassergraben, eine Weide, Stacheldraht. Moor schlingt das letzte Falafelbällchen hinunter, spreizt die Beine ein wenig und lässt einen hinterhältigen, langgezogenen Furz fahren. Ganz offensichtlich ihr »Du Sau« genießend, sagt er, sie solle sich nicht so anstellen. »Ist doch nur ein Pups, ein schöner, astreiner Pups, und die lauten stinken bekanntlich nicht. Betrachte ihn einfach als Willkommensgeschenk.«

Sie macht einen Schritt zur Seite und gerät genau in den Dunst der Fettschwaden, die aus einer offenen Klappe in der Falafelbude strömen und sich in der semisauberen Luft der ländlichen Gegend verflüchtigen.

Er räuspert sich und zählt ein paar Dinge aus dem Gespräch mit dem Notar auf, die Einäscherung, das Aufbahren, das Haus, dass sie Oskars Sachen unter sich aufteilen müssen, zu gleichen Teilen. Dass ihre Mutter aber nichts bekommt. Dann hört er auf zu reden. Er öffnet den Mund und schließt ihn wieder. Ein Flugzeug zieht am Himmel vorüber, dröhnender Lärm. Es beginnt zu nieseln, so sanft, dass man meinen könnte, man bilde es sich nur ein. Während sie auf den rostigen Stacheldraht schauen, auf den Trübsinn des offenen Feldes, auf den Regen, der an Stärke zunimmt und kleine Kuhlen in den Wassergraben schlägt, fragt sie ihn, ob er ihr möglicherweise etwas sagen wolle.

»Ja, vielleicht doch. Im Auto.«

Sobald er zu sprechen begonnen hatte – gleichsam beiläufig und im Stakkato –, war ihr klar, dass er den Umweg zur Falafelbude gemacht hatte, um sich zusätzliche Zeit im Auto zu verschaffen, abgesehen vom Beichtstuhl der einzige Ort, an dem man heikle Gespräche führen kann, ohne Augenkontakt zu haben. Seine Sätze drangen kaum zu ihr durch, nur das Wort »Testamentsvollstreckerin« blieb hängen. Und nun gehen sie bereits auf dem knisternden Laub im Hof seines Hauses in Richtung Bully. »Mo, können wir später noch einmal darüber reden? Ich kapiere das alles nicht so ganz.« Das ist nur zur Hälfte wahr, vielleicht möchte sie es vor allem noch einmal von ihrem großen Bruder erklärt bekommen.

Sie sind da, Moor steigt zuerst ein. »Diese Bank klappen wir nachher aus, die Vorhänge ziehen wir zu, und du schläfst wie ein Baby. Du warst hier noch nie, oder?«

»Dumme Frage?«

»Siehst du den Schuppen? Dort ist die Toilette. Aber ich stell dir noch einen Nachttopf hin, damit du dich nicht verirrst. Ich stelle ihn draußen hin, rechts von der Tür. Catje?«

»Draußen, rechts von der Tür. Wo gehst du hin, Mo?«

»Bin gleich wieder da.«

Sie stellt ihren Koffer ab, wirft einen Blick auf das Durcheinander in dem zum Wohnen umgebauten vw-Bus – ein paar rostende Gewichte, vergilbte Zeitschriften, ein Flyer für irgendeine Online-Veranstaltung mit Eckhart Tolle,

Matthew McConaugheys Autobiografie, etwas, das aussieht wie ein Mahnbrief. Es hat zu dämmern begonnen. Eine sanfte Brise rollt durch Blätter und Zweige. Sie hat schon etwas, so auf den ersten Blick, die Wohngemeinschaft ihres Bruders. Und dennoch. Moor ist immer seinen eigenen Weg gegangen, er wollte jemand sein, der so lebt – ein Reisender, ein Vagabund, ein Freibeuter. Doch wie lange kann man frei und ungebunden leben, bis man faktisch ein Landstreicher ist? Oder projiziert sie jetzt ihre eigenen Gefühle und fürchtet vor allem, dass sie mit einem solchen Maß an Freiheit nicht zurechtkommen würde?

Moor kommt mit zwei Halbliterdosen Königsbräu und zwei Klappstühlen wieder. Zu erschöpft, um Nein zu sagen, nimmt Cat an der Seite ihres Bruders Platz. Der Jetlag macht ihr jetzt bereits zu schaffen – sie ist ausgepumpt, ausgelaugt. »Warum hat Papa mich wohl ausgesucht, was meinst du?« Muss sie sich deshalb schuldig fühlen? Vermutlich nicht. Sie tut es dennoch. So ist sie zumindest auf mögliche Vorwürfe vorbereitet, und sie kann sagen: Ich habe bereits gebüßt. »Ich kann doch nicht bestimmen, wer was bekommt? Ich finde es oft schon mühsam, mich zu entscheiden, welche Milch ich gern in meinem Kaffee hätte. Ich will keinen Streit.«

»Wir werden schauen müssen, wie wir zurechtkommen. Nachgeben. Wu Wei. Wir haben das Testament, mit den wichtigsten Vorgaben, daran können wir uns festhalten. Nein, du möchtest das nicht. Aber du möchtest dich auch nicht seinen Wünschen widersetzen. Das möchte niemand.«

»Sieht Tess das genauso? Wu Wei?«

»Ich glaube, heute nicht. Morgen vielleicht auch nicht. Deshalb kannst du bei mir erst einmal verschnaufen. Sie wird es auch einfach schön finden, dass du da bist. Falls dich das beschäftigt: Tessel und Mama meinten, es sei besser, wenn ich dich abhole, sie haben gerade genug mit sich selbst zu tun. Wir sehen einander sowieso bald. Möchtest du übrigens ein Kostüm von mir haben, für die Bestattung? Hab was von Chanel mit Wespentaille, nicht geeignet für Tessel, perfekt für dich. Lass mich das bitte für dich tun.«

»War sie wütend?«

»Ein wenig knurrig, würde ich sagen. Weil wir nichts geregelt haben. Andererseits, sie auch nicht. Wenn du mich fragst, läuft es nicht so richtig rund dort in HMs Palast. Es gärt am Hof seiner Majestät. Tja, gut, Henk-Maarten also. Mal sehen, wie lange es gutgeht. Wusstest du, dass sie wieder zusammen sind? Mir erzählt nie einer was.«

»Mama erwähnte es, als wir mal telefoniert haben. Vielleicht hat Tess es dir nicht gesagt, weil … Nun ja, du hast nun mal sehr entschiedene Ansichten. Bestimmt hätte sie es dir irgendwann erzählt. Aber wieso: nicht rund?«

»Oh, keine Ahnung. Eigentlich kann sie sich nicht beklagen, mit ihrer Kochinsel und dem Fischgrätparkett. Nun ja, nichts ist unsicherer, als eine sichere Wahl zu treffen. Je komfortabler das Biotop, umso unheimlicher die große, böse Welt, sage ich immer. Sie fühlt sich bestimmt eingeengt. Will etwas erzwingen. Das hat Mama uns doch fein beigebracht: Es gibt immer etwas Besseres da draußen.«

Es stimmt, ihre große Schwester hat ihre Triebe so fachmännisch sublimiert, dass sie kaum noch als Triebe erkennbar sind, aber deswegen von einem Biotop zu sprechen … Außerdem hat Cat eine vollkommen andere Lektion von ihrer Mutter gelernt: Du verdienst es, glücklich zu sein, auch wenn du Trümmer hinterlässt, um es zu werden. »Ich weiß nicht, ob du Tessel richtig verstehst.«

»Hast du jemals einen Menschen getroffen, den du verstanden hast, den du wirklich völlig verstehbar fandest? Wir befinden uns nicht in einem ihrer Bücher. Man weiß oft überhaupt nicht, was man selbst denkt oder fühlt, ganz zu schweigen davon, dass man weiß, warum man die Dinge tut, die man tut. Mit ein wenig Glück bekommt man Jahre später allmählich eine Ahnung, warum man damals mit dieser Frau vögeln wollte oder warum man dem Kerl eine verpasst hat. Aber mehr auch nicht. Also, ich verstehe sie, so wie ich fast jeden verstehe: nämlich kaum. Manchmal denke ich, je mehr ich von Menschen weiß, umso weniger verstehe ich sie. Aber das ist auch gut, dass wir nicht alles voneinander wissen. Solange wir in diesem kranken, abgefuckten Google-Facebook-Insta-Panoptikum-Zeitalter einander unbekannt bleiben können, kann man uns vielleicht noch als frei bezeichnen.«

Raschelnde Blätter, zwei lauthals streitende Rotkehlchen. »Häh, Mo? Bist du böse? Auf mich, meine ich?«

»Einen kleinen Moment habe ich gedacht: wieso Catje? Aber das Geld und die Sachen, ich denke, die interessieren mich nicht sonderlich. Ich habe nichts, also brauche ich nichts.«

Sie forscht in seinem Gesicht nach Falsch, nach fremden Elementen und findet nichts. »Aber Tessel ist anders.«

»Die hat ihn, also den Willen. Sie nimmt alles viel zu ernst.«

»Cas hat einmal gesagt, Geld gehe über alles, außer über Geld. Geld sei ein Symbol. Für Liebe. Für wie die Verhältnisse sind. Hab ich nie vergessen.«

»Natürlich sagt er so was, mit seiner fetten Pension.«

Sie legt den Kopf an seine Brust.

»Nachher schlafen wir nebeneinander«, sagt er, »so wie im Urlaub. Damals wachte ich eine Viertelstunde vor dir auf, du hast friedlich gepennt, wie ein Baby, die Hände zu einer Art Faust ineinander gefaltet, im Shashu, so nennen wir das im Zen. Ich überlegte, wie ich dich am besten wecken kann, mit nacktem Hintern oder indem ich dir ein Glas Wasser ins Nachthemd gieße. Und da bist du aufgewacht.«

Stille. »Wie geht das vor sich, so eine Einäscherung?«

»Wie jede Beerdigung, nur mit mehr Flammen.«

»Kannst du dich noch an Simbas Beerdigung erinnern, im Garten?«

»Du warst wochenlang nervös, jedes Mal, wenn es regnete. Du hattest Angst, er könnte weggespült werden und in der Kälte durch die Stadt treiben.«

»Müssen wir auch Redner organisieren? Und Musiker? Auftritte? Okay, falsches Wort, aber du verstehst, was ich meine. Intermezzi. Musik. Sorry, ich weiß nicht, wie ich mich ausdrücken soll. Müde.«

»Welche Gute-Nacht-Sendung hättest du gerne? Das Sandmännchen? Oder Pipo der Clown?«

»Du meintest, das Haus gehöre jetzt irgendeinem Mann?«

»Warum fügte man immer noch *der Clown* hinzu? Hätten wir ihn sonst mit Pipo dem Betriebsarzt oder Pipo dem Vorstandsvorsitzenden verwechselt?«

»Wissen wir, wer es ist?«

»Ein Schauspieler, nehme ich an. Bestimmt kein echter Clown.«

»Der Mann, dem das Haus gehört.«

»O ja, das wissen wir. Nun, wir haben seinen Namen und seine Anschrift. Jemand hat seinen Namen und seine Anschrift. Ich nehme an, Tessel oder vielleicht der Notar.«

»Nachher gehen wir hin, und alles ist leergeräumt. Haus weg.«

»Der Notar hat uns ein Bestattungsunternehmen vorgeschlagen. Aber zuerst die Aufbahrung, dieses Wochenende, bei Mama. Ihr Haus ist am besten geeignet.«

»Ist doch schön, dass sie sich auch beteiligt, schließlich waren wir jahrelang … jahrelang …« Sie beendet den Satz nicht.

»Anschließend die Einäscherung, hoffentlich am Montag oder Dienstag. Und zum Schluss dann das Haus. Wenn wir dann einander den Schädel einschlagen, haben wir das zumindest schon mal hinter uns. Oh, ich habe noch ein Dokument vom Notar für dich. Ein Brief, oder wie immer man so was auch nennen mag. Versiegelt und verschlossen. Couvert. Es ist in meiner Tasche. Da steht vermutlich drin, was so alles im Haus rumliegt und solcher Mist. Und noch was ist drin in dem Umschlag, ein Gegenstand, vielleicht ein Schlüssel, nun ja …«

»Ein Schlüssel zu was?«

»Genau, zu was. Keine Ahnung. Willst du ihn jetzt oder später haben? Letztwillige Verfügung, so heißt das Ding.«

»Lieber nach der Einäscherung.«

»Also warten wir damit noch ein Weilchen. Schick Tessel zur Sicherheit eine Nachricht. Hast du jemals von der Stiftung Revief gehört? Oskar hinterlässt ihr eine gewisse Summe. Kleiner Pluspunkt auf dem Karma-Konto.«

»He, Mo, das können wir doch alles später besprechen. Ich kann das nicht allein.«

»Wie sind wir nur so schrecklich auf den Hund gekommen, wir alle? Es kann nicht mal jemand sterben, ohne dass ein *Unternehmer* hinzugezogen werden muss. Eigentlich will sich dieser Unternehmer auch gleich an die Arbeit machen. Heute ist Donnerstag, und Oskar liegt noch auf Schiphol in der Kühltruhe, kein guter Beginn. Wie dem auch sei, der Kerl wird nachsehen, wann im Betriebsplan des Krematoriums noch was frei ist. Wir peilen Anfang nächster Woche an. Ich leg dir den Chanel-Fummel in den Koffer, dann musst du dich darum nicht mehr kümmern.«

»Und ansonsten? Was haben wir zu tun?«

»Unsere Aufgabe ist es, vorläufig so zu tun, als hätten wir nichts zu tun. Der *plan de campagne*: Schritt für Schritt. Du musst zuerst deine *frequency* finden, um danach *the hill* zu *taken*, sagt jedenfalls mein *spirit animal* Matthew McConaughey.«

»Ach so, übrigens, ich muss mich unbedingt möglichst bald hinsetzen und arbeiten. Blöd, aber ich muss etwas Wichtiges fertig machen. Okay?« Ein langes Schweigen ohne Antworten. »Wir bekommen Papa also noch zu sehen?« Sie kann nichts daran ändern, an dem verstörend hoffnungsvollen Ton.

»Die Flammen«, sagt er nach einer Weile. »Die machen mir zu schaffen. Er war natürlich nicht religiös, Oskar war fundamentalistisch-ungläubig, und weißt du noch, wie er uns jedes Jahr verbot, zur Christmette zu gehen? Aber gut, die Flammen. Die sind so höllisch. Oskars Eltern waren noch gläubig, die gingen noch zur Kirche und beteten. Komische Vorstellung. Noch gar nicht so lange her das alles, die Rückständigkeit. Ach, vielleicht bin ich ja nur neidisch. Bist du gläubig?«

»Sehr selten, kurz«, gibt sie zu. »Jedenfalls kommt es mir so vor. Und eine Minute später ist es schon wieder weg.«

»Besser als nichts.«

»Nein, lieber würde ich richtig glauben, ohne jeden Vorbehalt, oder überhaupt nicht. Dann hätte ich nie das Gefühl, dass er mir entgleitet, der Glaube, die Hoffnung, oder wie man es auch nennen mag. Lieber vollkommen allein, anstatt hin und wieder kurz zu denken: Ist da jemand?«

Nach einer Weile sagt Moor, sie könnten froh sein, dass Oskar nicht gelitten habe.

Sie weiß nichts zu erwidern, kneift sich ins Handgelenk.

»Wovor genau fürchtest du dich?«

»Was denkst du, warum wollte er sich einäschern lassen?«, fragt sie.

»Vielleicht wollte er, dass möglichst wenig von ihm übrigbleibt«, entgegnet er.

Kurze Zeit später löffeln sie die von Moor aufgewärmten Bohnen in Tomatensoße in sich hinein. Moor steht auf und holt eine Flasche Rum aus dem Schrank. Auf dem Etikett ist ein begeistert den Degen schwingender Pirat zu sehen. Sie legt einen Arm um seine Schulter und zwickt ihn in die Brustwarze, wobei ihr erst im selben Moment bewusst wird, dass sie das hin und wieder bei Aidin macht, um ihn zu triezen. Sie entschuldigt sich, erklärt es Moor und gibt dem Jetlag die Schuld.

»Wer ist Aidin?«, fragt er.

»Wer ist Debbie?«, antwortet sie mit einer Gegenfrage und deutet auf die Banane. »Ihr Name erscheint ständig auf dem Display.«

Er denkt lange nach, nimmt einen großen Schluck, Rumtropfen rinnen in Richtung seines Halses. »Dass wir beide verstummen, weckt in mir die Vermutung, Aidin und Debbie könnten auf einer metaphysischen Ebene möglicherweise Personen derselben Art sein. Zumindest hoffe ich das für dich, Deb ist unglaublich.« Er steht auf, schleppt den Feuerkorb herbei und macht sich daran, Holz aufzuschichten. Drei Scheite bilden eine Art Tipi, die Lücken füllt er mit Zweigen und Ästchen.

»Liebt Debbie dich?«

»Aber klar doch.«

»Aidin sagt nie, dass er mich liebt. Aber gerade das gefällt mir. Schlechte Erfahrungen mit Männern, die sagten, sie würden mich lieben.« Was für eine merkwürdige, an eine Beichte erinnernde Bemerkung, aber sie nimmt nichts davon zurück.

»Ich liebe dich doch?«

Ein schwaches Lächeln. Sie dachte, sie wäre erfreut, wenn er nicht weiter bohrt, doch das ist sie nicht. Sie trinkt noch einen Schluck. »Ich hoffe, wir können nachher schlafen.«

»Bestimmt. Ich bin todmüde.« Das Tipi fängt an zu brennen, eine gelbrote Glut zieht über sein Gesicht.

Tod. Eine Beschleunigung ihres Atems, ein Engegefühl in der Brust. »Ich werde ihn schrecklich vermissen.«

Moor zieht Rotz hoch und spuckt ihn in die Flammen.

Im Bett hört sie mit ihren Airpods schwülen, wilden Jazz mit lauter kreischenden Trompeten. Wovor sie sich fürchtet, ist ganz einfach, dass etwas geschieht, wodurch sie, die Kinder, in wechselseitigen Hass ausbrechen, und dass dieses »etwas« möglicherweise bereits hinter ihnen liegt; dass sie in Anbetracht der Situation zusammenbricht, dass sie ihre Arbeit nicht fertig bekommt; dass sie durch den Tod ihres Vaters nie wieder zu dem einzigen Ort zurückkann, den sie Zuhause nennt – dass sie all ihre Zuhause auf einmal verliert. Eine Pushnachricht auf ihrem Telefon bringt Ablenkung: ein Flug nach New York, nächste Woche, 900 Dollar. Mit Umsteigen in Helsinki-Vantaa ist es 200 Dollar billiger. Die Temperatur: 12 Grad, Sonne, die ganze Woche kein Regen.

Als sie in der Nacht um Viertel nach zwei ein Wasserglas aus dem Schrank über dem Gasherd nimmt, entdeckt sie auf der Innenseite der Tür ein liniertes, an den Ecken gerolltes Blatt, auf dem Moors Lebensregeln stehen: »Dein Universum währt nur einen Tag. Ein Gedanke ist nur ein Gedanke. Mache deinen Tag. Der Schlüssel liegt nicht im Beantworten einer Frage, sondern darin, sie nicht zu stellen. Nach 14:00 wird es besser. Verabschiede dich von der

Illusion, dass es das Grübeln ist, das das Leben an seinem Ort hält. Das Kind ist der Vater des Erwachsenen. Heute ist die Wende, HEUTE ist alles, was du hast.« Sie drückt zwei Oxazepam aus dem Blister und muss viermal schlucken, um den bitteren Geschmack loszuwerden.

Um drei Uhr in der Nacht rüttelt sie Moor wach. Wie sollen sie bloß herausfinden, wo ihr Vater ausgestreut werden möchte. Möglicherweise wählen sie ja einen falschen Ort, und was dann? Tränen strömen über ihr Gesicht, aber sie hat nicht das Gefühl zu weinen. Moor braucht etwas Zeit, um wach zu werden, er räuspert sich. »Weißt du«, sagt er nach einer Weile mit tiefer, rauer Stimme, »je mehr ich darüber nachdenke, desto sicherer bin ich: Wir werden in den vor uns liegenden Tagen noch alles Mögliche von ihm hören. Wir müssen vielleicht nur erst lernen zu lauschen.«

Fellowship of the Ring

Hoffentlich wird es ein schöner, ruhiger Abend, an dem Henk-Maarten wenig Fragen stellt und sie wenig von sich geben muss – sie muss Kraft tanken für das, was bevorsteht. Es ist Mittwochabend, sieben Uhr, Tessel streicht die blutroten, geschälten San-Marzano-Tomaten durch ein Sieb und denkt kurz an Orangen, an eine Operation, an ihren Vater und macht sich an den nächsten Arbeitsschritt: Zwiebeln würfeln, eine Tätigkeit, die sie normalerweise nur ungern ausführt, weil sehr bald schon ihre Augen tränen.

»Was ist?« Er steht in der Küchentür, noch im kamelhaarfarbenen Mantel.

Sie deutet auf die Zwiebeln und öffnet ein Fenster.

»Lass mich doch kochen.«

Als sie merkt, dass er keinerlei Anstalten macht, sein Angebot auch in die Tat umzusetzen, sagt sie, das sei nicht nötig. Sie lässt sich herzen. Er kann gut umarmen, starke Arme, keine Angst, Kraft anzuwenden, sie ein wenig zu zerdrücken.

»Wirklich nicht?«

»Ich mach schon. Dann hab ich was zu tun.« Ihre Wangen glühen noch vom Salz der Tränen.

Er lässt sie los. »Ich schenk dir ein Glas Wein ein. Haben

wir übrigens noch Theodorus im Haus? Theochen, don't let me down.«

Sie nickt.

»Apropos, warum hast du neulich gesagt, der Orangensaft sei alle? Da stehen noch zwei Flaschen.«

»Was?«

»Orangensaft, danach habe ich dich neulich gefragt, erinnerst du dich? Es war morgens, ich hatte Durst.«

»Ich weiß nicht recht, was ich sagen soll.«

»Ist auch egal. He, bin gleich wieder da, ich muss erst schnell duschen, langer Tag, Pieter hat sich wieder die ganze Zeit unsichtbar gemacht, o Mann, wenn dieser Vogel Strauß Partner wird, bin ich weg.« Er drückt ihr einen Kuss auf die Stirn und verlässt die Küche. Als die Gastherme anspringt, sieht sie ihn in Gedanken unter der Dusche stehen, gefangen in einer Wolke aus Dampf, ein tadelloser und trainierter Körper, von dem sie jeden Muskel und jeden unter der Haut fühlbaren Knochen kennt. Ein Körper, der älter, doch noch nicht alt ist. Nach der Zwiebel ist der Knoblauch an der Reihe. Hauchdünn geschnitten, eher Häutchen als Scheibchen. Sie stößt das Weinglas um. Drei große Scherben auf dem gefliesten Boden und ein herumwirbelnder Stiel. Den Stiel wirft sie weg, ebenso zwei Scherben, um die andere kümmert sie sich später, sie liegt ein Stück weiter weg.

»Wo ist Clio?«, fragt Henk-Maarten kurze Zeit später. Er hat seine Oger-Uniform gegen das ausgetauscht, was er Loungewear nennt: Jeans und T-Shirt, die nassen Haare mit Kokospomade nach hinten gekämmt. Nackte Füße. Sie hat ihm schon so oft gesagt, er solle Socken anziehen.

Sie hat alles schon so oft gesagt. Er geht zum Schrank, tritt knapp neben die Scherbe und füllt zwei Gläser mit Theodorus-Spätburgunder.

»Die wollte bei Esmée essen.«

»Wir zu zweit. Ist ja vielleicht gut so, dann können wir reden. Das riecht ja köstlich.« Er schiebt ein neues Glas zu ihr hinüber, prostet ihr zu. »Den ganzen Tag nur schuften, richtig schuften. Was riecht da eigentlich so herrlich? Chili con Carne?«

»Jambalaya. Hat Papa früher manchmal für uns gemacht.« Er hatte das Gericht auf dem Set von *Flodder – Eine Familie zum Knutschen in Manhattan* kennengelernt, ganze Knoblauchzehen ließ er in die Pfanne gleiten, die nach dem Köcheln kaum vom Hühnerfleisch zu unterscheiden waren. Spannend war immer, wer auf eine solche Zehe biss. Wen es erwischte, musste sie aufessen. So waren die Regeln, so ging das Spiel.

»Schöne Idee, so eine Ehrenbezeugung. Nett. Du machst das wirklich gut.« Er holt die Porzellanteller und die Damastservietten aus dem Schubladenschrank. Als sie schließlich am Tisch sitzen und darauf warten, dass die Jambalaya fertig ist, fragt er vorsichtig, wie es beim Notar gelaufen ist. »Du sprichst nicht darüber, also. Ich weiß manchmal nicht ... Nun, ich bin neugierig, das ist alles. Ist doch auch wichtig, oder?«

Sie fasst die verwirrenden Entwicklungen des Nachmittags für ihn zusammen. Ja, es gibt ein Testament. Nein, das Haus ist verkauft. Was übrig ist, wird verteilt, es soll eine ansehnliche Summe sein. Den Rest müssen wir unter uns aufteilen. Ja, ob du es glaubst oder nicht, er hat Cat zur

Testamentsvollstreckerin bestimmt. Moor hat vorhin eine SMS geschickt, sie wolle am liebsten bis nach der Einäscherung warten, bevor sie darüber nachdenkt, was das genau bedeutet. Ansonsten werde es ihr zu viel, denn, ja, auch wenn uns nur ein paar Jahre trennen, sie ist und bleibt das Küken. Was, o ja, nein, er will keine Erdbestattung. Und sonst, kurz nachdenken, Mama organisiert die Aufbahrung, bei sich zu Hause. Nein, das machen wir bei demselben Unternehmen. Mein Gott, stell nicht so viele Fragen, das wird sich schon alles ergeben. Sie holt tief Luft, es ist heraus.

Er trinkt einen großen Schluck. »Hm, das ist … nun ja. Tja. Gut, wir hatten etwas anderes erwartet, da müssen wir gar nicht drumherum reden. Und kam das Gespräch auch noch auf die …?«

»Jetzt fang nicht mit der Offerte an.« Tessel geht in die Küche und kommt mit einem Creuset voller glühender Jambalaya zurück. Im Wohnzimmer läuft über Bluetooth Kammermusik, Händel. Zögernd erhebt Henk-Maarten sich von seinem Stuhl und streckt die Arme etwas vor, das übliche Zeichen, dass er durchaus bereit ist, beim Auftun zu helfen, wenn man ihn ausdrücklich darum bittet. Tessel füllt beide Teller, ein warmer Duft verbreitet sich im Zimmer, roter Chili und Gewürze der Cajun-Küche. »Was haben wir denn eigentlich erwartet?«, fragt sie. »Was hast du erwartet?«

»Ich denke, wir beide gingen davon aus, dass das Haus noch ihm gehört. Hast du eine Idee, wovon wir reden, wie viel übrig ist? Nur damit ich mir eine Vorstellung machen kann. Bei solchen Dingen muss man vorsichtig sein. Du willst nicht einige Zeit später aufwachen und denken: Alle

Sachen, an denen ich hing, sind weg. Deine Geschwister haben sicher keine böse Absichten, das will ich damit überhaupt nicht sagen.«

»Tja, wenn ich ehrlich bin, wie soll ich mich ausdrücken … Ich kann mich des Eindrucks nicht erwehren, dass du dich übers Ohr gehauen fühlst.«

»Red keinen Unsinn.« Er nimmt ein paar Happen und sagt mit vollem Mund: »Übers Ohr gehauen finde ich echt nicht fair. Ich empfinde sehr stark mit dir.«

»Menschen, die sehr stark mitempfinden, brauchen das in der Regel nicht zu sagen.«

Sie trinkt einen Schluck und wartet.

»Etwas mehr Spielraum wäre nett gewesen, das ist alles. Du würdest doch auch gerne nach Neuseeland, unsere Reise von Küste zu Küste, Fellowship of the Ring.« Er hebt die rechte Hand und wackelt mit dem Ringfinger. »Und ja, der Umbau. Du darfst einfach nicht zulassen, dass du übergangen wirst.«

Welcher Umbau? Nein, sie hat keine Lust auf ein Gespräch über Planungen. Führt immer zum Streit. Sie wird es schon noch erfahren. »Es wird sich schon alles weisen. Es ist nur Geld.«

»Ich kann dir aus Erfahrung berichten: Tausende Menschen haben das gesagt, und Tausende Menschen sind mit einem Schleier vor den Augen zu uns in die Kanzlei gekommen.« Er denkt kurz nach. »Ich habe … Wir haben viel … Lass es mich so ausdrücken: Es ist viel geschehen. Ich bin darauf angewiesen, dass du für uns kämpfst.«

Kämpfen? Sie tut nichts anderes.

Er fragt, was sie denn von der Sache hält.

»Ich bin vor allem verblüfft, denke ich. Dass Cat die Testamentsvollstreckerin ist, finde ich …« Sie erwägt verschiedene Wörter von »lächerlich« bis »brutal« und entscheidet sich schließlich für »misslich«. »Es fällt mir schwer, darin keine Zurechtweisung oder dergleichen zu sehen. Dabei habe ich … Ich bin es, die den ganzen Tag herumtelefoniert, und nicht sie. Die Bank, die Krankenkasse, Gas, Strom.« Seltsame, beinahe unechte Gespräche sind das, zunächst lange in Warteschlangen, dann erklingt eine aufgeweckte Stimme, ein Hin-und-her-Dialog folgt, und schließlich wird das Gespräch beendet, ohne dass sie weiß, ob sie nun bekommen hat, was sie wollte. »Das ist in dem Fall doch dann ihr Job?«

»Möglicherweise eine komische Frage, aber … nun ja, kannst du sie nicht auf andere Gedanken bringen? Damit du Testamentsvollstreckerin wirst? So was kommt vor, du. Wenn der Testamentsvollstrecker und die übrigen Erben einverstanden sind, ist das vollkommen legal.«

»Das mache ich nicht.«

»Nur damit ich es verstehe: warum nicht? Du kannst es doch vorschlagen?«

Sie nimmt ihr Glas beim Stiel, schwenkt es und betrachtet den darin sich bewegenden Wein. »Möglicherweise habe ich in seinen Augen etwas falsch gemacht, das kann sein, und im Prinzip habe ich damit auch kein Problem. Ich wüsste nur gern, was ich falsch gemacht habe.«

»Ach, er wollte einfach nur noch einmal seine Autorität zur Schau stellen. Ihr würdet alle zusammen sein, um seinen letzten Willen zu vernehmen, das wusste er. Sieh mich nicht so an, ich will damit nur sagen, dass Menschen, die sich unbedeutend vorkommen, manchmal verrückte Dinge tun, um sich, ja, aufzurappeln. Um wieder Zugriff zu erlangen.«

»Unbedeutend?«

»Ich glaube, ich habe deinen Vater nie wirklich verstanden«, sagt er, vorsichtig zurückrudernd.

»Die gute Nachricht ist, du musst jetzt auch keinen Versuch mehr dazu unternehmen. Wenn du das getan haben solltest.« Ist ihr klar, dass sie ohne Not gegen ihn stichelt? Ja, sie weiß es. Doch warum sollte er Gnade verdienen? Sie muss doch auch ohne zurechtkommen?

Stirnrunzeln. »Natürlich habe ich es versucht, red keinen Quatsch.«

»Findest du?« Sie weiß, dass Henk-Maarten davon überzeugt ist, alles getan zu haben, um eine gute Beziehung zu seinem Schwiegervater aufzubauen. Tja, die praktischen Bücher, die er Oskar schenkte und die ihm beim Aufräumen des Hauses helfen konnten, die landeten auf einem Stapel. Und die »Kumpel«, die er Oskar vorstellte und die auf der Suche nach visuellem Content für ihr Architekturbüro waren, die hörten nie wieder etwas von dem guten Mann. Verschonst du ihn heute Abend ein wenig?, hatte sie ihn einmal im Auto gebeten, auf dem Weg zu Taste of Culture, dem chinesischen Restaurant, wo sie Oskars achtundsechzigsten Geburtstag feiern wollten. Henk-Maarten erwiderte, er verschone seinen Schwiegervater schon seit Jahren, indem er freundlich bleibe, indem er dessen Ruppigkeit akzeptiere und indem er die harte Wirklichkeit nie zur Sprache bringe, dass nämlich nichts so jämmerlich ist wie ein Mann, der sich weigert zu akzeptieren, dass ihn niemand mehr anruft, der Kontakt sucht, indem er unverschämte Mails verschickt und auf Antworten hofft. Das Essen verlief desaströs. Oskar hatte, wie sich zeigte, eigentlich ein anderes Restaurant im Sinn gehabt, konnte sich aber nicht mehr an den Namen erinnern, und offenbar hatte er auf Glückwünsche von Elise gehofft, die jedoch ausblieben. Den ganzen Abend über herrschte eine bedrückte, enttäuschte Dämmerstimmung. Irgendwann kletterte Clio die Vorhänge hoch, was Moor mit stehenden Ovationen honorierte, weil sie ihre Freiheit feierte oder etwas in der Art.

»Könnte es sein, dass du eigentlich auf Cat wütend bist und nicht auf mich?«

»Nein.«

»Ich habe neulich irgendwo gelesen, das Kind, das am wenigsten Ärger gemacht hat, braucht später die meiste Therapie«, sagte er vor sich hin. »Ich denke dabei an Cat. Meinst du, das stimmt?«

Wo hat er das gelesen? In einer Firmenmail? »Weißt du, was komisch ist?«, sagt sie nach einer Weile. »Ich verhalte mich anders, als ich gedacht habe. Als wir dort beisammen saßen, beim Notar. Ich wollte einfach nur Klarheit.«

»Das ist doch sehr gut.«

»Aber ich klang unzufrieden.« In der Kanzlei des Notars war sie wieder voll und ganz das älteste Kind gewesen, grimmig, weil sie auf Cat aufpassen oder Moor bei den Hausarbeiten helfen musste oder eins auf den Deckel bekam, weil sie etwas Dummes getan hatte. »Und gleichzeitig habe ich, aus diesem oder jenem Grund, versprochen, mich um die Einäscherung zu kümmern. Bis jetzt habe alles ich gemacht.«

»Klingt gut.«

»Was klingt daran nun schon wieder gut?«

»Was du tust. Alles regeln, die Rituale, alles sehr wichtig. Es hilft dir dabei abzuschließen. Closure. Und ein wenig die Kontrolle behalten ist auch nie verkehrt. Ich mache dir keine Vorwürfe. Und deine Mutter, was meinte die?«

»Die Traueranzeige, die muss natürlich auch noch gemacht werden. Mensch, wir haben vorhin beim Notar noch darüber gesprochen.« Ihre Stimme wird plötzlich brüchig. Sie trinkt einen großen Schluck Wein und verbirgt ihr Gesicht hinter dem Glas.

»Bitte doch Moor, das zu übernehmen.«

»Ich möchte, dass es gut gemacht wird.«

»Das wird schon gut. Dies sind immer schwierige Phasen. Viel Stress, Anfälle von Trauer. Klarheit, die kommt und geht. War bei meinem Vater fast genauso. Du machst das gut. Und das Haus, was macht das mit dir?«

Ihr Blick schweift ab und bleibt beim Fenster hängen. »Was macht das Gerüst da?«

»Bemerkst du das jetzt erst? Der Umbau. Wir haben vorhin erst darüber gesprochen. Heute Nachmittag wurde es aufgebaut.«

Das muss passiert sein, während sie spazieren war. »Was wird denn gemacht? Wie lange bleibt das Ding da stehen?«

»Ein paar Wochen. Die Fassade, du erinnerst dich? Die Fensterrahmen. Der Umbau, der *Umbau*.« Henk-Maarten nimmt die Flasche mit dem Spätburgunder und schenkt großzügig nach. Eine übertriebene, gekünstelte Langsamkeit – er versucht, die Geduld nicht zu verlieren. »Ist schon seit Monaten geplant.«

Tessel weiß, sie ist in einer schwachen Position, seine das

Haus betreffenden Mails landen in der Regel ungelesen auf der digitalen Deponie, die sich ihr Postfach nennt. »Hauptsache, sie machen keinen Lärm.«

»Nun ja, natürlich müssen sie schmirgeln. Hämmern. Sägen. Es steht alles in der E-Mail von Weever, dem Bauunternehmer, Schatz.«

»Nenn mich jetzt bitte nicht Schatz.«

»Wieso? Schatz ist doch ein Kosename.«

»Du benutzt das Wort ausschließlich, wenn du dich ärgerst. Es ist negativ konnotiert.«

In diesem Moment verzieht sich sein Gesicht, sein Mund ist verzerrt, seine Backen blähen sich auf. Er spuckt etwas auf seinen Teller, sticht mit der Gabel hinein. »Ist das etwa Knoblauch?« Er stiefelt in die Küche, wobei sein Fuß erneut die Scherbe knapp verfehlt.

»Vorsicht«, sagt sie tonlos und deutet auf das Glasstück, an dem er zum zweiten Mal knapp vorbeigegangen ist.

Tessel findet einfach keinen Schlaf. Erneut dreht sie sich um, setzt ihre KLM-Schlafmaske auf. Doch lieber auf dem Rücken liegen. Als Henk-Maarten zu schnarchen beginnt, schlüpft sie aus dem Bett und geht nach unten. Zögernd steht sie eine Weile vor der Haustür, das Bund mit dem Autoschlüssel zittert in ihrer Hand. Nichts von dem, was sie tut, hat sie durchdacht, sie folgt, anstatt zu führen. Sie bestellt ein Uber, ein Stück die Straße rauf, um die Gefahr zu minimieren, dass sie jemand hört.

Eine halbe Stunde später ist sie angekommen, vor der Tür des elterlichen Hauses. Sie holt ihren Schlüssel aus der Tasche, denselben wie früher, glatt wie ein Flusskiesel.

Sie steckt ihn ins Schloss. Das bekannte Knarren der schweren Tür, man muss sich kräftig mit dem Körper dagegenstemmen, um sie zu öffnen, heute mehr denn je, die Post hat sich bereits aufgehäuft, eine halbe Woche Briefe, Zeitungen und Werbung von Fensterputzern. Da steht sie, auf der Kokosmatte mit lauter kahlen Stellen, von Fahrradreifen abgewetzt. Sie geht in die Knie, schiebt die Post zu sich hin, schlurft durch den dunklen Flur, kippt die Post auf den Tisch. Sie geht ins Wohnzimmer, zieht eine LP aus dem Regal, eine alte Phil-Spector-Platte, die erste der *Anthology,* und legt sie auf, mit niedriger Lautstärke. Sie schaltet das Licht an, setzt sich aufs Sofa und starrt in den finsteren Garten. Das Licht ist nicht dazu da, ihr Umfeld zu erleuchten, es ist für die anderen, die nach draußen schauenden anderen, die so denken können: In diesem Haus wird gelebt. Sie holt ihr Telefon hervor und fängt an, eine Nachricht für Moor zu tippen, und diesmal drückt sie sehr wohl auf »Versenden«. Bevor sie nach Hause zurückfährt, bleibt sie einen Moment vor der Tür stehen, die in den Keller führt und zu Oskars Dunkelkammer. Auf dem Holz stehen die Größenmarkierungen heranwachsender Kinder, die Initialen T., M., C. Und Jahreszahlen. Zum ersten Mal in ihrem Leben richtet sie sich an eine Tür. Warum waren die Fotos bloß so wichtig für dich?, fragt sie, kaum hörbar. Warum habe ich dich nie gefragt, warum du Fotograf geworden bist? Wie bist du geworden, der du warst? Und wo bist du jetzt? Warum ist »Warum« nie eine Frage gewesen, die wir gestellt haben?

Fotosynthese

Rund ein Jahr bevor Oskar, der spätere Fotograf, seine erste Kamera in den Händen halten sollte, am 8. August, um genau zu sein, machte Oskar zum ersten Mal in seinem Leben eine längere Bahnfahrt. An dem Tag nahm der neunzehnjährige Oskar endlich den Zug von Oosterhout in die große Stadt. »Nummer zweihundertzehn«, sagte er zu sich selbst, »zweihundertzehn.«

Am Morgen noch hatte er, mit dem von seinem Ferienjobverdienst bezahlten Koffer in der Hand, vor der Kirche gestanden und von einem durch das bleiverglaste Fenster fliegenden Ziegelstein geträumt. Dann war er unverrichteter Dinge zum Bahnhof gegangen. Am Fenster des Zweiteklasseabteils zog die erstickende Landschaft seiner Jugend vorüber; die Wiesen, die Bauernhöfe, die Bäche und die Schafe, die zerschossenen Bauernhöfe, die noch immer nicht wiederaufgebaut waren. Das würde er am wenigsten vermissen, die heimischen Esstischerzählungen über den Krieg. Gesichter, die jahrelang nur hatten flüstern dürfen, beugten sich vor, in den fahlen Lichtkreis des Lampendochts. Wie hasste er diese Geheimsprache, die Namen, die Codewörter, die Geschichten. Das Fanfarenkorps. Die Peel-Raam-Stellung. Das Brummen der vorüberfliegenden V-2s. Guter Onkel Joost, Mutters Bruder, von den Deutschen getötet, schlechter Onkel Pieter von Vaterseite, sie hatten ihm nie getraut, die kahlrasierte Leen, die man immer noch nicht ansehen durfte. »Zweihundertzehn«, sagte er eben noch einmal, während er nach draußen starrte. Ein einsamer Hase flitzte über einen gepflügten Acker, beinahe lilafarben, eine dünne Staubfahne wirbelte auf. Das Einzige, was sein Vater am Vorabend zu ihm gesagt hatte – Mutter wusch gerade die Töpfe ab –, war der Satz »Sorg für dich selbst«, in dem hundert Warnungen, Gebote und Verbote zusammengeballt waren.

Ein paar Kilometer vor dem Hauptbahnhof blieb der Zug stehen, eine technische Störung, die Reisenden mussten zu Fuß weitergehen. Er nahm seinen Lederkoffer und stieg aus. Zweihundertzehn. Zusammen mit rund dreißig koffertragenden jungen Männern ging er an den Gleisen entlang. Die große Stadt, die sich vor ihm erstreckte, wurde immer größer und wirklicher. Vom Bahnhof aus wandte er sich in Richtung Damrak, wo er den ersten Deux-Chevaux seines Lebens sah, einen hellblauen, und den ersten Surinamer, einen schon etwas älteren Mann in einer Wildlederjacke und mit einer nachlässig gedrehten Zigarette im Mundwinkel. Farbenreiche Schaufenster, das Reisebüro Müller, Allwave HiFi, das Fastfoodrestaurant Wimpy, Wörter, mit denen er nicht viel anfangen konnten, die ihm aber dennoch sehr wichtig zu sein schienen, als enthielten sie wesentliche Informationen über die Zukunft. Zweihundertzehn. Auf dem Spui entfaltete er seinen Stadtplan, bestellt und bezahlt im Zigarrenladen. Mit einem roten Farbstift hatte er den richtigen Weg eingezeichnet. Vorbei an den Bankgebäuden in der Vijzelstraat und dann irgendwann nach links, in die Nieuwe Looiersstraat, wo Wiek Rigter zu finden sein sollte, der Sohn des Stammmetzgers seiner Eltern in Oosterhout. Der alte Rigter hatte dem kleinen Oskar noch Leberwurstscheiben über die Theke gereicht, mit gummiartigen, weißen Fettstückchen darin. Wiek war vor einem Jahr nach Amsterdam gegangen, wo er, laut seiner Mutter, nicht unerfolgreich Jura studierte. Über sie hatte er mit Wiek Kontakt aufnehmen können, der so freundlich war, ihm per Brief ein Bett anzubieten. Sein voriger Mitbewohner war vor Kurzem ausgezogen, dort sollte Oskars erstes Basislager in dieser Weltstadt sein. Hier war es. Nummer zweihundertzehn. Mit glühenden Füßen und einer rechten Hand voller Blasen klingelte er.

Wieks Wohnung war kleiner, als Oskar gedacht hatte. Es gab zwei Zimmer, ein Schlafzimmer und ein Wohnzimmer, beide etwa zwölf Quadratmeter groß. Neben der kleinen Küche im Wohnzimmer stand ein hölzerner Bottich; es kam regelmäßig vor, dass einer von ihnen am Herd stand und Pfannkuchen briet, während der andere sich gleich daneben den Hintern schrubbte. Im engen Flur gab es eine winzige Toilette, in der es nach faulendem Holz und Schimmel roch; die Dielen ächzten und gaben ein wenig nach, wenn man darauf stand. Oskar und Wiek schliefen im selben Zimmer, auf alten Armeepritschen, die Wiek irgendwo billig ergattert hatte. Oskars Leben in Amsterdam geriet sehr bald schon in einen angenehmen Rhythmus. Er wachte früh auf und sah vom Schlafzimmer aus die bleiche Sonne aufgehen. Zum Frühstück aßen Wiek und er Haferbrei mit Wasser anstatt Milch. Ein Stück weit die Straße runter wohnte Leendert, der gern kochte und einem zum Selbstkostenpreis – jede einzelne Erbse wurde berechnet – eine vegetarische Mahlzeit servierte. Selbstverständlich nannten sie Leendert liebkosend »Gemüseheini«. Seine Einkäufe erledigte Oskar beim Milchhändler, wo die Konserven mit Bohnen oder Frühstücksfleisch auf staubigen Regalbrettern standen, der Preis auf vergilbten kleinen Zetteln, die mit einer Reißzwecke am Holz befestigt waren. Ein einziges Mal war er zur Kinkerstraat gegangen, wo übermütige Unternehmer vor Kurzem eine neue Art von Laden aufgemacht hatten, einen sogenannten Supermarkt, ganz offensichtlich eine bescheuerte Idee, da waren Wiek und er sich einig. Obwohl die äußeren Merkmale von Wieks Amsterdamer Leben vielleicht nicht beeindruckend waren, hatte Oskars neuer Freund durchaus eine Methode gefunden, gemäß seinen eigenen Vorstellungen zu leben. Offiziell studierte er zwar Jura, doch er besuchte weder Vorlesungen noch Seminare. Dennoch erhielt er »Studiengeld« von seinen Eltern, das er für Einkäufe, Zigaretten und für seine »Berufung«, die Fotografie, ausgab. Wiek verstand es nicht nur, sich durchzuschlagen, er traute sich auch, große Wörter zu benutzen, die für Oskars stets außer Reichweite gewesen waren.

Oskars erster Winter in der großen Stadt war bitterkalt. Die Wärme des Gasofens, der im Wohnzimmer stand, erreichte ihre Betten kaum. Sie stopften die Fensterritzen mit Watte zu und schoben sich Zeitungen in die Hosenbeine. An der Prinsengracht sah Oskar ein Kind in einem Kinderwagen, das einen Regenschirm gegen den taumelnden, nassen Schnee hochhielt. Schneebälle zerschellten an Verkehrsschildern und hinterließen einen feinen, pulvrigen Nebel. Das Relief der Dachziegel bewirkte, dass die weißen Dächer schuppig wirkten. Nachts schien der Schnee zu seiner eigenen Lichtquelle zu werden – die ganze Stadt leuchtete weiß auf. »Sollten wir uns nicht irgendwo eine Wärmflasche besorgen?«, fragte Oskar zitternd.

»Wärmflaschen sind was für Muttis.«

Wiek hatte recht. Oskar konnte das Wort »Wärmflasche« nicht aussprechen, ohne an das Exemplar seiner Mutter zu denken, das eine rote Strickhülle aus Baumwolle besaß. Er hörte ihre vorsichtigen Schritte auf der knarrenden Treppe, er konnte sie riechen, der Geruch von Tee, Zwiebeln und fettigen Töpfen.

»Dein Vater«, fragte Wiek, »was war das eigentlich für ein Typ?«

»Er besaß viele Spielzeugsoldaten. Ich durfte nie damit spielen.« Das sei, so sein Vater, das einzig Vorteilhafte am Zweiten Weltkrieg gewesen: die deutschen Elastolin-Spielzeugsoldaten, hergestellt aus einer Mischung aus gepresstem Sägemehl und Leim. Nach dem Krieg waren sie mit einem Mal spottbillig. Man musste sie nur umlackieren, die Stahlhelme wegschnitzen und sie durch selbstgemachte Kappen aus Knete ersetzen, was Oskars Vater gerne tat, in aller Ruhe im Keller. Mehr wusste Oskar nicht über seinen Vater zu erzählen. Vielleicht war es genug.

»Denkst du noch oft an zu Hause?«

Oskar sagte Nein. Oskar log.

Wiek war der erste Mensch, mit dem Oskar wirklich redete. Ihre mäandernden Gespräche, die sie meistens nachts führten, während sie langsam in Schlaf fielen, drehten sich zunächst um Musik und Mädchen, doch immer öfter versandeten sie in Erörterungen über Fotos, Motive, Augenblicke. Sie fanden heraus, dass ihrem Empfinden nach Fotos mehr waren als hübsche Bilder, sie waren Beweisstücke. Fotografie war mehr als Journalismus und möglicherweise sogar mehr als Kunst. Sie war eine Methode, die absolute Wahrheit zu zeigen, womit sie sagen wollten: das, was nicht mehr geleugnet werden kann. Sie spekulierten darüber, welche Ereignisse in ihrem Leben hätten dokumentiert werden müssen. Nicht die augenscheinlichen Höhepunkte, die Zeugnisüberreichung, die Siege auf dem Fußballplatz, die Geburtstage. Es waren im Gegenteil die Momente, von denen sie jetzt dachten: Hat es sie denn überhaupt gegeben? Wiek, praktisch veranlagt, wünschte sich die Bestätigung alltäglicher Bilder, so wie er sie von früher her in Erinnerung hatte. Schaute seine Mutter wirklich so mutlos aus dem Fenster? Waren die Straßen wirklich so schlecht? Waren die Schlaglöcher, die von den Nachbarskindern mit Kohlenasche und Schlacke gefüllt wurden, wirklich so groß und tief gewesen? Das war doch nahezu unmöglich?

Obwohl Oskar es nicht laut zu sagen wagte, waren die Bilder, die er sah, konkreter als Wieks Bilder und weniger harmlos. Oft war auf ihnen ein Gesicht zu erkennen. Nein, sagte er zu sich selbst. Kein Wort darüber. Seine Eltern hatten ihm nicht zuhören wollen, warum sollte es bei diesem Halbfremden anders sein?

Ein paar Monate später unternahm Oskar, zu seiner eigenen Überraschung, dennoch einen Versuch. Er fragte Wiek, ob er sich an die Albertusgemeinde erinnere, an den dortigen Priester.

Wiek wusste, wen er meinte, aber seine Eltern waren keine Kirchgänger. Sie waren nun einmal nicht gläubig.

Wir auch nicht, sagte Oskar rasch. Seine Eltern waren noch religiös, auch wenn er nicht hätte sagen können, wie tief ihr Glaube war. Auf jeden Fall waren sie nicht mutig genug, mit der Kirche zu brechen. Sywert Berends Familie konnte sich eine derart rebellische Tat schlichtweg nicht erlauben: Wer würde ihnen dann noch beistehen, wenn sie am Ende des Monats knapp bei Kasse waren, was zwar selten vorkam, aber was, wenn doch? Jeden Sonntag gingen sie also, widerwillig, in die Albertuskirche.

Nachdem er sechs Jahre alt geworden war, durfte Oskar kleine Arbeiten in der Kirche erledigen. Seine Eltern sagten, der Priester habe eine Schwäche für Oskar, weil das Bürschlein vom großen Sywert Berend abstammte, für den der Opa des Geistlichen jahrelang in einer von dessen Fabriken gearbeitet hatte. Am Ende waren die Hände dieses Großvaters vom Zuckerwasser geschwollen und dunkelrosafarben, doch er war dankbar für die Arbeit, die Arbeitszeit war festgelegt, und die Bezahlung erfolgte pünktlich.

Oskar, von Hochwürden Oskarchen genannt, wurde auserkoren, die Kirchenbänke zu putzen und die Kasel bereitzulegen. Manchmal bekam er ein Stück Obst oder einen Gulden als Belohnung. Seine Spielkameraden sahen ihn nun manchmal länger als üblich an, länger als früher, sie waren nett zu ihm, er durfte beim Seilspringen mitmachen.

In Amsterdam auf seiner Pritsche liegend, sah der neunzehnjährige Oskar den Mann immer wieder auf sich zukommen, wobei das durch die bleiverglasten Fenster der Albertuskirche gefilterte Licht auf sein strenges Gesicht fiel.

Oskar beichtete Wiek, dass er in seinen Träumen immer öfter das ausgemergelte Gesicht von Hochwürden Doomernik vor sich sehe, mal als Fantasietier mit zwei Schwänzen oder mit wildwirrem, rotem Haar, mal als Hund, Wolf oder Panther und mal als der alte Mann, der er war. Oskar versuchte mehr zu sagen, aber die Worte zerbröselten, es kam ihm nichts über die Lippen.

»Sind das angenehme Träume?«

»Nein«, erwiderte er, »das sind keine angenehmen Träume.«

Kurze Zeit später: »Du stammst doch von diesem Zuckerbaron ab? Meine Eltern haben manchmal über ihn gesprochen, über all das, was er hat bauen lassen und so.«

»Davon hab ich weniger als nichts gehabt«, sagte Oskar, und erneut dachte er an den Priester, der sich für ihn wegen dieser sogenannten ruhmreichen Familiengeschichte interessiert hatte. Hatte ein Zuckerbaron ihn jemals verteidigt? Ein Rubenshut? Ein Aeroplan? Je größer die Geschichte, umso kleiner die Figuren darin, dachte Oskar. Wenn sein Stammbaum umfiel, würde nicht ein Geräusch zu hören sein.

*

»He, die Träume neulich? Was passiert darin?« Wiek stellte ihm die Frage Wochen später, an einem ruhigen Abend, menschenleere Straßen in der Stadt.

»Nichts.« Es war bereits etwas geschehen. Was konnte Oskar darüber hinaus schon berichten, abgesehen von seinen unvollständigen, fragmentierten, gestotterten Erinnerungen und Träumen, in denen Haut und Berührungen aufblitzten? Oskar erklärte, er wisse nicht mehr, ob seine Träume Varianten seiner Erinnerungen seien oder umgekehrt. Es sei so lange her. Er wollte sich bei Wiek für die Nachfrage bedanken, brachte es aber nicht über sich.

Doomerniks müdes, gepeinigtes Gesicht, was würde davon übrigbleiben, wenn man es jetzt, Jahre später, auf Film festhalten würde? Würde ein willkürlicher Betrachter des Fotos sehen: Das ist ein schlechter Mann? Und wenn nicht, was würde das dann über die Welt aussagen?

Oskar hatte sich selbst nicht schützen können, damals. Er war zu jung gewesen, zu unschuldig. Manchmal konnte er, auch jetzt noch, die ganze Nacht nicht schlafen, und erst am Morgen bemerkte er, dass seine Hände steif waren, weil er krampfhaft die Holme seiner Pritsche umklammert hatte. Symptome ohne Schmerz.

Immer häufiger wurde das Thema in ihren Gesprächen erwähnt. »Denkst du wieder an diesen Priester?«, fragte Wiek ihn dann.

»Vielleicht«, erwiderte Oskar.

»Dann schreib es doch auf«, schlug Wiek vor. »Wenn du alles wahrheitsgetreu beschrieben hast, taucht es möglicherweise weniger häufig in deinen Albträumen auf. Versuch es. Wer nicht kämpft, hat bereits verloren.«

Am nächsten Tag kaufte Oskar in einem Schreibwarengeschäft auf der Weteringschans ein Heft mit flexiblem

Einband. Als er am darauffolgenden Tag an einem Spielplatz vorbeikam, blieb er stehen und fing an zu schreiben, unordentliches Gekritzel, das nur er lesen konnte. Er notierte, was er noch wusste. Dass er, nach dem, was passiert war, nicht mehr in die Kirche gehen wollte. Samstagabends begann er jedes Mal zu zittern, am Montag beruhigte er sich wieder. Etwas war geschehen, versuchte Oskar seinen Eltern zu erzählen, der Priester habe ihn gestreichelt, und das sei nicht angenehm gewesen. Die beiden murmelten Unverständliches vor sich hin und sagten kein Wort. Normalerweise war Oskar ruhig, jetzt tobte er. Ihm war selten schlecht, jetzt musste er würgen. Er redete selten drauflos, jetzt stotterte er.

Die Eltern äußerten sich dezidiert: Nichts war geschehen. Oskar solle derlei Dinge nicht sagen. Sie müssten auch an ihren Namen denken, an das, was davon noch übrig war. Ob er ein guter Junge sein werde? Könne er das versprechen?

Und die blauen Flecke? Die sähen sie doch?

Die könne er sich überall geholt haben, meinten seine Eltern, er spiele immer so wild.

Die blauen Flecke waren grün und gelb, sie verblassten und verschwanden. Seine Eltern leugneten, dass es sie jemals gegeben hatte. Sie waren sich ihrer Sache so sicher, beinahe glaubte er ihnen.

Die Arbeiten in der Kirche machte Oskar nicht mehr, auch dann nicht, als seine Eltern ihn immer mehr drängten, beschämt wie sie waren, weil er sich dieser ehrenvollen Tätigkeit verweigerte. Die Freunde sahen ihn nun anders an, wenn sie ihn nicht sogar ignorierten. Weil er nicht die richtigen Worte fand, zeichnete er Doomernik immer wieder, mit einem stumpfen Bleistiftstummel, den er der Bastellehrerin stibitzt hatte, der eiskalten Frau de Koning. Er zeichnete mit großer Präzision, jedes Detail in Doomerniks Gesicht musste naturgetreu zu Papier gebracht werden, die struppigen Augenbrauen, die schmalen Lippen, wie er blinzelte und sich in einen Einäugigen verwandelte. Kein einziges Porträt kam der Wirklichkeit nahe genug. Wenn seine Mutter die Zeichnungen fand, landeten sie umgehend im Mülleimer, und Oskar bekam ein paar hinter die Ohren. Sie verpetzten ihn bei de Koning, die ihn zur Strafe zweihundert Mal »Du sollst nicht stehlen« schreiben ließ.

Seine Eltern fanden, er müsse sich mehr Mühe geben. Artiger sein, stärker. Er hörte zu und nickte. Er fügte sich. Immerhin war es seine Familie. Wenn es fror, kratzte er das Eis vom Gehsteig. Er stopfte Mutters Socken, mit einer Stopfnadel und einer Teetasse, erst die horizontalen Fäden, dann die vertikalen. Hin und wieder erlaubte sein Vater ihm, den Kohleneimer zu füllen. Das trockene, warme Geräusch von Kohlen, die aufeinanderpurzeln.

Doch manchmal konnte er einfach nicht mehr. Manchmal verlor er die Richtung. Fensterscheiben zerbrachen aber auch so leicht, es bedurfte nur eines ordentlichen Kieselsteins. Und die Menschen wurden so schnell wütend; ein einziges Mal nur an der Klingel gezogen, da rannten sie auch schon hinter einem her. Einmal bekam er zwei Wochen lang nur Brot und Wasser, weil er einen Wurm mittendurch geschnitten hatte. Inzwischen wusste Oskar nicht mehr so genau, was geschehen war. Wenn er daran dachte, bekam er stechende Kopfschmerzen, und seine Hände zitterten. Also besser nicht mehr daran denken.

Ja, nicht mehr daran denken, denn es sei ja nichts passiert, sagten seine Eltern immer wieder. Sei ein braves Kind. Hatte er etwa vergessen, was sie ihm erzählt hatten? Dass er der Knick in der Kurve sei? Ganz selten fuhren sie zum Campen zum IJzeren Man, einem Baggersee. Oskar rüttelte an merkwürdigen Zweigen und wich Pollenwolken aus. Als er einmal seinem Vater eine Streichholzschachtel gemopst hatte, zündete er einen Bausch Pappelwolle an; ein Feuerstreifen zwischen den Bäumen. Seine Mutter band ihn hinter ihrem Zelt mit einem festen Seil an eine Birke. Erst als er sich beruhigt hatte, wurde er losgebunden. Eines aber wusste er genau – dass er um keinen Preis ein Gotteshaus betreten würde, was er auch nie wieder tat.

Seine Abiturprüfungen rückten näher, ein halbes Jahr noch. Er teilte seinen Eltern mit, dass er, sobald wie möglich, in die große Stadt ziehen werde. »Breda?«, fragte seine Mutter.

»Nein, in die große Stadt«, erwiderte Oskar. »Amsterdam.« Er rührte mit dem Löffel in seiner leeren Teetasse. Stille im Haus. Aber diese Stille, so voller Fragen und Zweifel, kannte Oskar noch nicht.

»Was ist denn so schön dort, jenseits der großen Flüsse?«, fragte sein Vater.

Seine Mutter: »Was haben die Leute denn dort, was wir nicht haben, außer dem Gefühl, besser zu sein als wir?«

»Meine Gründe sind meine Angelegenheit«, antwortete Oskar vornehm, den Satz hatte er den stellvertretenden Bürgermeister einmal im Radio sagen hören. Amsterdam war nun einmal der einzige Ort, von dem er mit an Sicherheit grenzender Wahrscheinlichkeit sagen konnte, dass er keinerlei Ähnlichkeit mit Oosterhout hatte.

Als Oskar gegen Ende seiner Schulzeit einen Aufsatz schreiben musste, wählte er als Thema »Was meine Jugend in Brabant mir gebracht hat«. Der Tenor: viel zu wenig. Ein seltsamer Aufsatz, fanden seine Lehrer, aber er sei gut geschrieben, mit viel Überzeugung. Ja, Oskar sei ein Junge, der wisse, was er wolle.

Der neunzehnjährige Oskar, in der großen Stadt, dem Anti-Oosterhout, ging wieder weiter und ließ den Kinderspielplatz hinter sich. Das Heft ließ er ein paar hundert Meter weiter in das Maul eines Mülleimers gleiten. Solange er seine Erinnerungen nicht aufschrieb und sie niemandem anvertraute, so lange gehörten sie ihm. So konnte niemand jemals behaupten, er übertreibe oder, noch schlimmer, er lüge. Er schützte die Wahrheit, indem er sie nicht aussprach. Vor dem Schaufenster eines Fotogeschäfts blieb er stehen. Er sah sich gespiegelt in zwölf schwarzen Linsen.

*

Wiek hatte eine echte Nikon F bekommen, von einem reichen Amerikaner, den er auf dem Spui getroffen hatte. In Fachkreisen nannte man die F »Hockey Puck«, das Ding war so robust, dass Wiek einmal damit einen Nagel eingeschlagen hatte, als er den Hammer dem Gemüseheini geliehen hatte. Wie sein Mitbewohner schrieb Oskar sich an der Universität für Jura ein, um so einen kleinen Betrag von seinen Eltern zu erhalten, eine willkommene und in seinen Augen auch verdiente Unterstützung, während er versuchte herauszufinden, was er mit seinem Leben anfangen wollte.

Am angenehmsten fand er die Tage, an denen er mit Wiek loszog, um Fotos zu machen. Oskar machte ihn auf einen Matrosen aufmerksam, der minutenlang in die Morgensonne starrte, auf ein altes Paar, das sich beim Überqueren der Straße gegenseitig stützte – Oskar war ein Bildentdecker. Insgeheim begann er, sich selbst als zukünftigen Fotografen zu betrachten: Er hatte ein gutes Auge, schaute schneller und sah mehr als Wiek, der eigentlich recht statische Fotos machte, meistens von Geschäften mit wenigen Kunden. Etliche von Wieks Freunden waren ebenfalls Fotografen. Bis tief in die Nacht wurde in der Wohnung in der Nieuwe Looiersstraat, deren Luft blau war vom Javaanse-Jongens-Rauch, über wichtige fotografische Themen wie den Negativrand diskutiert, durch den sich der echte Fotograf von den angeblichen unterschied, die mit dem Negativrand nur herumschluderten. Das passe zum konservativen Geschmack der Masse, sagte Hoogenbirk in einer alkoholgetränkten Nacht. Niemand nannte ihn bei seinem altmodisch autoritären Vornamen Hendrik. Hoogenbirk öffnete das quietschende Schiebefenster, um ein wenig frische Luft ins Zimmer zu lassen, und kam zu dem Schluss, dass alle Fotos ohne Signatur letztendlich nur ein Stück Tapete waren. Oskar war sich nicht sicher, ob er solchen Aussagen zustimmen konnte – zudem war er kein Fotograf und hatte daher kein Rederecht –, doch dachte er noch darüber nach, als er im März '65 von seinem Ersparten seine eigene F anschaffte.

Amsterdam, März 1965, im Nachhinein ist es schwer, in der niederländischen Geschichte einen besseren Moment für einen angehenden Straßenfotografen zu finden, um seine erste Kamera zu kaufen. In den Monaten März, April und Mai war Oskar pausenlos in der Stadt unterwegs, nie ohne Kamera. Er hielt nur inne, um zu essen und zu schlafen. Durch die Ritzen der Bretter, die man am Zeedijk vor die Fenster genagelt hatte, drangen Gerüche ins Freie, junge Männer in Lederjacken schlenderten auf dem Bürgersteig, blieben vor dem Damenfriseur stehen, es roch nach Haarspray und billigem Parfüm. Die alten, verlassenen Lagerhäuser spiegelten sich zitternd in den Grachten. Kaputte Fenster, Scherben wie schiefe Zähne, lose hängende Giebelanker, rostbeleckte Steine. Der Geruch von Fäulnis, von schimmelndem Holz, vielleicht die Türen, vielleicht das Fundament. Er konnte sich vorstellen, ein Fotograf zu sein, denn er konnte sich wenig anderes vorstellen. Er war sich sicher, denn er war sich nichts anderem sicher. Er gehörte dazu, denn er war ein Außenseiter.

So viel man auch philosophierte, diskutierte und schwafelte, Oskar wurde das Gefühl nicht los, dass seine Vorstellungen vom Leben sich nur zeitlich begrenzt und oberflächlich mit denen von Wiek und seinen Freunden deckten. Er wusste, welche Standpunkte und Überzeugungen von ihm erwartet wurden, er sprach sie auch aus, er spielte eine Rolle, er passte sich an, er war ein *Stiller* in seinem eigenen Leben. Doch letztendlich kam es ihm vor allem auf seine Selbstständigkeit an, auf seine Freiheit. Mit der Gesellschaft beschäftigte er sich lieber nicht, sein eigenes Leben war kompliziert genug. Diese Ansicht trug er mit sich wie ein peinliches Geheimnis, das, einmal bekannt, zum Ausschluss aus Wieks Freundeskreis führen könnte, zu dem er an manchen Abenden mehr oder weniger gehörte, zu einer Verurteilung zu lebenslanger Zugehörigkeit zur Masse. Geld verdienen blieb für ihn der beste Weg, sich stark zu fühlen. Morgens trug er in aller Frühe Zeitungen aus, und über Beziehungen kam er an Schwarzarbeit, eine Mauer hochziehen, eine Küche demontieren. Jede Woche legte er Geld beiseite, für später. Manchmal dachte er, er sei der Einzige, für den der Begriff »später« eine Bedeutung hatte. Er zwang sich, nicht nach Hause zurückzukehren, sein früheres Leben hinter sich zu lassen. Er rief nicht bei seinen Eltern an, schrieb keine Briefe.

*

Dann brach der Sommer an, der Amsterdam veränderte. Jeden Samstag versammelten sich die Provos, so nannten diese Leute sich, am Spui, nur fünfzehn Gehminuten von der Nieuwe Looiersstraat entfernt, wenn man die Leidsestraat nahm, die bei Wiek und seinen Freunden Rue de Vaseline hieß, wegen des Rumgefickes der, wie Hoogenbirk sie nannte, »homosexuellen Mitmenschen«. Die Zahl der Versammlungsteilnehmer wuchs bis August von Woche zu Woche. Dann griffen die *Bullen* ein. Der Anlass war lächerlich: Ein von Jasper Grootveld weiß angestrichenes Fahrrad. Beschimpfungen gingen hin und her, es kam zu einer Rangelei, das Fahrrad wurde mitgenommen. Am darauffolgenden Samstag war es zum ersten Mal so richtig voll auf dem Spui. Oskar hatte sich etwas verdeckt positioniert, neben der Kneipe De Zwart, gute Übersicht. Als zwei Provos einen kleinen Blumenstrauß beim bronzenen Lieverdje ablegen wollten, wurden sie von Polizisten in langen schwarzen Mänteln überwältigt und in einem dunklen Kleinbus abtransportiert. »Bullen«, »Polypen«, »Büttel«, drei oder vier Umstehende trieben es zu bunt und riefen »Gestapo!«. Die Polizisten gingen zur Attacke über. Zwischen den panischen Schreien hörte Oskar dumpfe Gummiknüppelschläge, Menschen gingen zu Boden, wanden sich auf dem Pflaster des Spui. Oskar, der gewohnt war, nicht genau zu wissen, was er empfand, der seine Jugend überstanden hatte, weil er verdrängte, was in ihm vorging, um nicht verrückt zu werden, wusste jetzt genau, wer seine Mitstreiter waren und wer seine Feinde – nämlich die, die sich aufgrund ihrer Stellung für nichts verantworten müssen, die ihr Abzeichen als Schutzschild benutzen, die der Strafe entgehen. Er nahm sich Zeit, um die besten Bilder zu schießen, aus dem richtigen Winkel – von unten, sodass die Betrachter unbewusst nachempfanden, wie es sich anfühlt, wenn man von Polizisten angegriffen wird. Die poetische Streuung des Lichts bildete einen wunderbaren Kontrast zu den verbissenen Gesichtern der Beamten, zur Gewalt, zu dem umherspritzenden Blut. In jener Nacht tat er, steif vor Wut, kein Auge zu.

Drei Wochen später war Oskar in Oosterhout und machte eine umfangreiche Fotoserie von einem gewissen alten Priester, der mit vorsichtigen Schritten über die Straße ging, der am Anleger lange ins Wasser starrte, dem es sichtbar Mühe bereitete, die Türen seiner Kirche zu öffnen, und der sich vor dem Betreten seiner düsteren Wohnung in der Molenwiekstraat immer kurz umschaute. Fotos waren den Zeichnungen überlegen, die er einst von derselben Person angefertigt hatte, sie entsprachen mehr den Tatsachen, sie waren unumstößlich und absolut. Oskar positionierte sich in Büschen, unrasiert, mit einer Kappe auf dem Kopf. Seine Eltern besuchte er nicht. In der Nacht stand er in der nach Essig und chemischen Säuren riechenden Dunkelkammer, die Joep gehörte, einem der ältesten Freunde von Wiek. In einer Zimmerecke stand ein langhalsiges Vergrößerungsgerät aus einer alten Schokoladenfabrik. Auf der Anrichte warteten drei Wannen auf ihren Einsatz: Entwickler, Unterbrecher und Fixierer.

Auf dem Flohmarkt am Waterlooplein fand er ein paar Tage später auf einem Teppich mit lauter Kerzenständern, Amuletten und Lederjacken einen gut erhaltenen metallenen Kasten mit einem gelben Affen darauf, der lachend mit Zimbeln schlug. Ein kindisches Objekt, das ihm aus diesem Grund ins Auge sprang. Er hatte das Gefühl, sich dieser Dose erbarmen zu müssen. Er kaufte sie, legte die Negative seiner Oosterhout-Fotos hinein und schob die Kiste so kraftvoll unter seine Pritsche, dass es schepperte.

Oskar stand mit seiner Kamera bereit, als die königliche Kutsche von Rauch umwabert wurde. Dann hätte unsere zukünftige Königin eben keinen ehemaligen SS-Mann oder ehemaligen Wehrmachtssoldaten oder Hitlerjungen heiraten dürfen; auf jeden Fall war er kein ehemaliger Deutscher, im Gegenteil. Oskar fuhr mit dem Rad zum Nieuwezijds Voorburgwal, als die Druckerei von *De Telegraaf* belagert wurde; Ziegelsteine wurden durch die Fenster geworfen und auch ein paar Molotow-Cocktails, der schwindelig machende, schwere Geruch von brennender Tinte. Immer häufiger gelang es ihm, seine Fotos in Tages- und Wochenzeitungen unterzubringen. Er bezeichnete sich jetzt als Fotograf, egal, ob seine Eltern das nun gut fanden oder nicht. Sie fanden es übrigens nicht gut. Es wollte ihnen nicht in den Kopf, dass Fotograf ein echter Beruf war. Und wieso besuchte Oskar sie nie? Manchmal sagte sein Vater im schummrigen Wohnzimmer des Oosterhouter Elternhauses, er würde seinen Sohn nicht erkennen, wenn er ihm auf der Straße begegnete. Es klang eher nach einem Vorsatz als nach Besorgtheit.

Oskar hoffte, sein Leben könne so bleiben, wie es in jenem Jahr – 1966 – war. Genau so. Doch das sollte sich als Illusion erweisen, so wie jede Hoffnung, die auf Stillstand beruht.

In der Nacht nach den Unruhen auf dem Dam, am 25. August 1970, als Marineinfanteristen den Platz leerfegten, als Wasserwerfer Demonstranten von den Beinen holten, als Polizisten scharf schossen, kamen Wieks Freunde wieder zu ihnen in die Wohnung. Nach einigen Joints kam eine verworrene Diskussion über die *berittene Polizei* auf, nach Joeps Ansicht ein bescheuerter Ausdruck, weil er, so Joep, suggeriere, dass nicht die Pferde von Polizisten beritten würden, sondern die Polizisten von Pferden. Leider gelang es ihm nicht, seine Argumente einleuchtend zu formulieren. Die anderen, noch hitzig und aufgewühlt von den Unruhen, nahmen aus irgendeinem Grund Anstoß an Joeps Äußerung. Die ganze Atmosphäre war derart aufgeladen, dass jeder spürte, hier standen Freundschaften auf dem Spiel, auch wenn das später niemand würde erklären können.

Irgendwann, in der Pause vor dem nächsten Joint, wandte Joep sich an Oskar, der sich ganz offensichtlich über die uferlosen Diskussionen ärgerte, und fragte ihn, wo er denn eigentlich stehe, mit anderen Worten, wem seine Loyalität gehöre. Daraufhin sagte Oskar etwas, was er schon oft hatte sagen wollen: dass man ihn in Ruhe lassen solle.

Die anderen schauten sich fassungslos an.

Vielleicht sei es an der Zeit, etwas zu tun, anstatt immer nur zu reden. Oskar wusste, er ging zu weit, aber er konnte nicht zurück. Er trank einen großen Schluck Bier, um irgendwas in sich zu löschen, was aber nicht gelang. Dieses Geschwafel, sagte er, dieses Herumphilosophieren. »Ihr versteckt euch schon seit Jahren.« In kleinen Zimmern, immer zusammen, immer einer Meinung. »Geht doch mal raus. Schaut euch um. Schaut jemandem ins Gesicht.«

Hoogenbirk beschuldigte Oskar der Kapitulation. Die Stimmung kippte. Joep, der vollkommen betrunken war, verstand »Kollaboration« und nannte Oskar einen Nazi. Seine Freunde sahen Oskar lange an, länger als üblich, und dann schauten sie weg. Erwarteten sie etwas von ihm? Warum verteidigten sie ihn nicht? Wieso sagte Wiek nichts? Ein Nazi, er? Er sah den langen, dunklen Esstisch in der engen, von einer dürftigen Lampe erleuchteten Küche seiner Eltern vor sich, in dem Dorf, das er hasste, wo aber niemals jemand ihn als Nazi beschimpft hätte.

Ruhig sagte Oskar, sie könnten sich jetzt noch bei ihm entschuldigen.

Keine Chance. Entschuldigungen waren was für das beschissene Bürgertum.

Wortlos ging er ins Schlafzimmer und stopfte seine

Klamotten in den Koffer, mit dem er einst in die Stadt gekommen war. Er klemmte sich die grüne Kiste mit dem gelben Affen unter den Arm und ging zur Tür hinaus. So endete das kameradschaftliche Verhältnis zu Wiek, der Oskar ein Bett angeboten und mit dem er so lange im Halbdunkel geredet hatte, bis die Sonne aufging. Vielleicht hatte sich der Bruch schon angekündigt, vielleicht auch nicht, Oskar würde aber auf jeden Fall keinen Rückzieher machen. Er stieg die Treppe hinunter, drückte die Haustür mit der Schulter auf, wie er es immer tat, mit dem spitz hervorragenden Knochen. Er hörte noch, wie Hoogenbirk »Verräter!« rief, und das war's dann.

Weil er nach sechs Jahren in Amsterdam jeden in der Nieuwe Looiersstraat kannte und natürlich auch, weil er sich von diesen Idioten nicht wollte vertreiben lassen, bezog er wenige Monate später in derselben Straße ein neues Apartment, eine Eigentumswohnung zudem, die schien langfristig günstiger zu sein. Die Wohnung war ein Schnäppchen, fast ein Jahr lang hatte niemand dort gewohnt, und es dauerte Tage, bis er den Geruch von Staub und stehendem Wasser aus den Räumen hatte. Über einen Bekannten im Hafen beschaffte er sich einen Haufen Gerüstbretter, die er selbst auf Maß sägte. Zutiefst zufrieden zwickte er sich die Splitter aus den Händen, die Zimmer erfüllte der süße, angesengte Duft von Sägemehl. Wenn er und Wiek sich auf der Straße begegneten, nickten sie einander flüchtig zu. Am Wochenende ging er allein ins Ponderosa in der Warmoesstraat, eine Gaststätte mit wenig Anspruch. Inhaber war der bekannte Stuntman Hammy de

Beukelaar. Dort lief Funk und Soul, es war dunkel und feuchtkalt und entsetzlich laut. Den peinlichen Besuch beim Nillenflicker auf dem Groenburgwal, der seinen Tripper heilte, genoss Oskar.

Mit seinen Fotos, die ihm von Zeitungen und Magazinen abgekauft worden waren, hatte er ordentlich verdient, und als die Fernsehreklame aufkam, war damit ein vollkommen neues Feld von Einkommensquellen angebohrt. Vorher war Geld verdächtig gewesen, es stank. Doch nun nahm entweder der Gestank ab, oder immer mehr Menschen taten so, als röchen sie ihn nicht. Oskar roch ihn sehr wohl, doch er hatte alles gesagt, was es zu sagen gab. Ihm war klar, dass all die Träumer in der Stadt eines Tages um sich schauen und denken würden: Okay, gut, doch wo wohne ich eigentlich? Und warum haben meine Nachbarn eine schönere Wohnung als ich, ein sicheres Zuhause? Oskar betrachtete sich als jemanden, der den anderen schlicht voraus war, das war alles.

Eines Tages würde er in der Lage sein, etwas für sich zu kaufen, nicht einfach nur eine Wohnung, sondern ein Zuhause, größer und heller als das Haus, in dem er aufgewachsen war, mit lauter Zimmern und Sachen, laut würde es sein und nach frisch gekochter Suppe riechen. Vielleicht würde er eine Dunkelkammer einrichten, in die er dann hin und wieder verschwinden würde. Doch er würde immer wieder herauskommen. Und würde da jemand sein, der fragte: Wo warst du nur? Vielleicht war es eine Frau, vielleicht auch eine Tochter. Ganz vielleicht würde es ein Sohn sein.

Im Fell einer Katze

Moor fährt aus dem Schlaf und massiert die deutlich hervortretenden Adern in seinen Waden, bis die Spannung gewichen ist. Durch eine Öffnung im Vorhang betrachtet er den am vorigen Abend angerichteten Schaden: ein vom Mond beschienener Feuerkorb voll Ascheresten, eine leere Flasche Captain Morgan. Es ist Viertel vor sechs, Tessel hat ihm in der Nacht eine Nachricht geschickt. Ob er, während sie sich um die Einäscherung kümmert, den Text für die Traueranzeige verfassen könne? Muss heute passieren. Tessels PS: »Schon eine komische Situation jetzt mit Küken Cat, oder?« Von seinem selbst konstruierten, von Lederriemen und Metallringen zusammengehaltenen Hochbett aus betrachtet er seine Schwester, die mit angezogenen Knien schläft. »ziemlich blöde situ, ja :|«, simst er Tessel zurück. Dann schickt er eine zweite Nachricht: »okay, sis, mach ich«. Doch was will er über seinen Vater berichten? Was will er denn eigentlich sagen? Er bleibt liegen, eine Viertelstunde, eine halbe Stunde.

Ein Blitz erleuchtet den Himmel, weniger als eine Sekunde, ansonsten kein Krachen, kein Knistern. Früher einmal, als Moor sieben oder acht war und Simba streichelte, da entstand zwischen seinen Fingerspitzen und dem Katzenfell ein winziger, verschnörkelter Funkenregen. Moor starrte auf seine Finger und richtete die Arme auf Vasen und Stühle, um zu sehen, ob er Blitze schießen könne, so wie der Emperor (Empurror) aus *Star Wars*. Abends bei Tisch erzählte Moor, was sich beim Streicheln der Katze ereignet hatte, und fragte, ob diese Blitze dieselben seien wie die Blitze draußen. Oskar nickte. »Aber Papa, wie kann das sein?« Oskar gab die Frage an die andern weiter. Tessel grübelte, doch fand keine Antwort. Cat benötigte ihre gesamte Konzentration für ihr Spiel mit dem Apfelmus. Als das Schweigen lange genug gewährt hatte, sagte Oskar, es sei nur eine einzige Schlussfolgerung möglich: Die Welt sei eine große Katze, und sie lebten im Fell dieser Katze. Wieder herrschte Stille am Tisch, alle waren beeindruckt.

Moor reißt ein Blatt aus einem Block, schreibt, grübelt, schreibt weiter. Bald darauf beginnt Cat zu schmatzen, sie knurrt leise, ihr Atem geht schneller. Er überlegt, sie auf spektakuläre Weise zu wecken, vielleicht mit einem lauten Knall, irgendwo hat er noch ein paar Böller, von Henk the Tank. Doch da öffnet sie schon die Augen.

Eine Viertelstunde lang steht er in der Türöffnung, bereitet sorgfältig die Eier zu, er schlägt auf, gibt in die Pfanne und rührt. Ein Handtuch über die Schulter geworfen und in seinen Slippern macht sich Cat auf den Weg zu den Gemeinschaftsduschen. Sie hat Oskars Gang, eine abgeschaute Gehweise, geliehene Bewegungen. Einen Moment fühlt es sich an, als wären sie auf einem Campingplatz, so wie früher. Im Zelt der Geruch von Citronella, der Geschmack von frischen Buttercroissants beim Aufwachen und das schlummernde Gefühl, jeden Tag der Ferien wiederholen zu können, die daher nie wirklich begannen und nie wirklich endeten. Während die Eier in der Pfanne brutzeln, wirft er drei Paar Sportsocken, einige vom Lastwagen gefallene Heineken-T-Shirts aus Baumwolle und das Einäscherungskostüm in ihren Koffer. Man sieht sofort, dass sie gedankenlos ein paar Sachen hineingestopft hat: Highheels, einen seriösen Rollkragenpullover, eine Mappe mit Unterlagen, etwas Unterwäsche, irgendein dickes Buch mit Leineneinband, keine Socken, ein einziges T-Shirt. Das Geschenk, die gute Tat verschafft ihm im Voraus Verzeihung, die Neugierde ist einfach zu groß. Er hält den Umschlag gegen das Licht. Tatsächlich, ein Schlüssel. Nachdem er den Umschlag wieder weggepackt hat, streut er Meersalz und ein paar Chiliflocken in die Pfanne.

Ach, Catje, schön, dass sie so nett mitgetrunken hat gestern, nicht einen Moment hat er sich von ihr, der zur Testamentsvollstreckerin Gekrönten, verurteilt gefühlt. Sie hat das Gymnasium besucht, was er, seinem Gefühl nach, bestimmt auch gekonnt hätte, doch er hatte bereits früh eingesehen, dass man Weisheit nicht in Büchern suchen sollte, sondern im Leben selbst. Sie hatte sich mit hübschen, besonnen Freundinnen umgeben, einer Merel, einer Judith, die beiden waren sogar unzertrennlich gewesen. Cat hatte Stipendien an Land gezogen, sie war dem Ivy-League-Voodoo erlegen, während er es als Student der Geschichte nicht einmal eine Woche ausgehalten hatte; man hatte es ihm schlichtweg unmöglich gemacht zu bleiben.

Sein erstes Seminar fand am ersten Septembermontag des Jahres 2000 statt, nach Tessel war Moor die zweite Person in der Familiengeschichte, die eine Universität besuchte, immerhin noch ein halber Pionier. Er hatte viel gefeiert und wenig geschlafen, Wochenenden dauerten mitunter Wochen, Kater hatten die Tage miteinander verbunden. Vollkommen ausgelaugt nahm Moor seinen Notizblock. Ein gepeinigter Mann mit schütterem Haar stellte sich ans Pult, offenbar Professor für mittelalterliche Geschichte. »Schaut mal nach links«, quäkte der Mann, »und wendet euren Blick dann einmal nach rechts. Statistisch gesehen, werden eure Nachbarn ihr Studium schmeißen. Wir leben in einer Zeit, in der einfach jeder ein Studium aufnehmen können muss. Aber die Wahrheit ist, nicht jedem ist es gegeben. Okay, holt eure Textsammlung hervor, wir liegen im Zeitplan zurück.« Zwei Tage grübelte Moor über die entmutigenden Worte des Professors, fluchend studierte er die Textsammlung, ein siebzig Gulden teures Unding aus gehefteten Blättern über die Burgunder und Hugenotten. Er beschloss, dem Professor eine Mail zu schicken, in der er ihm sein Herz ausschüttete, über das Kind, das besser lernt als der Erwachsene, über Wissen, das manchmal der Feind der Weisheit ist. Noch am selben Nachmittag erhielt er eine Antwort: Er habe vergessen, in der Mail seine Matrikelnummer zu nennen, ohne Nummer könne der Professor nichts für ihn tun, er müsse jede Stunde seiner Arbeitszeit nachweisen können. Moors Matrikelnummer?

Er rief Gerri an, einen alten Freund aus der Schule, der beschlossen hatte, ein Sabbatjahr zu nehmen. Das erste von vielen, wie sich später zeigen sollte. Tatsächlich nahm er so viele Sabbatjahre, dass die Bezeichnung ihren Sinn verlor, was Gerri jedoch erst sehr viel später einsah, als er Dauergast im Gesundheitsamt war. Eine Stunde nach dem Anruf saßen sie in Gerris verbeultem vw-Bus und waren unterwegs nach Paris, Elises Traumstadt. Moor nahm sich vor, ihr jeden Tag eine Ansichtskarte zu schicken, was er jedoch kein einziges Mal tat. Vier Tage lang wohnten sie im Wagen, den sie in einer Gasse im alten Judenviertel geparkt hatten. Moor und Gerri tranken roten Merlot, einen Getränkekarton nach dem anderen, knallvoll mit Sulfit. Sie kämpften sich durch Baudelaire-Taschenbücher und diskutierten darüber, was der reinste Ausdruck von Freiheit ist: die Eltern verleugnen, selbst Kinder bekommen oder in die Seine gehen. Die Sonne brannte, ihre Gesichter waren rot und aufgedunsen. Eine Libelle brummte träge vorbei, sie schauten ihr gemeinsam nach.

Kurz vor dem Schlafengehen qualmten sie widerliche, billige Zigarren. Wenn der VW-Bus voller Rauch war, würden keine Mücken in seine Richtung schwärmen. Als Gerri eines Morgens die Türen öffnete, sagte Moor, er werde sich an der Uni exmatrikulieren, er sei kein geborener Student. Gerri brach ein Baguette entzwei und meinte, 1968 wäre Moor der perfekte Student gewesen, als sie hier – mit seinem linken Arm vollführte Gerri eine weitausholende Geste in Richtung Stadt – auf die Straße gegangen seien, um ihre Freiheit einzufordern. Du und ich, sagte Gerri, wir können die Universität nicht verlassen, weil die Universität uns bereits vor langer Zeit verlassen hat. Von der Türöffnung aus beobachteten sie schweigend, wie ein Stück weiter, wo die Gasse in die Straße überging, echte Pariser vorübergingen, die in lässigem Argot die Welt kommentierten – es war alles viel zu viel. Es war alles viel zu wenig.

Der Moment, in dem Moor seine Freiheit einforderte, in dem er im Geiste ein echter Pariser wurde, kam Wochen später, als er seinen Vater besuchte, um ihm zu berichten, dass er sein Studium geschmissen hatte. Sie saßen in der Küche. Die Scheidung lag einige Jahre zurück, Oskar arbeitete pausenlos, Teller standen aufgestapelt im Spülbecken, die Batterien in der Uhr waren nicht ersetzt worden. Oskar schob ihm einen Becher bitteren Kaffees hin, die Milch war alle. Nachdem er seinen einzigen Sohn angehört hatte, sagte er nur, Moor müsse sich darüber im Klaren sein, dass er, Oskar, ihm nun kein Geld mehr überweisen werde. »Dein Scheißgeld kannst du behalten«, erwiderte Moor daraufhin, der Beginn einer Wutrede, die er oft geübt hatte, im Bett, unter der Dusche und auf dem Fahrrad, die jedoch nie ausgesprochen werden würde. Mit dem Handrücken fegte Moor den Becher brüsk vom Tisch. Oskar schaute nicht auf den Fußboden, auf die Scherben, nicht auf die schwarze Pfütze auf dem Linoleum. Er stand stattdessen auf, ging zu den Küchenschränken, nahm eine große kristallene Salatschüssel heraus, hob sie in Augenhöhe und ließ sie fallen. Ein glasklarer Knall, Hunderte Splitter. Dann setzte er sich wieder.

Die Haustür knarrte. Cat kam aus der Schule zurück, eine Siebtklässlerin mit einem riesigen Schulranzen, den sie vom Rücken gleiten ließ. Selbst diese Handlung verrichtete sie sehr geschmeidig, ganz anders, als er es früher gemacht hatte. Er hatte seine Tasche immer wütend oder ausgelassen gegen sein Fahrrad geworfen, wo sie den ganzen Tag liegen blieb und sich allmählich mit dem Regenwasser vollsog, das von den Schutzblechen getropft war. Cat starrte auf das Chaos in der Küche und ging nach oben. Und jetzt, zwanzig Jahre später, kommt sie auf ihn zu, mit nassen Haaren, eine Tochter ohne Vater. In der Hand hält sie ein Blatt, das sich im Wind krümmt. »Auch sehr angenehm«, sie hängt das Handtuch über seine Wäscheleine, »eiskalt duschen.«

»Wie gut ist dein Französisch eigentlich?«

»Ruque«, antwortet sie. »Wieso hast du eigentlich ein Tattoo von einem Musketier auf deinem Hintern? Das ist doch neu, oder?«

»Lendenbereich, meine Liebe. Hat mir ein Kumpel gestochen. Und es ist nicht irgendein Musketier. Es ist d'Artagnan. Der nette Musketier.« Nicht ohne Mühe legt er den Mittelfinger um den Ringfinger, die Westside-Geste, die früher besser zu ihm passte, wie er einsieht.

»Du tust, als hättest du zwischen den Musketieren wählen müssen. Du konntest dir buchstäblich alles aussuchen. Einen süßen Löwen, ein Tribal, zur Not etwas aus der Kabbala.« Sie füllen schweigend ihre Teller, essen wortlos. »Hast du keine Angst davor, wie es aussieht, wenn du alt bist? Im Pflegeheim, mit einem solchen Tattoo?«

»Das wird dann meine geringste Sorge sein. Denk nur an das Stoma, das ich dann mitschleppe? Oder die verdammte Osteoporose? Zum Glück sind wir dann zusammen dort. Zu dritt. Die Könige und Königinnen von der dritten Etage. Gemütlich Bingo spielen. Und Tessel wird natürlich wieder mogeln.«

»Mogelt sie denn?«

»So gut, dass es keiner merkt.« Die Blätter an den Bäumen haben sich gelb gefärbt, der Herbst ist seine Lieblingsjahreszeit, weil der Verfall auf solch eine würdige Weise dargestellt wird, voller Mitleid. Im Frühling fühlt er sich meistens alt, träge, als würde die Jahreszeit schneller fortschreiten als er, als erfordere sie eine Klarheit, eine Vitalität, die er nicht mehr aufzubringen vermag. Er nimmt sich vor, Cat irgendwas zu fragen, etwas Einladendes. Nun ja, er glaubt einfach nicht an Freud, an die Trennung zwischen hohen und niederen Instinkten, Menschen sind alles gleichzeitig, das Göttliche und das Nichtige, das Größte und das Kleinste. Er bringt kein Wort über die Lippen, sondern beschließt, sie zu schonen und die Situation nicht noch zu verkomplizieren, indem er von einer Geschäftsidee berichtet, die ihm unlängst eingefallen ist: der Freudianer-Slip, eine Unterhose mit Freuds Porträt darauf, die in jedem Souvenirladen liegen könnte. Moor hielt sie für seine beste Business-Venture-Idee, besser noch als die für das Wollgeschäft Häkelkreuz oder die ungarische Restaurantkette Archipel Gulasch. Schließlich fragt er seine Schwester, ob sie noch Kontakt zu ihrer Schulfreundin Judith hat.

Cat lächelt schwach und schüttelt den Kopf.

Er erinnert sich gut daran, wie er von ihrer Mutter erfuhr, dass Cat zur NYU zugelassen worden war. Moors äußere Reaktion, die er auf jeder Party unter die Leute brachte: Stolz auf seine kleine Schwester. Sie hätten ja schließlich auch ziemlich viele gemeinsame Gene, und dabei tippte er sich mit dem Zeigefinger an die Schläfe. Seine innere Reaktion: Schmerz. Nicht weil er es ihr nicht gönnen würde, sondern weil dies der unumstößliche Beweis für einen Gedanken war, den er schon länger hegte: dass Cat irgendwie *hors catégorie* war. Cat wurde anders behandelt als Tessel und er, milder und mit mehr Respekt, sogar von ihren eigenen Eltern. Tessel bemerkte das auch, er sah es ihr an, wenn Cat von ihrem Vater ein Kompliment bekam; dieser verletzte

Blick, den sie dann schnell und geschickt überspielte, meistens indem sie etwas Pseudointellektuelles sagte. Cat hatte die Rolle der Deputierten erhalten, der Perle der Familie, sie war über die anderen hinausgewachsen. Er hat ihr dieses Dilemma, auf das er so viele Stunden verwandt hatte, nie vorgelegt: War sie den Entmutigungen der Professoren besser gewachsen gewesen? Oder hatte sie sich die nie anhören müssen?

»Ehe ich es vergesse«, sagt sie. »Jemand hat mir das gegeben, ein Aufseher oder so. Irgendetwas wegen Rechnungen. Er sprach von einem Mediator. Ich glaube, er schlug vor, mal mit so jemandem zu reden.«

Vielleicht hätte er nicht darüber verwundert sein müssen, dass Oskar Cat zur Testamentsvollstreckerin gemacht hat; sie ist an einer sauteuren Universität, und er schlägt sich mit den Rechnungen für seinen Wagen herum. Moor nimmt das Blatt, zerknüllt es und steckt es in eine der hinteren Hosentaschen. »Mediator Schmediator.« Er kennt sich aus mit Gerichtsvollziehern. Das sind auch nur Menschen. Es gibt keine Kreuzungen, nur Wege, auf denen man Schritt für Schritt unterwegs ist. »Wir haben Wichtigeres, um das wir uns kümmern müssen.«

»Hast du gerade wirklich Mediator Schmediator gesagt?«

»Schau mal. Ich weiß nicht, ob dir das jetzt gerade passt, du bist natürlich müde, Jetlag und so, doch wie dem auch sei, ich habe einige Dinge über ihn aufgeschrieben. Über Oskar. Wenn ich das jetzt lese, denke ich: War er das tatsächlich?«

Cat fängt an zu lesen und legt das Blatt kurz darauf neben sich.

»Du findest es schlecht.«

»Ich weiß nicht, ob ich verstehe, was du damit meinst, wenn du schreibst, wir würden im Fell einer übergroßen Katze leben. Vielleicht hast du das aus einem argentinischen Gedicht, oder du hast es dir selbst ausgedacht, was natürlich nur umso schöner wäre. Doch möglicherweise müssen wir versuchen, ein etwas allgemeineres Bild zu finden, oder auch gar kein Bild, vielleicht ist es für Außenstehende leichter, wenn wir uns kurz fassen, sehr sachlich, Name und Todestag, Zeit und Ort der Einäscherung. Aber das müssen wir kurz mit Tessel besprechen. Möglicherweise hat sie auch bercits eine Entscheidung getroffen. Ich bin ja erst später dazugekommen.«

Ein allgemeineres Bild. Er erwidert nichts.

»Ach«, sagt sie. »Lass uns einfach die Katze nehmen.«

»Ja, wirklich?« Er würde gerne weniger verletzlich klingen, doch es gelingt ihm nicht.

»Ja. Ich … ja.«

»He, was ist, Kleines? Alles wird gut.«

Sie zieht ihre Beine hoch und legt die Arme um die Knie, das Bier-T-Shirt dehnt sich entsprechend. Sie nimmt ein Augenlid zwischen Daumen und Zeigefinger und zieht daran. »Ich bekomme manchmal kaum Luft.«

»Machst du das wieder?« Er deutet auf ihr Auge. »Nicht, hörst du. Es gibt bereits genug Schmerz in der Welt.«

Der Himmel zieht sich zu, aschgraue Wolken, das pfeifende Geräusch des Windes, der an Stärke zunimmt. »Gleich fängt es an zu regnen«, sagt sie.

»Ich spüre es auch«, antwortet er.

Der große Roman

Das gellende, Gänsehaut verursachende, metallene Kreischen setzt so unmittelbar neben ihren Ohren ein – die Ziegelsteinmauern ihres Hauses sind nicht übertrieben dick –, dass Tessel, als sie um 7:45 Uhr aus dem Schlaf schreckt, einen Moment lang das Gefühl hat, das Geräusch zu *sein*, dass es ihr armes Hirn ist, das knirschend zum Stillstand kommt. Eine Sekunde später sind Mikro- und Makrokosmos bereits wieder getrennt, und ihr ist klar, dass es die Handwerker sind. Nervigerweise hat Henk-Maarten seine Augen noch geschlossen. Zu mehr als sich ärgern ist sie nicht in der Lage, es gelingt ihr nicht einmal, einen Gedanken zu formulieren, geschweige denn, sich bewusst zu machen, dass etwas Schlimmes passiert ist, etwas allem den Boden Entziehendes, und auch nicht, sich zu fragen: Was war das gleich noch? Sie gleitet aus dem Bett und betrachtet ihr Gesicht im Badezimmerspiegel – kleine Pupillen, aufgedunsene Augenringe, graue Haut. Im Spiegel hinter dem Behälter mit Henk-Maartens Aquafresh-Bürste sieht sie, wie er in aller Ruhe aufsteht. Er macht dreißig Liegestütze und kommt dann zu ihr ins Bad, sein schlaffer Penis pendelt hin und her. Sie geht rasch nach unten, wo sie versucht, sich in all dem Lärm an ihre Morgenrituale zu erinnern.

»Wie lange stehst du hier schon?« Henk-Maarten trägt Anzug und ist rasiert. Er fragt Tessel, ob sie Clio schon geweckt habe, ob sie den beiden Handwerkern, mehr sind es nicht, vielleicht schon einen Kaffee angeboten habe, man müsse sie bei Laune halten.

»Das sind keine Grizzlybären«, erwidert sie. Ja, wie lange steht sie hier eigentlich schon? Sie geht zum Wasserhahn, um ihre Handgelenke im Wasserstrahl zu kühlen, doch als sie ihn aufdreht, schießt ihr ein heimtückischer Spritzer ins Auge.

»Okay, gut«, sagt er. »Ich kümmere mich darum, dass der Morgen geregelt läuft.«

»Hast du vielleicht Zeit, den Wasserhahn zu reparieren?«

»Nicht *jetzt* jetzt. Heute Abend. Okay, Clio kommt also zu spät. Gut, ich bringe sie. Leg dich doch noch ein wenig hin, wenn du magst. Gönn dir ein bisschen Ruhe. Hast du übrigens darüber nachgedacht, ob du ein paar Worte sagen willst?«

»Ein paar Worte sagen?«

»Ob du eine Rede halten willst.« Zum Glück fing er nicht wieder mit dem Erbe an oder sagte etwas zum nächtlichen Ausflug zu ihrem Elternhaus. Vielleicht hat er gar nicht gemerkt, dass sie weg war. Sie geht zurück ins Schlafzimmer, wo es für einen Moment still ist, und sinkt aufs Bett. Weit weg findet der gewöhnliche Morgen statt, Clios Stimme, das Fauchen der Therme beim Zünden der Gasflamme. Sie zieht die Decke über sich.

Nachdem das Auto weggefahren ist und sie das Gurren einer Taube hört – ein Geräusch, das sie früher in ihrem Kinderbett zu imitieren versuchte –, nimmt sie ihr Moleskine.

Sie schließt die Augen, sieht die alte Wohnung vor sich und setzt ihren Rundgang fort. Ihr Kinderzimmer, das Hochbett, beklebt mit lauter Prinzessinnen-Stickern, die sich später nicht mehr vollständig abkratzen ließen. Die hölzernen Sprossen der Leiter am Bett, im Winter eiskalt, schnell klettern. Der weiße Flur, Bücherregale an beiden Wänden. Das Wohnzimmer. Die Couch, auf der sie so oft gelegen hat, den Kopf auf ihres Vaters Bauch, das Papakissen. Sie legt sich hin und spürt, wie der Bauch ihres Vaters größer und kleiner wird, sie schnuppert an seinem Hemd, Zigaretten und Kaffee; sie sieht die Furchen in seinem Gesicht, wenn er über irgendetwas im Fernsehen lächelt, einen faden Witz, jemand, der stolpert. Obwohl ihr die Erinnerungen – eigentlich sind es Erinnerungsmosaiken, zusammengesetzt aus Hunderten von kleinen und unvollständigen Eindrücken – einen Kloß im Hals bescheren, behält sie ihrem Gefühl nach die Kontrolle, sie bestimmt, welche Erinnerungen Raum bekommen und welche nicht. Doch als sie ihn husten hört, zunächst ein Hüsteln und danach ein Altmännerröcheln, übernehmen die Erinnerungen die Regie. Sie wird gezwungen, ihren keuchenden, um Luft ringenden Vater zu betrachten. In seismografischer Kurzschrift versucht sie, Gedanken an ihren Vater im Moleskine zusammenzufassen.

Die Stimmen der Handwerker werden lauter, Amsterdamer, im Stadtviertel Jordaan häufige Akzente. Offenbar haben die beiden sich beraten und sind zu einem Entschluss gekommen, denn nun ertönt ein lauter Schlag auf die Außenmauer. Als hätten sie auf den Moment gewartet, in dem sie ihre Konzentration am dringendsten braucht, bricht der Lärm los, ein singendes, durchdringendes Geräusch, das sich nicht dämpfen lässt, weder indem sie sich die Hände auf ihre Ohren presst, noch dadurch, dass sie sich die Decke wieder über ihren Kopf zieht. Nach ein paar Minuten begibt sie sich, die Ohren immer noch mit den Händen abschirmend, auf einen Streifzug durchs Haus, alles, um nur ja dem Lärm zu entfliehen. Doch die Geräuschquelle scheint ihr zu folgen, Zimmer und Flure schrumpfen. Beklommen und von Übelkeit geplagt zieht sie eine Jogginghose und einen Pullover an und flieht ins Freie, wo der Himmel farblos wie das Wasser in einem Aquarium ist.

Auf dem Keverdijk ist von dem alles beherrschenden Geräusch nur noch ein leises Greinen zu hören, das, nachdem sie die Schrebergärten hinter sich gelassen hat, vollkommen verschwunden ist. Sie geht an der Grundschule vorbei, an den mit Schilf bedeckten Ufern, wo andere Mütter ihr Frühjahrsschwimmen veranstalten, und an der Festungsmauer entlang und betritt dann, durch die Utrechtse Poort, das alte Festungsviertel von Naarden. Aus der Bäckerei Kwakman strömt der Duft einer neuen Ladung Pains-au-chocolat mit viel Butter, der alte Meyer kommt aus seinem Laden, um ihr zu sagen, er habe speziell für Henk-Maarten und sie einen besonderen Spätburgunder beiseitegelegt. Sie nickt ihm bestätigend zu. Bei der Buchhandlung Op 't Hoekje, wo sie ein paar Lesungen hatte, bleibt sie stehen. So wie sie es in den vergangenen Monaten des Öfteren getan hat, versucht Tessel diese vertrauten Straßenzüge von Naarden und Naarden Vesting, die Szenerie ihres täglichen Lebens, in eine Kulisse umzuformen. Sie kauft eine Zeitung, traut sich aber nicht, zu den Todesanzeigen zu blättern.

Die Idee zum Roman kam ihr vor vier Jahren, nachdem Clio, die zum ersten Mal Erdkundeunterricht gehabt hatte, meinte, sie könne in der Badewanne hören, dass die Kontinente sich verschieben. Sorgfältig auf jede Abweichung bei den kognitiven Fähigkeiten ihrer Tochter achtend – unterschiedliche Formen von Autismus waren grade das Thema der Mütter auf dem Schulhof –, fragte sie, was Clio damit meine. Sie solle nur mal darauf achten, wenn sie das nächste Mal mit den Ohren unter Wasser in der Wanne liege, dann könne sie hören, wie sich die Welt verschiebt. Sie musste Clio recht geben, wenn man sich halb unter Wasser befand, war jeder Herzschlag ein Donnern und jedes Murmeln ein Erdbeben. Alles, was klein war, wurde groß. Wenn man diesen Gedanken, dass Menschen mit gemächlichen Leben möglicherweise mehr hören und sehen als Menschen mit einem schnellen und spektakulären Leben, dass auch das Prosaische mythisch sein konnte, in einem Roman zum Ausdruck bringen könnte, dann verfügte sie über etwas Außergewöhnliches, etwas Essenzielles, das zudem noch gut zu der schon lange in ihr schlummernden Faszination für den allwissenden Erzähler passte.

Leider war ihr Lektor von der Idee nicht gerade begeistert gewesen. Vor einem Jahr hatte sie ihn im Verlag besucht. Als sie sein Büro betrat, sah sie aus dem Augenwinkel ihr Porträt an der Wand, das man schon seit *Sans rancune* benutzte. Der Lektor, ein Überbleibsel aus der goldenen Zeit der Buchbranche, der früher übrigens regelmäßig in Delikatessenläden teures Olivenöl stahl, indem er die Flaschen unten im Kinderwagen versteckte und der Kassiererin huldvoll zunickte, hatte einen grauen Haarschopf und einen altmodisch entschlossenen Händedruck, so einen, mit dem Männer etwas bekräftigen. Tessel und er arbeiteten schon seit Jahren zusammen, meist zur beiderseitigen Zufriedenheit, obgleich ihr Vertrauensverhältnis ein paar Schrammen bekommen hatte, als er, es war die Zeit, in der Clio jeden Moment aus Tessel hervorbrechen konnte, ihr erklärt hatte, sie müsse jetzt »ganz unbedingt« ein Buch über Schwangerschaft schreiben. Einen Titel habe er auch schon: *Madame Ovary*.

Der Lektor ließ beim Italiener um die Ecke Kaffee holen, dazu Cannoli und Sfogliatelle. Der Verlag feierte den Erfolg eines Autors, den Tessel aus Neid nie gelesen hatte und dessen Romane, die samt und sonders von zutiefst unglücklichen Familien handelten, am Markt fachmännisch als »Urlaub zwischen zwei Buchdeckeln« platziert wurden. Es war nicht so, dass Tessel keine Höhen erlebt hätte, es gab genug Argumente, sie als »erfolgreich« zu bezeichnen, als *established* oder sogar *arrivé*, was auch geschah, in Interviews und Zeitungen. Leider gab es jedoch auch genug Argumente dafür, das Gegenteil zu behaupten: Sie war nicht reich, für das Auskommen der Familie sorgte Henk-Maarten; Tessel bekam zwar Fanpost, die der Verlag verlässlich an sie weiterleitete, doch eigentlich wurde die auch immer spärlicher. Sie war nicht in den Pantheon jener Schriftsteller aufgestiegen, deren Namen bekannter als ihre Bücher waren. Immer war ein Autor (m/w/d) erfolgreicher als sie. Dieser Autor hatte leider Dutzende Gesichter und wurde täglich ausführlich interviewt, im Radio, im Fernsehen oder in der Zeitung. Wider besseres Wissen hoffte Tessel weiterhin auf einen unumstößlichen Beweis, ein Foto oder eine Statistik, etwas, das sie vorzeigen oder zitieren konnte, woraus zweifelsfrei hervorging, dass sie nicht in Vergessenheit geraten würde.

Der Lektor fuhr mit der Hand durch seinen grauen Schopf, die muschelförmigen Sfogliatelle knisterten beim Hineinbeißen. »Dich beschäftigen doch nicht immer noch die Rezensenten oder das Krakeelen auf Twitter? Mit wem hattest du noch mal Streit? Jemand mit Einfluss, das weiß ich noch, das war unglücklich. Aber das war damals. Wir hatten uns mehr von *Der Uhrenmacher* versprochen, das ist kein Geheimnis und auch keine Schande. Aber es geht weiter. Können wir nicht vielleicht vereinbaren, dass du das Ganze vergisst? Woran arbeitest du gerade so?«

Es war ihr nie um einen bestimmten Rezensenten gegangen, um irgendein einfach so dahingesagtes Urteil auf Twitter. Es ging darum, dass manche Menschen solchen Urteilen Glauben schenkten, dass dies eine neue, beklemmende Wirklichkeit war. Menschen, die die Bücher nicht lasen, sondern blind glaubten, was in der Zeitung stand. Menschen wie ihr Vater. Er war so stolz auf die lobenden Besprechungen von *Sans Rancune* gewesen. Doch danach wurden die Rezensionen kritischer und er stiller. Manchmal fragte er sie, ob sie über die Runden komme, »seit der Kritik« und »nun, da der Wind sich gedreht hat«. Seine Angst vor aufziehendem Unheil übertrug sich wie von selbst auf sie. Sie fragte nie nach, was er genau meinte, sie fürchtete konkrete Sätze, schmerzhafte Präzisierungen. Sie sprach mit immer weniger Liebe über ihre Arbeit und mit möglichst wenig Menschen. Ehe Tessel auf die Fragen ihres Lektors antworten konnte, sagte der mit vollem

Mund, solche Urteile seien »sowieso nichtig, unglaublich nichtig«.

Und so sprach sie eben über den Wert des Wartens, Suchens und des Reifenlassens. Und über ihre Pläne. Nachdem er ihr zehn Minuten zugehört hatte, fasste er zusammen, sie wolle »also eigentlich eine Art modernen Frauenroman« schreiben, einen »Hausroman«, Typisierungen, die ihr sogleich allen Mut raubten. Nicht weil seine Meinung oder sein Geschmack besonders wichtig waren, eher im Gegenteil: Seine Meinung war ein Amalgam anderer Meinungen, von Buchhändlern, von Rezensenten, von Lesern, von so ziemlich allen, die ein Buch zu einem Erfolg oder zu einer Pleite machen konnten. Wenn der Lektor nicht an das Buch glaubte, dann tat es niemand. Zeit für ihr Steckenpferd, den allwissenden Erzähler. Aus dem Fenster schauend, manchmal mit geschlossenen Augen, hörte er ihr erneut zu, eine zweite Chance. Danach schlug er im Ton eines Arztes, der eine im Grunde aussichtslose Therapie nahelegt, einen Spaziergang vor, an der langen, schmalen Gracht entlang, an der das Verlagsgebäude lag. Es war ein schöner Frühlingswochentag, seine Brogues klackten auf dem Bürgersteig, ein unregelmäßiger Rhythmus, der eines Flaneurs. Sie betrachtete diesen Mann, der sie schon seit zwanzig Jahren »begleitete« von der Seite, seine aristokratische Nase, den kleinen Mund, und sie versuchte herauszufinden, nachzufühlen, ob er verstand, wie zerbrechlich sie sich in diesem Moment fühlte, wie wenig es brauchte, um sie zu …

In dem Moment fiel ihm ein, dass er vor Kurzem einen unglaublichen leckeren Käse entdeckt hatte. »Blusser Bes oder Blesser Blos oder so ähnlich. Auf dem hübschen Markt bei mir um die Ecke. Du bist doch mal bei mir zu Hause gewesen?«

»O ja«, sagte sie. Sie war nie zu ihm nach Hause eingeladen worden.

Wenig später sagte er, sie mache sich keine Vorstellung davon, wie schwierig »das Bücherbiz« geworden sei. »Nur Romane, die sehr bestimmte Anforderungen erfüllen, haben eine Chance. Niemand gibt das zu, weil diese Anforderungen nichts mit künstlerischer Qualität zu tun haben. Natürlich nicht. Welch eine Naivität.« Obwohl sie es eigentlich gar nicht hören wollte, fragte sie ihn dann doch, was für Anforderungen das seien. »Die wichtigste: Der Autor muss mit der Hauptfigur identisch sein, und diese Hauptfigur sollte vorzugsweise ›tapfer‹ sein. Widerstand überwinden, die Gesellschaft hat dich beinahe zermalmt, doch daraus hast du dich wieder herausgearbeitet, verstehst du? Auf diese Weise fügt sich dein Roman in eine breitere, aktuelle Erzählung darüber, was in der Gesellschaft los ist. Wenn nicht, kannst du es vergessen. Dann kommst du nicht an bei den Kritikern, die haben eine Heidenangst, den progressiven Zug zu verpassen, und Interviews kannst du dir erst recht abschminken. Ein allwissender Erzähler, ein Buch ohne *Stimme*, das scheint mir, kommerziell gesehen, das Dümmste, was du machen kannst. Aber gut, wer bin ich, dir vorzuschreiben, was du tust. Du wolltest meinen Rat, da hast du ihn.«

Sie fragte sich, ob sie ihn tatsächlich um Rat gebeten hatte. »Aber Rezensenten waren doch nichtig?«

»Was willst du damit zum Ausdruck bringen, mit dem allwissenden Erzähler? Warum diese Form?«

»Um zu illustrieren, dass jedes Leben, so klein es auch sein mag, etwas Episches, etwas Großes in sich hat, denke ich. Wenn man richtig hinzusehen vermag. Und um zu zeigen, wie wenig wir voneinander wissen. Selbst von den Menschen, die wir lieben. Vielleicht gerade von ihnen. Dass wir über unsere *Identität* sprechen, als wäre sie ein Ganzes und nicht etwas, das aus tausend Einzelteilen besteht, von denen wir die meisten nie sehen oder verstehen werden. Und um fühlbar zu machen, dass wir diese Autorität im wirklichen Leben sehr vermissen, eine Figur, die alles weiß, so wie es sie früher in Romanen gab. Ich würde damit spielen. Locker. Mit Freude. Die habe ich ein wenig verloren, die Freude.« Zugegeben, Freude war ein etwas unglücklicher Ausdruck, um ihr intimes, puristisches Verhältnis zu Wörtern zu beschreiben. Das Schreiben hatte einst mit Lesen angefangen, sie war eins mit dem, was sie las. Für die Dauer eines Romans stellte sie sich vor, sie könnte das Fantasieprodukt einer anderen sein, wenn sie das wollte. Doch das war lange her; niemand würde sich wünschen, sie zu imaginieren. Tessel traute sich nicht, dem Lektor von ihren Gedankenspielen, ganz mit dem Schreiben aufzuhören, zu berichten. Ihm so ihr Herz auszuschütten würde ihren Marktwert ins Bodenlose stürzen lassen. Er würde an jeden in sie investierten Euro denken: Ist ein literarisches Produkt mit einer derart begrenzten Perspektive das Geld noch wert?

»Aber du schreibst doch überhaupt nicht *locker*. Du bist im Gegenteil so … so … Du schreibst so wunderbar beherrscht. Klar. Ernsthaft. Ich meine das als Kompliment.«

»Jede Kunstform ist ein Versuch, Zusammenhang zu

schaffen, mehr nicht«, nimmt sie den Faden wieder auf. »Doch dieser Zusammenhang ist äußerst fragil, und das will ich zeigen. Fühlbar machen.«

»Dafür brauchst du einen allwissenden Erzähler, um zu beweisen, dass der Zusammenhang fragil ist, dass wir unwissend sind? Klingt umständlich. Das ist keine besonders moderne Vorstellung. Und auch nicht gerade eine feministische, wenn ich das sagen darf. Eher etwas hausbacken. Wo ist das Unbehagen, wo steckt der Schmerz?« Er schaute gedankenversunken, als habe er etwas sehr Bedeutendes entdeckt. »Oder hieß er vielleicht Bosscher Blis?« Schweigend gingen sie zurück zum Verlag. Er fragte, ob er ihr noch ein paar Manuskripte mitgeben könne, zum Begutachten. Gerne, antwortete sie. Das eine würde besser sein als das andere, sagte ihr die Erfahrung, und was alle Manuskripte gemeinsam hatten: Sie waren mit mehr Mut geschrieben, als sie zur Zeit aufbringen konnte.

Es war eine gute Idee, davon war sie auch noch überzeugt, als sie wieder zu Hause war. Ihr fehlte aber die nötige Unbeugsamkeit, um sie auszuarbeiten – so eine jahrelange Reise, durch Nebel und auf unbekannten Gewässern, war bereits schwierig genug, ohne im Hinterkopf zu haben, dass es niemanden interessierte, ob man sein Ziel erreicht, nicht einmal den Kapitän. Das war er für sie gewesen, der Lektor: ein Kapitän. Bedauerlich, dass sie erst jetzt daraufkam, da sie überlegte zu meutern. Um ihre Idee nicht zu verfälschen und den internen Kritiker fernzuhalten – der sich immer vernehmbar mit der Stimme der Unmöglichkeit meldet –, schreibt sie so wenig wie möglich. Dennoch flüstert das ungeborene Buch ihr hin und wieder Dinge ein: Würde dieses

Gespräch oder Ereignis nicht sehr gut in die Geschichte passen, die du so gerne schreiben möchtest, könnte diese Figur oder diese Kulisse dir nicht den letzten Schubs geben, damit du dich endlich an die Arbeit machst?

Sie steht gegenüber dem Bio-Supermarkt, ihr Blick folgt einem weit entfernten Flugzeug, das geräuschlos außer Sicht gerät. Was, wenn ihr Vater die Figur werden würde, die sie von ihrer Untätigkeit erlöst? Zu ihrem Verdruss hat sie ihr Moleskine vergessen, und sie muss mit der Notizen-App auf ihrem Telefon vorliebnehmen. Doch noch bevor sie etwas schreiben kann, entdeckt sie eine Nachricht von Moor mit dem Text der Traueranzeige, die morgen in der Zeitung stehen wird. Sie liest und liest erneut, wird aber nicht schlau daraus. Eine Katze? Ein Fell?

Auch als sie sich kurz auf die morsche Holzbank auf dem Platz hinter der Synagoge setzt, kann sie sich keinen Reim auf die Worte auf ihrem Display machen. Verwirrt und fröstelnd scrollt sie zum »M«. Als sie ihren Bruder gerade anrufen will, erscheint eine andere Nummer auf dem Bildschirm, ihre Mutter, die sofort zu reden beginnt. »Nein, nein, Halt, immer langsam«, versucht Tessel sie zu bremsen. »Nein, nein, Mama, das geht nicht. Wieso nicht? Erklär mir, warum. Nein, erkläre es mir. Erkläre es mir so genau wie möglich.«

Cas und die gefrorene Liebe

Für die meisten Entscheidungen gibt es Dutzende »Gründe«, manche gewichtig und direkt darstellbar, andere so winzig und verborgen, dass die Betroffenen sich kaum ihrer hinterherhastenden Wirkung bewusst sind. Im Fall der Entscheidung, Oskars Leichnam doch nicht in ihr Haus in Broek in Waterland zu lassen, ist einer dieser winzigen, verborgenen Gründe möglicherweise ja ausschlaggebend gewesen: nämlich ein Artikel über die Erderwärmung, den Cas und Elise am 8. August 2014 in einer französischen Lokalzeitung gelesen haben.

Sie machten Urlaub in den französischen Ardennen, im Vallée de Misère. Ein Freund von Cas besaß dort ein kleines Haus. Die Rollenverteilung war klar. Cas war den ganzen Vormittag damit beschäftigt, Kochbücher durchzublättern, nachmittags besorgte er regionale Käse, Neufchâtel und Pont l'évêque, weil sie die so mochte. Seine Laktoseintoleranz verschwieg er ihr. Elise las in einem gemütlichen Sessel beim Fenster in den dicken Kunstbänden, die sie mitgebracht und die Cas ins Haus geschleppt hatte. Draußen sah sie van Goghs Heuwiesen, Paulus Potters Stiere, den blauen Himmel Mondriaans. Cas wusste nicht, dass sie es vermied, Porträts zu malen, weil sie fürchtete, dass sich in jedem Gesicht Spuren von Oskar finden würden.

Urlaube waren für die beiden von Anfang an wichtig gewesen. Nach der Scheidung bestand Elises Leben vor allem darin herauszufinden, wie das geht, eine geschiedene Mutter mit drei Kindern zu sein. Und es bereitete Cas große Mühe, die Asymmetrie zu akzeptieren, dass er viel mehr über ihren Ex-Mann und ihre Kinder wusste als diese über ihn. Manchmal überkam ihn unvermittelt Mutlosigkeit, beim Frühstück oder wenn sie auf dem Weg ins Kino waren. Er wollte nichts erbetteln müssen. Konnte sie das verstehen? Sie verstand es. Jedes Jahr machten sie mindestens zweimal Urlaub, in der Regel einmal in Europa und einmal auf einem anderen Kontinent. Im Urlaub trauten sie sich. Einmal, als er etwas getrunken hatte, wollte er wissen, ob sie ihn bereits in der Schule nett gefunden habe. Sie sagte, das habe sie.

In der vierten Klasse setzte sie sich neben ihn, im Physikunterricht. Er dachte, sie habe sich geirrt, doch in der Woche darauf nahm sie wieder neben ihm Platz. Er wagte es kaum, sie anzuschauen, seine Schuhspitzen trommelten einen nervösen, ska-artigen Rhythmus aufs Linoleum. Als er sie in der Tür des nach Magnesium riechenden Labors um eine Verabredung bat, die erste seines Lebens, zögerte sie lange, zu lange. Noch ehe sie geantwortet hatte, schwächte er seine Bitte zu einer Verabredung zum Hausaufgabenmachen ab. In Anbetracht ihres Erfolgs im Fach Physik würde sie nicht Nein sagen, schätzte er. Und tatsächlich, sie fand es eine gute Idee. Doch er wusste, dass dieses Ja erst ein Nein gewesen war, und das würde er nie ganz vergessen.

Mit seinen Freunden, die, wenn das möglich war, noch weniger Ahnung von Mädchen hatten als er, besprach er die beste Vorgehensweise. Während sie LPs hörten – Fleetwood

Mac, die Bee Gees, manchmal die Beatles –, kamen sie zum Schluss, dass Cas, der sich bestenfalls (allerbestenfalls) auf der Mitte der sozialen Leiter befand, zusehen musste, sich erst einmal mit ihr anzufreunden, diese Position dann zu halten und gegebenenfalls später auszubauen. Für die Freunde, die sich gern Wiederholungen von Boxkämpfen ansahen, war der Verlauf des *Rumble in the Jungle*, des Kampfs zwischen Muhammad Ali und George Foreman, der Beweis dafür, dass man im Ring vor allem über Durchhaltevermögen verfügen musste: Wer am längsten stehen blieb, war der Sieger. Wenn Cas nur lange genug mit Lisje befreundet sein würde, länger als eventuelle falsche Freunde und Jungs-mit-nichts-dahinter-die-sie-sowieso-nicht-verstanden, dann würde vielleicht der Tag kommen, an dem sie sich fragte: Was spricht eigentlich gegen Cas? Cas und seine Boxkampf guckenden, Fleetwood Mac hörenden Freunde behielten recht, wenn auch erst zwanzig Jahre später, am 12. April 1998, um genau zu sein.

Bis dahin hatte Cas sich mit der Rolle eines Beobachters begnügen müssen, eines Beobachters, der sich mitunter fragte, ob er nicht mitschuldig sei, eben weil er nur zusah. In diese Rolle war er 1979 geschlüpft. Liesje und er aßen in einem türkischen Restaurant am Overtoom, sein Vorschlag. Es hagelte perfekte runde Kügelchen, wie aus einem Luftgewehr. Noch bevor sie bestellten, beichtete Liesje ihm, sie sei verliebt. Ungefähr eine Sekunde lang dachte er, sie meine in ihn, eine gewichtslose Sekunde voller Erwartung und Unglaube. Und dann sagte sie, sie habe sich in einen Fotografen, Filmemacher und Künstler verliebt. Cas verstummte, bekam kaum noch Luft, berappelte sich schließlich und sagte, er freue sich für sie. Er behauptete, ebenfalls verliebt zu sein, in eine gewisse Sylvia, die er nach ein paar Gläsern Wein Sara nannte, und am Ende war er fürchterlich betrunken. Nicht lange danach heirateten Oskar und Liesje. Cas hatte vor, sich keine Blöße zu geben und zur Hochzeit nach Texel zu fahren. Er überlegte sogar, das Wort zu ergreifen und ihnen alles Gute zu wünschen. Wäre das eine großherzige Geste oder ein Zeichen seiner Feigheit? Doch am Tag vor der Eheschließung wurde ihm so übel, dass er absagte. Am Telefon sagte Liesje, sie habe Verständnis dafür. Doch was verstand sie? Die oberflächliche Wahrheit, dass ihm schlecht war, oder die tieferliegende, dass sein Körper sich gegen die bevorstehende Hochzeit wehrte und selbst sabotierte? Sie haben nie darüber gesprochen.

Er beobachtete alles. Wenn Oskar wieder einmal zum Arbeiten in den Vereinigten Staaten war, kam Liesje, die nun lieber Elise genannt werden wollte, bei ihm vorbei, dann kochten sie zusammen aus dem französischen Kochbuch seiner Mutter, mit viel Knoblauch und Käse. Sie liebte es, auf seiner Couch unter der Pferdedecke zu liegen, die anschließend wochenlang nach ihr roch. Mindestens einmal im Jahr fragte sie ihn, ob er glaube, dass Oskar eine Affäre habe. Cas verteidigte Oskar dann. Sie habe doch keinen Anlass, dies zu denken, er komme doch jedes Mal wieder? Sobald sie das Haus verlassen hatte, ging Cas hart mit sich ins Gericht: Feigling, Angsthase, Hosenscheißer. Selten fragte er sie, ob sie darüber nachdenke, Oskar zu verlassen. Dann nickte sie. »Komm her«, sagte er darauf immer. »Als dein bester Freund darf ich dich ruhig umarmen.«

Wie hatte sie in den Jahren, die folgten, doch mit sich

gerungen, gezögert, gezweifelt. Weggehen oder trotz allem bleiben, bleiben oder doch weggehen? Eines Abends saß sie bei ihm auf der Couch, das Gesicht in Richtung Gracht, die Beine von den letzten, durch das Fenster fallenden Lichtstreifen gemustert. Mit geschlossenen Augen sagte sie, sie würde öfter in der Sonne sitzen, wenn sie von Oskar getrennt wäre. Ein Moment der vollkommenen Ruhe, bis ihr klar wurde, was sie gesagt hatte.

Am 12. April 1998 war Cas nicht länger Beobachter.

Gegen sechs Uhr am Abend klingelte sie an seiner Tür. Er entkorkte eine Flasche Barolo und bereitete eine einfache Pasta zu, Tagliatelle mit Funghi Porcini. Sie könne nicht mehr, sagte sie. Bis tief in die Nacht hörten sie Billie Holiday, manchmal sagten sie eine halbe Stunde lang nichts. Die laue Beziehung mit Lisa aus dem Büro, die sich seit inzwischen ein paar Monaten dahinschleppte, würde er bald beenden, schwor er sich, während er zusah, wie Elise, die erwachsene Version von Liesje aus dem Labor, mit verheultem Gesicht in einen oberflächlichen Schlaf glitt, auf seiner Couch, unter seiner Decke.

In jener Nacht hinterließ er, nachdem er die Vorhänge geschlossen und ein Glas Wasser neben die Couch gestellt hatte, auf den Anrufbeantwortern von drei früheren Boxfans die Nachricht, dass Liesje bei ihm übernachtete, Liesje aus der Schule. Nicht lange danach blieb sie erneut über Nacht bei ihm, und diesmal wollte sie, dass er sich zu ihr legte. Er fragte, ob sie wisse, was sie tue. Sie wusste es.

Im Frühjahr 1999 gingen sie das erste Mal zusammen auf Reisen, nach Kreta, wo alles spottbillig war. Wenn ihre Sonnencreme alle war, rieben sie einander mit Olivenöl ein.

Sie zeigte ihm auf der Karte Hydra, die Insel, auf der Leonard Cohen wohnte. Doch dort wollte sie auf keinen Fall hin, der Name gehörte zu Oskar. Je öfter er einen Ausflug dorthin vorschlug, umso heftiger schüttelte sie den Kopf. Fünfzehn Jahre später fuhren sie das erste Mal ins Vallée de Misère, wo sie die Tradition begründeten, am Freitag zusammen im Hotel du Commerce in Rocroi, einem alten Vauban'schen Festungsstädtchen, Zeitung zu lesen. Meist las Elise zuerst und fasste ihm interessante Artikel zusammen, über die sie dann, bei einem Café au Lait mit anschließendem Ricard, ihre Gedanken austauschten und sarkastisch kommentierten.

Doch an diesem Freitag, dem 8. August 2014, sagte Elise nichts. Sie las die Zeitung, ließ den Kaffee unangerührt stehen und starrte vor sich hin. Er sah sofort, welcher Artikel sie so getroffen hatte. In den Pyrenäen hatte man den Leichnam eines Mannes gefunden, der dreiundvierzig Jahre lang im Eis eingeschlossen gewesen war. Er war beim Skifahren gestürzt und in eine Gletscherspalte gerutscht. Infolge der Erderwärmung schmolz der Gletscher, und letzte Woche war der perfekt konservierte Körper wieder aufgetaucht. In dem Artikel wurde auch eine kurze Äußerung seiner damaligen Geliebten erwähnt. Cas kippte seinen Kaffee hinunter und bestellte einen Ricard. Elise hatte ihn noch nicht angesehen. »Nun«, sagte er, »dann stelle ich die Frage: Was würdest du tun?« Seit einigen Jahren waren er und Elise länger zusammen, als Oskar und sie es je gewesen waren. Doch Oskar und sie waren verheiratet gewesen, und sie hatten Kinder.

»Hm«, murmelte sie. Ein ertapptes Mädchen, das Zeit schindete um eine gute Ausrede zu finden.

»Wenn Oskar im Eis verschollen wäre und nun gefunden würde, was würdest du tun? Würdest du alles stehen und liegen lassen, um seinen Leichnam zu sehen?«

»Alles stehen und liegen lassen … Nicht so dramatisch. Außerdem ist er nicht eingefroren worden.«

»Nehmen wir es einmal an.«

Sie sah ihn unangenehm berührt an. »Hier geht es um zwei Franzosen, von denen wir vor einer halben Stunde noch nie gehört hatten.«

»Es ist ein Gedankenexperiment. Irgendwann in den Achtzigerjahren ist Oskar skifahren gegangen, er ist gestürzt …«

»Oskar hasste Skifahren.«

»… und sein Körper wurde im Eis konserviert.« Da sie nichts erwiderte, baute er das Szenario weiter aus. »Dein Leben ging weiter, du hast einen Mann, der gut zu dir ist, der sich sehr bemüht, du bist glücklich, ihr seid glücklich. Würdest du nach Frankreich reisen, um seinen Leichnam zu sehen?«

»In der Zeitung spricht man von ›einem Mann‹, aber eigentlich war er ein junger Bursche.« Sie nahm ihm die Zeitung aus den Händen und deutete auf das Foto der Geliebten. »Vielleicht fühlte sie sich jahrelang schuldig, weil sie ihr Leben weitergelebt hat. Und dann betrachtet sie ein halbes Jahrhundert später den Leichnam des jungen Mannes und denkt: Ich habe ihn im Stich gelassen. Ich habe ihn losgelassen, während er das umgekehrt nicht konnte.«

»Du tust, als wärest du sie.«

»Mir gefällt das nicht.«

»Ach komm, sei ehrlich, wir schauen dann später, was

wir mit den Scherben machen.« Cas war aufgestanden und stieß seinen Stuhl um. Der Ober schaute mit hochgezogener Augenbraue zu ihm rüber. Elise erhob sich auch und ging, ohne sich umzusehen, in Richtung ihres Parkplatzes neben der Patisserie, wo es leckere Crêpes gab. Verlegen hinterließ er auf dem Tisch ein üppiges Trinkgeld. Auf dem Heimweg sprachen sie kein Wort. Beide dachten sie, dass sie diesen Streit zwar nicht ausdiskutiert, aber dennoch ausgestanden hatten. Eine Jauchegrube, an der sie gerochen hatten und die sie fortan meiden würden. Sie kauften Champagner, sie kauften Calvados.

Sie wussten nicht, dass sie zehn Jahre später einander im Wintergarten ihres Hauses gegenübersitzen würden, an ihrem Queen-Anne-Tisch, um zu besprechen, ob es wirklich eine gute Idee wäre, Oskar in ihrem Heim aufbahren zu lassen. Das Gespräch fand kurz nach der Familienzusammenkunft beim Notar statt, Elise hatte Cas während der Autofahrt nach Hause über ihr Vorhaben informiert, ohne ihn dabei anzusehen, als sei es eine beschlossene Tatsache. Moor und Tessel hätten sie darum gebeten, es gebe keine anderen Kandidaten, wie hätte sie ablehnen können? Er hatte geschwiegen. Doch heute, im Wintergarten, vom Herbstlicht überströmt, sagte er leise, er könne verstehen, dass sie das Richtige habe tun wollen, das Ehrbare. »Aber ich weiß nicht, ob ich das aushalte.« Er schaute in den Garten, zu den Rhododendronsträuchern, die bereits Farbe verloren. »Möglicherweise ist es nicht fair dir gegenüber, es ist bestimmt kleinmütig von mir, aber ich … Schatz, ich …«

Sie legte ihre Hand auf seine und nickte. »Ich werde Tessel anrufen. Gib mir … Ich werde sie anrufen.«

Cura post vitam

Zwei, drei laute Schläge auf die Tür, der für Moor typische Rhythmus, eins-zwei … drei. Verstört und missmutig erwacht Cat. »Wichtiger Tag«, hört sie ihren Bruder übertrieben tatkräftig sagen. Sie öffnet die Augen, versucht, noch für eine kleine Weile an nichts zu denken, doch in den Nebeln taucht der Freud-Essay auf. Aberwitzig, dass es möglicherweise nicht einmal die Studienschulden sind – 110 000 Dollar –, die sie teuer zu stehen kommen, sondern eine unabgeschlossene Arbeit über Freud. »Komme sofort«, erwidert sie, noch für einen Moment in ihrem Kokon. Sie nimmt ihr Telefon … Nächste Woche kostet ein Ticket nach New York 1050 Dollar, immerhin mit KLM. Oder 900, mit einer Zwischenlandung in Fort Worth, Dallas. Das Wetter in New York: ein spätsommerliches Aufleben, 15 Grad. Sie überfliegt Aidins Nachrichten. Ihre Strelitzia lebt noch, sie bedankt sich nicht. Warum gelingt es ihr nicht, herzlich zu sein, die richtigen Worte zu sagen? Möglicherweise kennt sie die Antwort auf diese Frage oder den Namen einer Antwort. James. Professor James Bartlebee. Sie tastet ihre Umgebung ab, der Blister, es befinden sich nur noch vier Oxazepam darin. Besser aufsparen. Sie öffnet die Tür des Kleinbusses, Morgenlicht schlüpft durch ihre dicken, leicht geschwollenen Lider. Sie schützt sich mit den Händen vor der Sonne.

Moor schält mit seinem Opinel-Messer Kastanien. »Ich habe heute Nacht noch eine Nachricht von Tessel bekommen. Sie hat mit Mama gesprochen. Montag, die Einäscherung ist am Montag. Wir müssen also ein wenig Dampf machen.« Er setzt sein Opinel genau an dem Punkt an, wo zwei Nähte einander berühren, drückt, die Kastanie geht nur zur Hälfte auf. Unzufrieden wirft Moor sie ins Laub, das sie leise raschelnd verschluckt.

Cats Augen gewöhnen sich langsam an das Licht. Gestern hatten Moor und sie sich in ein sicheres Vakuum zurückgezogen, ihre Telefone lagen in einer Ecke, sie machten abwechselnd einen Spaziergang, um drei Uhr Bier und Nüsse. Nicht einen Moment hatte sie das Gefühl, Moor könnte ihr etwas übelnehmen, nicht dass sie zu spät gekommen war, nicht dass sie das Testament vollstrecken soll, und die Fragen, die sie ihrem Bruder stellen wollte, über das Erbe, über die Teilung, sie schob sie auf. Und dann, am späten Abend – sie saß daneben –, rief Tessel Moor an und gab die neueste Entwicklung durch. Ihre ältere Schwester würde die Aufbahrung des verstorbenen Vaters übernehmen. Moor steckt sich eine Kastanie in den Mund und schaut weg. Cat nimmt ihr Lid zwischen zwei Finger und zieht, ein Stich konzentrierten Schmerzes: Der Jetlag, das Spinnennetz aus Grübelei und halb versunkenen Träumen, der Freud-Stress, alles rückt in den Hintergrund. »Moment, wobei wolltest du Dampf machen? Was war denn so wichtig?«

»Komm, wir gehen.«

Kurze Zeit später sitzen sie in seinem Klamottenbus und fahren nach Lisse. Erst als sie das Willkommen-Schild der dörflichen Kleinstadt passieren, fragt sie, warum sie eigentlich dorthin fahren.

»Drei Gründe«, sagt er, wobei er sich beinahe am letzten Rest Kastanie verschluckt. »Ich habe mir etwas ausgedacht, womit wir Tessel helfen können.«

»Sie hat einiges aufgehalst bekommen, was?«

»Nun ja, sie hat eben nicht abgelehnt.«

»Sie konnte ja nicht ahnen, dass Mama die Aufbahrung doch nicht organisieren will.«

»Das verdanken wir natürlich Cas, dem Helden mit dem Rückgrat eines Eclairs. Tessel hat tatsächlich viel übernommen, zum Teil selbst schuld, aber … anyway, wir werden ihr helfen. We are taking the hill.« Er biegt scharf nach links ab, Cat wird gegen die Tür gedrückt. Die Kälte des Fensters dringt durch ihren Mantel. »Wir müssen Position beziehen. Sonst versinken wir.«

Sie fahren am lokalen Baumarkt vorbei, überqueren die weiße Lisserbrücke, die Cat an die klassischen Erdölpumpen in Texas erinnert. Zwei Sommer zuvor war sie mit drei Kommilitonen durch den amerikanischen Süden gereist, in einem Cabrio fuhren sie über den klebrigen Asphalt, unterwegs zum ewig vibrierenden Horizont. In der Wüste nahmen sie Peyote. Alles wurde so klar. Sie verstand den Tod, wie wir alle wiederkehren als Weidenzweige oder Wassertropfen. Die Welt war rotglühend, und dann stürzte die Sonne herab. Am nächsten Tag verstand sie nicht mehr, was sie verstanden hatte.

Sie fahren beinahe im Schritttempo, Moors Bulli ist genauso schnell wie die stark frisierten Damen auf ihren mit geblümten Taschen voll beladenen E-Bikes neben ihnen.

»Ich kenne jemanden, der eine Art Werkstatt für Dementoren betreibt. In Lisserbroek.«

»Dementoren?«

»Demente Menschen. Das ist ein hervorragender Ort für die Aufbahrung. Und da sind auch bereits Leute, die die Brote schmieren. Worstcase-Szenario: Sie vergessen den Termin, oder alle bekommen Brie.«

»Das Worstcase-Szenario scheint mir zu sein, dass die Leute nicht verstehen, was der Tote da zu suchen hat, und in Panik geraten.«

»Hm, ja. Das ist in der Tat schlimmer als Brie. War nur so eine Idee.«

Sie stellen den Wagen gegenüber Hoogvliet, dem Discounter, ab. Mit den Händen in den Taschen spazieren die Geschwister durch Lisse, ein Dorf, das im Bann der Spätblüher steht. Moor springt ihr ab und zu bei, wenn Cat fragt, welche Blumen hier in den Schuppen getragen werden und welche zusammengebundenen Sträucher dort abgestellt werden. Die weißen, wolkigen Blumen, das seien Prachtkerzen, informiert er sie, und diese da Sonnenhüte. Während des kurzen Spaziergangs lernt sie mehr über ihr Land, als sie in mancher Unterrichtsstunde in Amsterdam mitbekommen hat. Nicht Wissen über Kultur und Gesellschaft, sondern über Boden und Natur, über was hier wächst und stirbt. Bei einem kleinen Büro am Poelwaaidreef bleiben sie stehen. Cura Post Vitam steht an der roten, mit Moos gesprenkelten Fassade.

»Na, das lief doch gut, oder?«, fragt er siebzehneinhalb Minuten später, als sie aus dem Bestattungsinstitut kommen, das das Ehepaar, das sich vorhin als Mimi und Kees Bal vorgestellt hat, vor fünfzehn Jahren in diesem seelenlosen backsteinernen Wohnviertel gegründet hat. »Und ein Cadillac als Leichenwagen, das ist doch großartig. Wenn Oskar in Hollywood gearbeitet hat, mietete er manchmal einen. So einen riesigen.« Stille. »Wie dem auch sei, Operation geglückt.«

»Fandest du wirklich, es ist gut gelaufen? Hattest du nicht beinahe Streit mit dem Kerl?«

»Komm, wir gehen zurück. Nun, Kees war ein wenig unbeugsam, das stimmt, aber das findet man öfter bei Männern eines gewissen Alters. Uranus hat dann seine Runde um die Sonne beinahe absolviert, und viele dieser Typen, die nie gelernt haben, auf spirituelle Weise nachzudenken, verlieren dann innerlich komplett ihren Kompass, oft ohne es selbst zu bemerken, was das Ganze natürlich nur umso schlimmer macht. Wir rufen Tessel gleich an, um ihr die gute Nachricht mitzuteilen. Das darfst du tun.«

»Ich weiß nicht recht, ob Tessel es als eine gute Nachricht auffassen wird. Ich meine, sie findet es bestimmt prima, dass du versucht hast, ihr zu helfen, aber dann müssen wir nachher alle zusammen nach Lisse fahren. Außerdem erwähnte sie doch, dass sie bereits Kontakt mit einem Bestattungsinstitut hat, oder?« Er versteht das nicht. Große, eigenwillig getroffene Beschlüsse in entscheidenden Momenten. So brechen Familien auseinander, werden Brüder Bruchstücke und Schwestern Sägemehl.

»Was stimmt mit Lisse nicht? Eine Dreiviertelstunde von Amsterdam, und ich denke, von Naarden aus noch weniger. Ist doch nur gut für alle, kurz raus aus der Komfortzone.«

»Befinden wir uns deiner Ansicht nach da, in der Komfortzone?« Sie stehen vor einem Blumengeschäft, hier werden die Läden in der Mittagszeit noch geschlossen. Die feuchten Stellen auf dem Bürgersteig erinnern an die zusammengebundenen Sträucher, die hier vorhin noch standen, die dunkel gefärbten Gehsteigplatten, der Schaumrand von Seifenlauge.

»Am Ende war Kees für Argumente zugänglich. Schau, man kann vor viele Wörter Trauer- setzen, Trauerfeier, Trauerempfang, Trauerkuchen und Trauerkaffee, aber das ist kein Grund, den Preis zu verzehnfachen. Eine Einäscherung ist doch auch nichts anderes, als jemanden in einen sehr heißen Ofen zu schieben? Und das Institut, das Tessel da hat, nun ja, Firmen können sich doch untereinander absprechen? Sie wollte Hilfe, wir bieten Hilfe, fertig. Schau, die Aufbahrung hat sie sowieso schon organisiert, und da will ich ihr auch nicht in die Quere kommen. Sie organisiert das, und anschließend fahren wir zur Einäscherung hierhin, mit unserer eigenen Urne, und dann verstreuen wir seine Asche, nun ja, irgendwo, darüber müssen wir noch reden.«

Cat hat schon seit einigen Minuten nichts mehr erwidert.

»Es ist natürlich belastend, den Sarg zu Hause zu haben, das verstehe ich ja«, sagt er auf dem Rückweg. »Aber man könnte sich auch fragen, ob sie nicht irgendwo einen Raum mieten könnten. Geld haben sie genug. Meinst du, die Absage könnte Tessel insgeheim in den Kram passen, dass sie es auf einer symbolischen Ebene angenehm findet, ihn in der Nähe zu haben? Und sie hat als Einzige von uns genügend Platz, das darf man auch nicht vergessen. Ich würde durchaus helfen wollen, aber ich habe nichts anzubieten.

Und ihr Wohnzimmer eignet sich doch dafür? Und sie kann natürlich die Gastgeberin spielen und uns mit der Nase drauf stoßen, dass sie in so einem Haus wohnt, und wir … nicht. Sie haben sogar Kronleuchter.«

Eine wirre Rede, sogar für seine Verhältnisse. »Was willst du damit sagen? Dass man, wenn man einen Kronleuchter aufhängt, sich nicht wundern darf, wenn früher oder später jemand mit einer Leiche vor der Tür steht?«

Er grinst, hustet. »Wir könnten anbieten zu helfen. Beim Tragen und so. Indem wir da sind. Aber Ihre Majestät verhält sich ziemlich territorial. Und Tessel auch, wie wir wissen. Okay, ja, du hast eine glückliche Familie, fantastisch. Was willst du? Eine Urkunde? Einen Orden, für die letzte intakte Familie in der Geschichte der Niederlande?«

»Was soll denn die Bemerkung? Die passt gar nicht zu dir.« Sie weiß, dass ihn das trifft. Wer er auch ist oder sein will, er ist jemand aus einem Guss, der sich konsequent und überzeugt gibt und in Bezug auf sich keine Konzessionen macht. Alles, was er sagt oder tut, passt per Definition zu ihm. Doch sie kennt niemanden, der so viele Ichs verschlissen hat wie ihr Bruder.

»Erzähl doch mal was über Aidin«, versucht er das Thema zu wechseln. »Wird das was? Vermisst du ihn?«

»Es wird, was es bereits ist. Will sagen, ich weiß nicht, ob mehr daraus wird, als es ist, und so wie es ist, ist es prima. Es funktioniert.« Was sie eigentlich sagt: Es funktioniert, solange es nicht funktioniert.

»Findest du es schwierig? Die Essays und all der Kram. Ist ja auch lästig. Aber es ist auch das Schönste, was es gibt. Du findest es lästig, nicht?«

»Nein, überhaupt nicht!« Doch.

»Wer war dein letzter Freund vor Aidin? Oder darf ich nicht fragen? Ich meine Freund, nicht Einenachtsfliege.«

»Fragen darfst du, aber ich weiß nicht so recht, was ich darauf antworten soll.« Wenn sie müde ist, kann sie nur wenig ähnlich schlecht ertragen wie unangenehme Erinnerungen.

»Nenn mir einen Namen.«

Es ist Jahre her. James Bartlebee war der Dozent, sie die Studentin. Er galt allgemein als das Wunderkind der Fakultät Modern History, noch keine vierzig, mit einem pseudolässigen Bärtchen und einem Sweater, der seinen *dad bod* betonte. Außerdem war er der einzige Uniprofessor, der schon mal verhaftet worden war. Er hatte einmal, aus der Subway kommend, seine Pfeife angesteckt, woraufhin ein Polizist ihn darauf hinwies, dass innerhalb der U-Bahnstation das Rauchen verboten sei. Der Professor erklärte, die Pfeife begänne erst zu glühen, wenn er draußen sei, und daher habe er keinen Fehler gemacht. Daraufhin sagte der Polizist, dass die Welt ein Chaos wäre, wenn jeder so handeln würde, woraufhin der Professor nichts anderes erwidern konnte als: »Who do you think you are? Kant?« Ein Satz, der bedauerlicherweise falsch verstanden wurde und zu einer Anzeige führte, was wiederum die Fuckability des Wunderprofessors ankurbelte. Am Tag des Anmeldeschlusses bemerkte Cat, dass ihr Stundenplan unvollständig war. Der bärtige Verwaltungsmensch sagte, sie habe Glück, es sei gerade ein Platz in einem besonderen Seminar frei geworden. Sie hatte keine Ahnung, dass *Leadership from Inside Out: Self Identity and Freedom* ein Kurs mit existenziellem

Anspruch war. Selbstverständlich musste sehr viel Passendes gelesen werden – Alexander und Juliette George, Heifetz, Neustadt natürlich –, und die Absicht des Seminars war, dass man eine persönliche Transformation durchlief. Nach den Sitzungen am Donnerstag, die bis neun Uhr abends dauerten, ging niemand nach Hause. Meistens landeten sie im McMurphy's um die Ecke. Jedes Mal, wenn jemand sich verabschiedete, schien der Dozent sie fragend anzusehen, eine persönliche Einladung, ausgedrückt im minimalen Zusammenziehen der Augenbrauen. In ihrem ersten Essay über ein ziemlich langweiliges Buch über Führerschaft (Glenn D. Paige, *The Scientific Study of Political Leadership*) hatte er neben die Note (A-) die Bemerkung »Ich sehe dich« geschrieben. Sie grübelte ein paar Tage über eine Antwort. Als sie an einem Dienstagabend zu viel 7-Eleven-Chardonnay getrunken hatte, schickte sie ihm eine einzeilige Mail mit dem Satz »Was siehst du denn?«. Bartlebee antwortete innerhalb von einer Stunde. »Ich sehe jemanden, der schaut.«

Nach der darauffolgenden Sitzung ging sie erneut mit zu McMurphy's. Sie hielt sich ein wenig abseits und trank nicht viel. Sie hoffte, dass die anderen sich betrinken, sie vergessen und der Reihe nach gehen würden. Es kam wie gewünscht. Als sie und Bartlebee allein waren, sagte er, er habe viel zu viel intus, doch sie glaubte ihm nicht, denn jemand, der die Kontrolle verliert, spricht nicht so ruhig und artikuliert. Er sandte ihr Signale; sie standen kurz davor, Dinge zu tun, für die hinterher eine rationale, beschwichtigende Erklärung gesucht werden müsste, und seine war Trunkenheit. »Sein Name spielt keine Rolle«, sagt sie zu

Moor, als er gerade stümperhaft versucht, vom vierten in den fünften Gang zu schalten. »Es war einfach ein amerikanischer Name für einen einfachen amerikanischen Kerl.«

»Nenn mir einen Namen. Brett? Ist es Brett? Oder Brad? Brad ist auch okay.«

»Leider.«

An jenem Abend übernahm Bartlebee die Rechnung und sagte, er wolle ihr etwas zeigen. Nach einem kurzen, erfrischenden Spaziergang gelangten sie durch eine Gasse zu einem hübschen Innenhof mit Kopfsteinpflaster und einem Gemüsegarten mit frischen Tomaten. Der Innenhof gehöre zu einem Hotel, sagte er, ohne sie anzusehen, die Hände in den Taschen. Sie gingen hinein. In der Woche darauf taten sie dasselbe. Und in der danach auch.

Die Frau an der Rezeption kannte sie nach einer Weile und nickte ihnen zu, dem ersten Anschein nach freundlich, aber vielleicht doch auch missbilligend, als wüsste sie, was die beiden machten. Sie bekamen immer dasselbe Zimmer mit Blick auf den Innenhof, wo immer Laken und Handtücher zum Trocknen hingen, die den Geruch von Waschmittel ausdünsteten. Sie bestellten Roomservice, Beefsteak und Merlot und gingen ins Bett, das er am folgenden Morgen stets ordentlich machte, die Laken glattgezogen, die Kissen aufgeschüttelt, als wollte er seine Spuren verwischen. Sechs Wochen in Folge, derselbe Ablauf. Das Nicken der Rezeptionistin, Merlot, er, der ihre Beine spreizte und auf die Knie ging, Beefsteak, doggy style auf dem Bett, Laken, die glattgezogen wurden, Zunicken im Hörsaal, Merlot, sie, die ihn unter der Dusche in den Mund nahm, Laken, die glattgezogen wurden, Beefsteak, das

Nicken der Rezeptionistin. Doch was wusste Cat über ihn, abgesehen von dem, was er zu ihr sagte (zärtliche Worte, nie so groß, dass sie nicht geleugnet hätten werden können), wie er schmeckte (leicht bitter, als hätte er jahrelang geraucht). Über seine Ehe sagte er nur, dass er sterilisiert sei, wobei er seine Finger wie eine Schere bewegte, *schnipp schnapp*. Keine Samenzellen, kein Kondom. Jeden Mittwoch fragte sie sich, ob sie nicht zu passiv sei. Nein, entschied sie, vorläufig gab sie ihm den Raum, aktiv zu sein, das war etwas anderes.

Cat schickte keine Nachrichten, ignorierte die seinen und las unterdessen, was Wissenschaftler von Rang über die Liebe geschrieben hatten. Viel Roland Barthes, seine Montage des Phänomens Liebe, seine fragmentierte Totalbeschreibung, vom allerersten Blick bis zur Angst vor dem Verlassenwerden und dem unwiderruflichen Ende, von Allein bis Selbstmord. In Gedanken flirtete sie mit den bekannten absoluten Äußerungen der Liebe, ich werde dich *immer* lieben, du bist *alles* für mich, ich werde dich *niemals* gehen lassen, endliche Versprechen von Unendlichkeit. Phrasen, die sie aus Filmen kannte, nicht von ihren Eltern, Sätze, von denen sie gedacht hatte: Das werde ich nie hören oder aussprechen. Währenddessen wurden ihre Träume immer merkwürdiger. Mindestens dreimal pro Woche träumte sie von Stoppschildern.

»War Non-Brett gut für dich?« Moor hupt in Richtung eines ausweichenden Cabrios, zweimal und noch einmal, zum Abgewöhnen. »Scheißangeber. Fahr zurück nach Sankt Moritz.«

»Medium«, sagt sie.

»Medium rare«, erwidert er.

Die Schlussszene fand in einer Novembernacht statt, natürlich in *ihrem* Hotelzimmer. Kopfnicken, Merlot, Beefsteak, Missionarsstellung – es schien ein normaler Abend zu werden. Doch gerade diese Normalität, das routinierte Stoßen, die sparsamen Worte verärgerten sie, als würde ihr mit einem Mal bewusst, dass sie auf einen Schwindel hereingefallen war, dass es keine freiwillige Verabredung mit einem ironischen *touch* gewesen war, bei der sie mit den vielen Klischees einer Affäre spielten. Die Ironie war verschwunden. Möglicherweise hatten sie ja nie gespielt. Und was stand dem gegenüber? Er hatte nie gesagt, dass er sie liebte, nie, dass er verliebt in sie sei. Und sie hatte offenbar gedacht – das erkannte sie jetzt –, es sei ihm, in Anbetracht seiner Ehe, seiner Kinder und seiner Stellung an der Universität, nicht erlaubt, diese Worte auszusprechen. Jetzt, während er den Fernseher einschaltete und nach MSNBC suchte, wurde ihr klar, dass er diese Worte vielmehr vielleicht nie hatte aussprechen wollen.

Sie wandte sich an den ältesten, wichtigsten Ausspruch, den wir kennen: Ich liebe dich. Auch wenn es nicht stimmte, sie hatte sich darauf gefreut, diese Worte zu jemandem zu sagen. Sie war neugierig auf ihre Wirkung und ob sie tatsächlich, wie Barthes vorhergesagt hatte, keine Bedeutung mehr hatten, nachdem sie ausgesprochen worden waren. Es war keine Liebeserklärung, es war eine Grundsatzerklärung, die explizite Absicht, jemanden zu lieben, später, die richtige Person, nicht ihn. Sein Gesicht verdüsterte sich, er sagte etwas über seine Frau, dass es gerade wieder besser lief oder etwas ähnlich Unverbindliches. Er schüttelte den

Kopf, ein wenig theatralisch, als hätte er sich das vorgenommen, und fragte sich laut, was sie da eigentlich machten. Cat lachte laut auf, weil sich der Prinz von *Leadership from the Inside Out* des größten aller Klischees bediente. Sie konnte ihn unmöglich noch ernst nehmen. Natürlich war es nur eine Affäre, eine Affäre wie so viele wahrscheinlich, natürlich war sie nicht die Erste, und sie würde auch nicht die Letzte sein. Er hatte sie nicht *gesehen*, er hatte ausgiebig nach ihr gespäht. »Was *wir* machen, weiß ich nicht«, antwortete sie. »Du hast eine Affäre, und ich gehe nach Hause.« Gemächlich zog sie ihren spitzenbesetzten Slip an, die verwaschene Levi's, die Michael-Kors-Bluse. Sie fasste ihre Locken zu einem festen Zopf und zog die halbhohen Stiefel an, stampfte auf den Boden, sodass ihre Füße richtig in den Schuh glitten, und verließ das Zimmer. Weg war sie. Sie schloss das Seminar mit einem A ab. Sie habe den Stoff hervorragend verstanden, schrieb er unter ihren letzten 3000-Wörter-Essay.

Vier Tage nachdem sie ihre Note erhalten hatte, war ihr beim Aufwachen übel. Am darauffolgenden Morgen auch. Und am nächsten Tag ebenfalls. Es war eine Übelkeit, die sie nicht kannte, in Wellen, nicht nachlassend. Sie besorgte sich den billigsten Duane-Reade-Test, rot anstatt blau, das Stäbchen zitterte in ihrer Hand. Sie beschloss, so wenig wie möglich über das nachzudenken, was sie jetzt tun würde – war es etwas so vollkommen anderes, als ins Krankenhaus zu gehen, um sich das gebrochene Bein richten zu lassen? In einer Klinik gab man ihr Tabletten mit, sie nickte und ging nach Hause. Sie informierte niemanden, sie stand den Schmerz alleine durch, zwei Tage und drei Nächte verbrachte sie in ihrem Badezimmer, fröstelnd, erschöpft. Der Abfluss roch säuerlich, er war voller schleimiger Haarsträhnen, sie fühlte sich zu kraftlos, um ihn zu säubern. Dann war es vorbei. Sie erhob sich, reinigte den Abfluss mit extra viel Chlor. Sie sprach mit niemandem über das, was passiert war. Sie schwieg so lange, bis sie eigentlich nicht mehr würde beschreiben können, was geschehen war, was es bedeutete, was ihre Lust für sie gewesen war und ob sie tatsächlich, so wie das Seminar einst versprochen hatte, *eine persönliche Transformation* durchlaufen hatte.

Ein Jahr später, als Studentin des Instituts, las sie in einer durchwachten Nacht einen Text Sigmund Freuds, der sie zutiefst berührte. *Jenseits des Lustprinzips* behandelte das, was sich auf der anderen Seite der Lust befindet, den anderen Pol. Später sollte Freud dann auf den Todestrieb stoßen. Jenes Prinzip, nach dem jeder Organismus, außer nach Lebenslust, auch nach Tod und Chaos strebt. Hier, in diesem obskuren Essay, blieb Freud auf halbem Weg stecken, bei etwas, das auf ein Verlangen nach Ewigkeit hinausläuft. Angespannt, schwitzend, an ihrem soeben gebrühten Kaffee nippend, saß sie auf ihrem Bett in New York und las. Auf den ersten Seiten des Textes erwähnt Freud einen Forscher, einen gewissen Woodruff, der angeblich bewiesen hat, dass Pantoffeltierchen sich endlos teilen können, ohne Zeichen des Alters oder der Degeneration zu zeigen. Das Gleiche könne, so argumentierte Freud, auf psychischem Niveau auch für den Menschen möglich sein. Cat blätterte weiter, unterstrich Wörter, machte Dutzende Ausrufungszeichen. Nach Freud bewirken die Kontakte zu anderen Menschen und die damit verbundenen Phänomene wie

Streit oder Sex die Spannungen, die uns Menschen verwelken, verschrumpeln und vergehen lassen. Indem man sich von Menschen fernhalte, behalte man das Eigene und verändere sich nicht. Der isolierte Eremit, der ein Leben führe, ohne Spuren zu hinterlassen, der habe das ewige Leben. Obwohl Freud diesen Essay später verwarf, unter anderem, weil sehr bald schon gezeigt wurde, dass Woodruffs Behauptungen über Pantoffeltierchen jeglicher Grundlage entbehrten, aber auch weil Sigmund bei näherer Betrachtung zu dem Schluss kam, dass er ziemlich high gewesen war, als er das schrieb, ließ die Ewigkeitstheorie Cat nicht los, da sie zu einem intuitiven Gedanken passte, der sie seit einiger Zeit beschäftigte: dass ein Mensch, der sich vor Traumata schützte, gesünder und vielleicht sogar reiner lebte. Nie Kinder bekommen, bedeutete, niemals zu altern. Nie jemanden pflegen, bedeutete, niemals der Pflege zu bedürfen. Nichts machte so einsam wie eine Begegnung. Natürlich musste sie aufpassen, dass ihre Gefühle nicht verflachten, dass es nicht zu libidinösen Verstopfungen kam, doch das würde sie schon schaffen. Ihr fielen die Träume wieder ein, die sie während der Affäre mit dem Professor hatte, von den Stoppschildern. Nun war ihr alles klar. Dank Freud. Stopp, halte dich zurück.

Seit der Geschichte mit Bartlebee hatte sie niemandem mehr ihre Liebe erklärt. Worte, die man nie aussprach, konnten ihre Bedeutung nicht verlieren. »Ich bin durchaus offen«, sagt sie zu Moor. »Auf meine Weise.«

»Auf deine Weise.«

»Ja.«

»Genau.«

»Warum habt ihr mich eigentlich nie in New York besucht? Du und Tessel. Ich hätte es ... Es hat Momente gegeben, da hätte ich mich darüber sehr gefreut. Man kann sich dort ziemlich einsam fühlen.«

»Geld. Ich meine: Ich hab keins. Damit lässt sich schlecht fliegen. Und so ein Flug ist natürlich auch wahnsinnig schlecht für den Planeten und so. Warum dein Schwesterlein nicht gekommen ist, weiß ich nicht. Nicht wegen des Geldes, da ist sich dieser Junge sicher.« Er wirft einen flüchtigen Blick auf sie und schaut dann wieder auf die Straße. »Was ist?«

»Es tut mir leid, dass ich meinen Flug verpasst habe.«

»Kann doch passieren.«

»Ich habe ihn absichtlich verpasst. Irgendwie absichtlich. Ich weiß nicht, warum. Vielleicht weil Tess schon alles so bis ins Detail geplant hatte. Oder weil ...«

»Liebste Schwester, ich vertraue dir. Wenn du das Gefühl hattest, diesen Flug verpassen zu müssen, dann wirst du dafür deine Gründe gehabt haben, auch wenn du die Gründe jetzt nicht kennst, auch wenn du sie in einem Jahr immer noch nicht kennst. Es ist okay. Könntest du übrigens Big Sister kurz anrufen und ihr die freudige Nachricht überbringen? Dann kannst du sie auch gleich kurz sprechen.« Sie biegen auf Moors Grundstück ein, der Bulli schaukelt. »Oder lass nur, ich sag es ihr, ruh dich ein bisschen aus. He, fast haben wir sie hinter uns, unsere erste vaterlose Arbeitswoche. Beinahe Wochenende. Trotz allem haben wir's geschafft.«

»Die schwersten Dinge kommen noch. Das weißt du.«

Er nickt.

»Dich graust der Gedanke, Papa wiederzusehen, oder?« Sie überlegt, ihm zu sagen, dass sie es versteht, dass sie sich vorstellen kann, wie gewaltig der Tod des Vaters für einen Sohn ist, gerade für einen Sohn. Freud nennt im Vorwort zur zweiten Auflage der *Traumdeutung* den Tod des Vaters »das bedeutsamste Ereignis, den einschneidendsten Verlust im Leben eines Mannes«, nicht trotz, sondern wegen der Fantasien, die jeder Sohn, aber nahezu keine Tochter, über den Vater hat, Fantasien über Mord und Thronfolge. Und jetzt war der König tot, und der Prinz denkt, wie lautet noch mal mein Text? Muss ich jetzt so wie mein Vater sein, oder darf nur Vater wie Vater sein? Doch sie ist klug genug, den Mund zu halten: Ihr Bruder misstraut Bücherwissen, das als Trost daherkommt.

»Auf dem hill wird nicht geheult«, erwidert er.

Das Wort ergreifen

Natürlich graust es ihm davor, Oskar wiederzusehen, diesen Körper, den Mund, der ihm Kinderbücher vorgelesen hat, die Hände, die ihn in die Höhe gehoben und ihm später Schmerz zugefügt haben – wie bereitet man sich auf so etwas vor? Es ist Viertel vor sieben am Abend, Cat macht einen Spaziergang, er steht neben seinem Wagen an einem rostigen Klapptisch mit einem rahmenlosen Spiegel. Er muss nur an das alte Gesicht seines Vaters, die wässrigen Augen, das gelblich gewordene Weiß der Augen, die von kleinen Äderchen durchzogenen Nasenflügel denken, um sich selbst als alten Mann zu sehen. Er nimmt seinen altmodischen Rasierpinsel aus Dachshaar und streicht sich weiß an, als löschte er sein Gesicht aus.

Das erste Mal hat er sich zusammen mit seinem Vater rasiert, auf Einladung von Oskar. Der hatte die Härchen auf seinem rechten Kiefer entdeckt und nutzte die Gelegenheit. Gemeinsam gingen sie zum Supermarkt und kauften Moors ersten Rasierer. Mein Sohn wird ein Mann, verkündete Oskar der Kassiererin, einem Mädchen mit Kopftuch in Moors Alter, der danebenstand und vor Scham gewichtslos wurde. Oskar machte es ihm vor, im unaufgeräumten Badezimmer des elterlichen Hauses mit der Wanne auf gekrümmten Metallfüßen, deren Rand voller Flaschen mit Bioshampoo stand, neben dem Regal, in dem Oskars Salbe gegen Fußpilz stand und die Hämorrhoidensalbe, von der der kleine Moor einmal probiert hatte, die aber fürchterlich schmeckte. Oskar riss ihm damals die Tube aus den Händen und verließ beschämt das Badezimmer. Elise musste herzlich lachen und küsste Moor dreimal auf den Scheitel.

Da standen sie, Vater und Sohn, vor dem großen Spiegel. Oskar demonstrierte es ihm, mit dem Pinsel aus Dachshaar, und immer erst mit dem Strich, nicht zögern, und vor allem nicht erschrecken, wenn es blutet. Als Moor den Rasierer von seinem Vater übernahm, war alle Scham verschwunden, er fühlte sich stark, vollwertig – dies war ein Ritual, das sein Vater nur mit ihm vollziehen konnte. Er schnitt sich tatsächlich ein paar Mal, doch das war nicht schlimm. Was er spürte, konnte kein Schmerz sein, war kein Schmerz.

Moor drückt die Klinge parallel zu seinem Ohr auf die Haut, auf die obersten Stoppeln seiner Koteletten. Sein Schaben hinterlässt eine nackte, gereizte Haut. Als er den Rasierer erneut im Seifenwasser reinigt, mischt sich eine neue Farbe in die Lauge: Blutrot. Den Rest der Rasur erledigt er rasch. Zeit für ein wenig Hanföl, 100 Prozent CBD. Walnussfarbene Tropfen fallen auf sein bleiches Handgelenk, das ihm plötzlich dünn vorkommt. Er betrachtet seinen Körper, wie er es vor Jahren einmal getan hat, Glied für Glied. Das war in Indien. Dort lag er in einem schmuddeligen Krankenhausbett, abgemagert und erschöpft, doch klar wie nie im Kopf. Was würde er jetzt nicht alles geben für diese Reinheit.

Er wirft den Rasierer fort, der irgendwo im Laub landet, und geht los. Ein Blick durchs Fenster von Debbies Wagen; sie ist dabei, die Schulbücher ihrer Söhne mit Schutzumschlägen zu versehen, sorgfältig, langsam, es muss perfekt sein. Mit ungelenken Schritten geht er weiter, zu Henk the Tank. Er klopft an. Kräftig. Verwirrt öffnet sein Kumpel die Tür, die Bulldogge springt ins Freie. »Henkie-Penkie-Pankie, sag, dass ich dein Mofa leihen darf.« Moor kniet nieder, packt den Hund beim Nackenfell.

Der Tank denkt kurz nach. Sein Gesicht wirkt ernst, vielleicht sogar betrübt. Er nimmt einen Schluck aus seiner zerbeulten Schultenbräu-Dose. »Wie geht es dir? Nun ja, du weißt schon. Die Verarbeitung. Ich hab dich seit Sonntag nicht gesehen. Sonst hätte ich …«

»Die ist voll im Gange.«

Der Tank nimmt noch einen Schluck, verdünnter Schaum trieft ihm übers Kinn. Am Hals kann man den letzten Buchstaben eines Tattoos lesen, ein T von *Es ist, was es ist.* »Er war doch ein Drecksack, dein Vater? Ein Drecksack … vielleicht eher doch ein Arschloch.«

Moor lässt den Hund los und erhebt sich. »Du bist ein feiner Kerl, Henk, aber du solltest auch wissen, wann du die Schnauze halten musst.«

»Hast du selbst gesagt. Kann passieren, mein Vater war ein Drecksack, ein Arschloch und ein Idiot. Hab ihn nicht eine Sekunde lang vermisst. Darf man doch?«

»Das ist deine Sache. Er … er war … Denk einfach daran, wenn du die Schnauze halten solltest. Lass mal die Schlüssel rüberwachsen.«

»Wenn du meinen Liebling zu Schrott fährst, musst du

sehr viel Wiedergutmachungsbier kaufen.« Er wirft Moor die Schlüssel zu, der sie mit einer Verbeugung auffängt und in seine Hintertasche steckt, zu dem Fläschchen mit Hanföl.

»Vergiss den Helm nicht«, sagt der Tank und deutet auf einen Kasten am Fuß einer knorrigen Weide.

»Nein, den vergess ich nicht«, erwidert Moor und geht wortlos an der Kiste vorüber.

Das flussgrüne Tomos schiebend, geht er den sich windenden Pfad entlang, der von der Wohngemeinschaft zur Straße führt. Als er den unbefestigten Weg erreicht, steigt er auf das Mofa. Das Knattern des Motors. Moor nimmt Tempo auf, die Schöße seines Ledermantels klappern hinter seinem Rücken. Wehende Haare, zitternde Oberarme. Auf die Landstraße einbiegen. Ihm leuchten weder Sonne noch Mond, es gibt kaum Laternen, es herrscht kaum Verkehr. Wenn er durch seine Wimpern guckt, zerfließt das Licht zu einer lang aufgereihten Perlenkette. Er gibt weiter Gas, fährt fünfzig Stundenkilometer, doppelt so schnell wie erlaubt. Sechzig. Der Rahmen des Tomos beginnt zu vibrieren, zu ächzen. Er fährt so schnell, dass er das Gefühl hat, kaum vorwärtszukommen, es ist die Straße, die sich bewegt, er folgt den Bewegungen des Asphalts, den Wellen, den Kurven.

Nachdem er ein paar Jahre mit Y. zusammen war, musste er plötzlich unbedingt nach Indien, das Land des Jiddu Krishnamurti, der, wie man hörte, eine Inkarnation des Maitreya Bodhisattva war, des Bringers der Erleuchtung. Moor erzählte Y. davon, sie saßen draußen vor einer Kneipe, es war ein später Frühlingstag mit einer roten, tiefstehenden

Sonne. Mit dem bisschen Geld, das er sich mit Schwarzarbeit verdient hatte, würde er eine *petit tour* durch Nordindien unternehmen, als Ehrerweisung an die drei Manifestationen des Göttlichen, Brahma, den Schöpfer, Vishnu, den Instandhalter, und Shiva, den Vernichter. Y., die ihm mit der Geduld zuhörte, die Ärzte für Hypochonder aufbringen, fand, sein Plan rieche »nach einer Midlifecrisis von katastrophalem Ausmaß«. Er reiste dennoch ab. Tagelang raste er mit einem frisierten Moped umher, tankte billiges, giftgrünes Pertamax, kümmerte sich nicht um Gegenverkehr, das Nichtvorhandensein von Straßenlaternen und Leitplanken. Alles zerfloss, wenn man nur lange genug fuhr, sein Moped blieb im Gleichgewicht, wenn er nicht daran dachte, was passieren würde, wenn er nur einen Moment nicht aufpasste. Sich selbst kennenlernen bedeutet, sich selbst zu vergessen, dachte er bei sich, und in diesem Moment war nur dieser Satz von Bedeutung. Er schlief in schimmeligen Hostels, in heruntergekommenen Pensionen, hin und wieder in einem Wohnzimmer, auf einer freien Stelle unter einem Wellblechdach aus Zink, von scharfen, neugierigen Blicken begafft. Er besuchte Mathura, Haridwar, Jaipur, Galtaij.

Das Mofa beginnt zu stinken. Das Gummi der Reifen. Für einen Moment schließt Moor die Augen, weniger als eine Sekunde lang, eine Sekunde ohne Geldsorgen, ohne Gedanken und ohne Theater. Dann sperrt er sie wieder auf.

In Indien fuhr er so lange weiter, bis er eines Morgens zusammenbrach und ins Krankenhaus gebracht wurde. Ein Parasit, sagte der Arzt beiläufig. Nicht schlimm für uns, für euch lebensgefährlich. Antibiotika, Nahrung durch eine

Sonde. Während er in seinem schmutzigen, bitter riechenden Krankenhausbett lag, umgeben vom Jammern und Klagen in Sprachen, die er nicht kannte, hatte er sich so leicht wie nie gefühlt. Er schrieb Oskar einen langen Brief, einen Brief mit lauter einfachen, liebevollen Sätzen, dass er ihn liebe, dass er ihn schon lange vermisse. Moor legte den Brief auf seinen Krankenhaustisch und nahm sich vor, ihn am folgenden Morgen auf die Post zu geben. Ein paar Tage später packte er ihn in seinen Koffer. Er flog zurück, bis auf die Knochen abgemagert. Er hatte etwas erlebt, etwas durchgestanden. Als man ihn auf Partys in Amsterdam fragte, was er dort so alles angestellt habe, erwiderte er, er sei aus sich selbst getreten. Er hatte gelebt, wie Bunan es vorschreibt, wie ein Toter, ein vollkommen Toter, er tat, was er wollte, und alles war gut. Monate später warf er den Brief an seinen Vater in den Müll. Es war nicht seine Aufgabe, den ersten Schritt zu tun.

Das Mofa vibriert immer stärker, doch er hält es unter Kontrolle. Tränen strömen über seine Wangen. Der Tod ist kein Ende, er ist eine Änderung des Rhythmus, das Leben endet nicht, es verliert eine seiner Billiarden Erscheinungsformen, jemand anders setzt das Leben fort, das Rad dreht sich weiter, ewig.

Blaulicht in der Ferne. Moor bremst und stellt sich schräg hinter einen Baum, mit dicken, weit gespreizten Ästen. Ein Streifenwagen rast vorüber. Er setzt sich auf die knorrigen Wurzeln des Baumes. Glühwürmchen, Feuerfliegen, nur ein paar Meter entfernt. Wir sind alle nur Vibrationen, Frequenzen des Lebens, in Gedanken beschäftigt mit unserem eigenen, exklusiven, einmaligen Experiment, dessen Ergebnis am Ende verweht. Er beginnt zu zittern. Zu schluchzen. Mit einem Mal ist da der Gedanke, dass, wenn er vielleicht irgendwann einmal ein Kind hat, einen Sohn oder eine Tochter, es Oskar nie sehen, hören oder riechen würde. Für das Kind würde es nur voneinander unabhängige Anekdoten aus einer unwirklichen, prähistorischen Vergangenheit geben, und dann würde er als Verwalter der Erinnerungen an seinen Vater auftreten müssen. Doch was soll er dann sagen? Ruhig bleiben. Es sind nur Gedanken, sie verfliegen von selbst. Den Rückweg macht er gemächlich. Artig fährt er mit fünfundzwanzig Stundenkilometern. Seine Arme zittern noch, als er das schwere Mofa den sich windenden Pfad entlangschiebt. Cat kommt ihm entgegen, hilft ihm wortlos beim Schieben. In drei Tagen wird jemand das Wort ergreifen, in Gegenwart der anderen, die Oskar gekannt haben, das Schlusswort über seinen Vater. Und diese Person, das wird Moor sein. Er wird sprechen, und die anderen, die werden endlich zuhören müssen.

In Erwartung eines Leichnams

Für Tessel hat das große Warten begonnen. Morgen wird sie den Leichnam ihres Vaters in ihrem Haus willkommen heißen, sie wird zugleich willkommen und Lebewohl sagen müssen, ohne zu wissen, wie. Mit zitternden Händen nimmt sie einen Notizblock und einen Stift, auf dem Papier erscheint ein Tintenkringel, mehr nicht. Sie richtet den Blick nach draußen. Die freitägliche Dämmerung vertieft sich, das Wochenende hat begonnen, die Handwerker werfen ihre Werkzeugkisten in den Lieferwagen.

Am Morgen hatten die beiden Handwerker sich schon wieder unmenschlich früh an die Arbeit gemacht. Tessels Wimpern waren verklebt, das erste Tageslicht drang durch einen wässerigen Dunst. Sie hatte kaum geschlafen, bestenfalls gab es Fluktuationen in ihrem Wachsein, während der Wind die ganze Nacht hindurch heulte und brauste. Das Haus ächzte, die Plane, die um das Gerüst gespannt worden war, flatterte unaufhörlich. Vom Lärm umgeben, öffnete Tessel mitten in der Nacht hin und wieder die Augen, im Dunkeln, um zu kontrollieren, ob sie träumte. Gerädert erhob sie sich, ein wenig kurzatmig, im Bann des tosenden Windes. Sie ging ins Badezimmer, weinte vor Erschöpfung und kehrte ins Bett zurück, wo Henk-Maarten friedlich schlummerte. Am Morgen war ein neues Geräusch hinzugekommen. Das Klappern eines zweiten Gerüsts, das aufgebaut wurde. Aufstampfen, um die Stabilität der Planken zu überprüfen, Metall, das gegen Metall stieß. Sie zog die Decke über den Kopf, atmete die eigene Körperwärme ein. Als Henk-Maarten sie ein paar Mal vorsichtig anstieß, blieb sie liegen. Er verließ das Schlafzimmer, und nicht viel später, als die Handwerker innehielten, um ihr erstes Pausenbrot zu essen, da erklangen von unten die üblichen Küchengeräusche, die knurrende Kaffeemaschine, das Hantieren mit Töpfen. Heute muss es eben so gehen, hörte sie Henk-Maarten im Flur zu Clio sagen. Ja, nein, das ist jetzt gerade nicht einfach für Mama.

Sie stand erst eine Stunde später auf, als die anderen aus dem Haus waren. Ihr Morgenmantel schleifte über den Boden. Sie machte sich auf die Suche nach dem ruhigsten Zimmer, eines musste das doch sein. Irgendwann saß sie mit ihrem Laptop (Passwort »fransvanmarenstraat122«) auf der Toilette, in der eitlen Hoffnung, ein paar Sätze schreiben zu können, vielleicht Erinnerungen an Oskar. Jetzt, da die Möglichkeit der Wiederholung verloren war, schienen ihre Erinnerungen geronnen zu sein, sie waren gleichsam zu Objekten geworden. Objekte, auf die sie schaute, die aber nicht zurückschauten. Auf dem WC sitzend, die fröstelnden Waden von Gänsehaut bedeckt, öffnete sie ihr Postfach. Viele Mails zum Tod ihres Vaters, von Kollegen, von ihrem Lektor, pflichtschuldige Beileidsbekundungen, die ihr wenig sagten, deren Ausbleiben sie aber gewiss registriert haben würde. Der eine oder andere traute sich, die »originelle« oder »besondere« Todesanzeige zu erwähnen, die sie in der Zeitung gesehen hatten. Ihr Lektor hatte seine Beileidsmail mit der herzlichen Empfehlung versehen, auf jeden Fall Notizen zu machen. »Und wo wir gerade davon reden, sollen wir einen neuen Termin ausmachen?« Sie klappte den Laptop zu.

Gegen zehn kam eine Nachricht von Cat, irgendwas mit einem Mofa und dass Moor leichtsinnig gewesen war. Sie wurde nicht wirklich schlau draus und hatte auch keine Lust, es zu werden. Moor war nun einmal Moor. Sie beantwortete die Mail nicht. Um elf telefonierte sie kurz mit Elise, um sich mit ihr abzustimmen. Tessels Wut über den plötzlichen Kurswechsel ihrer Mutter war bereits verebbt, ihre Stimmen klangen sachlich, die Wortwahl war präzise und konstruktiv. Sie konnte noch einen Tag Schonung heraushandeln. Oskars sterbliche Überreste kamen morgen anstatt heute. Wegen der Verschiebung wurde beschlossen, den Leichnam einzubalsamieren und nicht nur zu kühlen, berichtete Elise. Nickend kritzelte Tessel den Termin auf einen Notizblock, neben das Wort »Balsam«, in einer krakeligen Handschrift, die nicht die ihre war. Sobald das Gespräch beendet war, konnte sie sich an kaum noch etwas erinnern.

Wieder im Bett, begann sie hemmungslos zu weinen. Die Tränen waren nicht an Gedanken oder Erinnerungen gekoppelt, sie kamen einfach und strömten über ihr Gesicht. Und dann stand sie wieder auf.

Gegen Mittag ließ sie sich in ein heißes Wannenbad gleiten, so wie früher im elterlichen Haus, auch wenn sie heute Clios Ohrwärmer trug, der den von draußen kommenden Lärm ein wenig abtönte. Ab und zu leuchtete ihr Telefon auf, ein grelles Rechteck vor den anthrazitfarbenen Fliesen.

Meist erschien Moors Name, manchmal der von Cat. Sie langte nach dem Schalter für das Badezimmerlicht. Danach drehte sie das Telefon um. Da lag sie, in der dampfenden Dunkelheit.

Eine unbekannte Stimme. Sie hob ihren schweren Kopf vom Esstisch, auf den sie ihn, um kurz auszuruhen, gelegt hatte. Kurz? Wie spät war es eigentlich? Wieder die Stimme. »Hallo?« Ihr verschleierter Blick stellte sich scharf, in der Küche stand einer der Handwerker. »Hallo?«

»Ich bin hier«, erwiderte sie wie jemand, der beim Versteckspielen widerwillig seine Position verrät. Ihre rechte Wange brannte. Vielleicht hatte sie sich etwas zu lange ausgeruht.

»Ah, da sind Sie«, sagte der Mann. »Wollte nur Bescheid geben, dass es etwas länger dauert, als wir dachten. Wäre schön, wenn wir die erste Runde erledigt bekämen. Morgen wird's regnen. Da können die Fensterrahmen nicht raus.«

»Kein Problem. Das heißt, das Problem ist eigentlich eher …«

»Das Geräusch.«

Geräusch war eine recht neutrale Bezeichnung für dieses … für das … »Was machen Sie eigentlich?«

»Wie meinen Sie?« Er machte einige Schritte in ihre Richtung, vorsichtige Schritte, als wäre er sich der vielen unsichtbaren Grenzen nur allzu bewusst, die Arbeiter von ihren Auftraggebern trennen – die Haustür, das Wohnzimmer, die Toilette. Er schaute sich um, zu den übervollen Bücherregalen, zum großen Flatscreen, zum glückseligen, kupferfarbenen Buddha auf der Fensterbank, den Henk-

Maarten während ihrer Beziehungspause gekauft hatte. »Alles in Ordnung bei Ihnen?«

»Was macht ihr eigentlich? Ja, das würde ich gern wissen.« Sie kontrollierte nun wieder ihren Atem, der kurz aus dem Rhythmus geraten war.

»Das wissen Sie doch. Der Kostenvoranschlag …«

»Erklär es mir doch bitte. Was ist kaputt, und was muss repariert werden? Am besten so einfach wie möglich. Und sag ruhig du.«

Der Mann ging zum Fenster, hinter dem das zweite Gerüst errichtet worden war. Er befühlte kurz den Fensterrahmen, nahm einen Bleistift aus der Brusttasche und rammte ihn in das Holz. »Holzfäule. Viel zu viel Feuchtigkeit. Achtundsechzig Prozent.«

»Das erscheint mir unwahrscheinlich. Dann würde der Rahmen zu zwei Dritteln aus Wasser bestehen. Oder übersehe ich etwas?«

Er drückte ein Messgerät auf das Holz und las einen Wert ab: »Achtundsechzig.« Als er den Bleistift wieder herauszog, rieselten Splitter aus dem Loch.

»Jetzt habe ich ein Einschussloch in meinem Fensterrahmen.«

»Der ganze Rahmen muss raus. Und der da auch. Und der da. Hoffentlich schaffen wir das heute. Aber ich denke, die Zeit reicht nicht. Nein.«

»Und dann?«

»Das faule Material entfernen, auffüllen, spachteln, schleifen, Kleinigkeiten reparieren, erneut schleifen, einsetzen, grundieren, lackieren. Fertig ist die Laube.«

»Das hört sich an, als würde das eine ganze Weile dauern.«

Er kam noch einen Schritt näher. »Erst mal ist Wochenende, nicht.«

Das durch die roten Vorhänge fallende Licht berührte ihr Gesicht – verweint, aufgedunsen –, und sie wandte sich ab. Sie entschuldigte sich und verließ das Wohnzimmer. Als sie im Gang ihren Herbstmantel anzog, erschienen seine klobigen Arbeitsschuhe mit den klassischen Stahlkappen in der Tür.

»Was ich Sie fragen wollte.«

»Dich.«

»... dürften wir vielleicht einen Schlüssel haben? Das ist bequemer. Joop und ich, wir wollten uns ein Sandwich holen.«

»Wer ist Joop?«

»Ich bin Patrick, mein Kollege heißt Johan. Joop.«

In Gedanken zählte sie die Risiken auf, die mit der Herausgabe eines Schlüssels verbunden waren – was wusste sie denn überhaupt über diese Menschen –, hörte damit jedoch auf, als sie den verwunderten Blick des Mannes sah.

»Weißt du was, ich besorge euch die Sandwiches, dann könnt ihr noch eine Weile weiterarbeiten. Was soll ich mitbringen?«

Er schaute auf seine Uhr, eine altmodische Casio. »Könnte gehen. Wirklich? Fleisch. Schinken oder so. Für Joop dasselbe.«

»Schinken oder so, zweimal«, resümierte sie, während sie die Tür öffnete. »Kann aber einen Moment dauern. Ich nehme die touristische Route.«

Bei den Schrebergärten blieb sie stehen. Sich auf den Zaun stützend, betrachtete sie die Regentropfen, die am Stacheldraht entlangrannen, die Erde, die die Tropfen aufsog. Sie schaute zu den Ulmen, die sich, je höher sie reichten, immer mehr verzweigten, immer subtiler wurden, die Wipfel waren ein Gespinst aus hauchdünnen, sich im Wind wiegenden Fäden, die an ein Herz-Kreislauf-System, einen lebendigen Körper erinnerten. Es ist nicht das Schneiden, das so schmerzt, erinnerte sie sich an ein Zitat der Dichterin Vasalis, sondern das Abgeschnittensein. Sie erschrak, als ein Schaf an ihrer rechten Hand leckte. Nachdem sie in Naarden-Vesting zwei riesige Sandwiches besorgt hatte, nahm sie ein Taxi nach Amsterdam, zu ihrem Elternhaus. Sie zögerte auf dem Gehsteig, ging dann vorwärts, als wäre sie gerufen worden. Die Stufen vor der Haustür waren nicht länger dieselben, jetzt da Papa nicht mehr nach draußen schlurfte, um den Müll rauszubringen, dort bei der verwitterten, alten Platane. Die Tür war nicht mehr dieselbe, jetzt da niemand einen mehr begrüßte, wenn man reinkam. Die Klingel war nicht mehr dieselbe, jetzt da niemand mehr schimpfte, warum man in Dreiteufelsnamen den Schlüssel nicht dabeihatte. Sie goss den wuchernden Farn im Garten, pflückte ein paar Blätter vom Rasen, eine eher symbolische Tat. Dann setzte sie sich auf den Rasen und blieb sitzen, bis die Sonne ihr Gesicht berührte.

Als sie in den Vorgarten trat, unterbrachen Johan und Patrick die Arbeit. »Ich hab euch Pastrami & Pickles mitgebracht.«

Patrick inspizierte sein Sandwich: »Schinken-Gurke.«

Es hatte leicht zu nieseln begonnen, mit Tropfen so winzig und fein, dass sie kaum von Nebel zu unterscheiden waren. Die Männer aßen im Stehen, ohne auch nur ein Wort miteinander zu wechseln. Tessel ging ins Haus und ließ die Tür nun doch einen Spalt offen. Danach machte sie weiter, wo sie aufgehört hatte, sich fragend, wo sie doch gleich aufgehört hatte.

Sie nahm sich den Wintergarten vor und versuchte, den Geschirrschrank zu verrücken, gab aber auf halber Strecke auf. Sie nahm einen französischen Roman vom Salontisch, ein Silberfischchen floh im Zickzack aus dem Buchrücken. Sie hob den Tisch hoch und trug ihn ins Wohnzimmer, wo er ein wenig verloren herumstand. Es musste nun einmal Platz geschaffen werden. Sie ging nach oben und machte sich in Clios Zimmer daran, die Kleider ihrer Tochter zu sortieren, ordentliche Stapel aus T-Shirts, Jeans und Pullovern. Manchmal schnüffelte sie am Stoff. Nicht viel später sank sie auf die Couch.

Die Einäscherung sollte in drei Tagen stattfinden, die Leute von *Der nächste Horizont* schienen ihr Fach zu verstehen und hatten sich anerboten, praktisch die gesamte Logistik zu übernehmen, zweifellos gegen einen ordentlichen Betrag, doch das war es ihr wert. In Moors Traueranzeige hatten keine weiteren Informationen für die Öffentlichkeit gestanden, und das war auch gut so, eine kleine, standardmäßige Trauerfeier, völlig in Ordnung. Und Oskars Körper, sein Leichnam, seine *sterblichen Überreste*, um die musste sie sich auch nicht kümmern, das tat Elise jetzt. Auf ihrem Telefon suchte sie nach Auskunft über das Einbalsamieren, vertippte sich allerdings und landete bei »Bilder«. Unmenschliche Körper, Leiber aus Wachs, leblose Hautfarben; angewidert schob sie ihr Telefon von sich weg. Auf dem Weg in die Küche verspürte sie plötzlich ein heftiges Stechen im Rücken. Sie musste sich an der Tischplatte festhalten, um nicht zu Boden zu sinken. Als der Wasserhahn wieder zu spritzen begann, ließ sie den Kopf hängen, erschöpft und verraten vom eigenen Haus, ihrem lauten, dysfunktionalen Haus.

Aus dem Randbereich ihres verschwommenen, tränennassen Blicks kam ein Arm. Sie schaute nach rechts. Patrick, mit einem Schraubenschlüssel. Zwei Drehbewegungen, und der Hahn tropfte nicht mehr. Warum gerade die Einfachheit sie so berührte, wusste sie nicht, doch sie hätte erneut in Tränen ausbrechen können. »Kaffee?« Sie zog die Nase hoch.

»Da sag ich nie Nein.«

»Bitte, setz dich.« Sie nahm die Mokkakanne aus dem Schrank, die machte den besten Kaffee. »Kommt ihr gut voran?« Mit den Knöcheln knetete sie ihre Lenden, der Schmerz wurde schwächer.

»Hm«, sagte Patrick, während er am Esstisch Platz nahm. »Langsam.«

»Danke, dass du den Wasserhahn repariert hast. Der hat mich schon lange gestört.« Sie zögerte, ob sie etwas über Henk-Maarten sagen sollte, doch ihr fiel nichts ein, das nicht wie Klagen geklungen hätte. Die Mokkakanne begann zu fauchen, Dampf stieg aus dem Ausguss. Sie schenkte zwei Tassen ein, machte einen Schritt nach rechts und drehte sich ein wenig weg, damit Patrick nicht sah, dass sie zitterte.

»Was machst du eigentlich? Arbeitsmäßig?«

»Hier, hoffentlich schmeckt er dir. Milch? Zucker?«

»Würfel. Einen.«

Sie öffnete den Vorratsschrank. Beim Dinkelmehl, mit dem Clio und sie manchmal Brot backten, fand sie eine zerknitterte, halbvolle Tüte Bio-Kristallzucker. Sie nahm ihm gegenüber Platz. »Was hast du gefragt?« Woher kam nur das Zittern in ihrer Stimme?

»Was du arbeitest. Wenn du woanders arbeitest, stört dich der Lärm auch nicht.«

»Ich bin Schriftstellerin.« Ein Satz, der einst eine Grundsatzerklärung gewesen war, jedes Mal, wenn sie ihn aussprach, jedes Mal, wenn interessierte Studenten sie baten, sich selbst zu definieren. Doch heute fragte sie sich, ob die Bezeichnung *Schriftstellerin* nicht Menschen vorbehalten war, die auch wirklich schrieben, die sich jeden Tag an ihren Schreibtisch setzten, bei gutem wie bei schlechtem Wetter, Lust oder keine Lust. Sie kannte einen Autor in Rotterdam, der sich jeden Tag, ordentlich im Anzug und mit Brillantine im Haar, an seine Olivetti-Schreibmaschine setzte und auf die Tasten hämmerte, bis es Zeit fürs Mittagessen war, das natürlich von seiner liebreizenden Gattin zubereitet worden war. Sie hatte darüber in Interviews gelesen, in denen er mit gedämpftem Stolz von seinen urmännlichen Hämmergewohnheiten berichtete. Doch erst als sie vor ein paar Jahren eine Weile zusammen mit ihm in derselben Autorenresidenz gewohnt und ihn bei der Arbeit gesehen hatte, war ihr klar geworden, dass kein Wort davon gelogen war. Dieses Donnern auf die Tasten. Es war, als sähe man ein Gewitter ein Gedicht schreiben.

»Muss man dich kennen?«

»Müssen nicht. Liest du viel?« Sollte sie jetzt Romantitel nennen, Rezensionen zitieren? »Die Wahrscheinlichkeit, dass du mich kennst, ist gering, denke ich. Was natürlich nicht schlimm ist. Überhaupt nicht schlimm sogar.« Es fehlte nicht viel, und sie hätte gesagt, dass dies für ihn sprach.

»Die Bücher, wovon handeln die?«

Dutzende Antworten kamen ihr in den Sinn – über die Unmöglichkeit von echtem Kontakt, über das Finden von Glück auf einem Planeten, der allmählich untergeht –, und sie klangen alle prätentiös und unecht. »Um ehrlich zu sein, erinnere ich mich nicht wirklich.«

»Keine Inspiration?«

Sie hatte immer Mühe mit dem Begriff *Inspiration*, vom lateinischen »einblasen«. Als würde ihr etwas von jemandem eingeblasen, von einem Geist oder einer Muse, als wäre sie eine Art veredeltes Mundstück. Es war genau das Gegenteil, schreiben bedeutete die Musen zähmen, schreiben war zurückblasen. »Gerade nicht. Es gelingt einfach nicht. Ich will schreiben, als wäre ich jemand anderes, aber ich weiß nicht, wie. Manchmal denke ich, ich sollte ganz damit aufhören.« Sie warf einen Blick nach draußen. Wolken, so grau, dass sie eins mit dem Himmel geworden waren und man nicht einmal sehen konnte, ob es regnete oder nicht.

»So oder so, ich find's besonders. Ich kenne keine Schriftsteller.«

Es ist längst, längst nicht so besonders wie die Reparatur eines Wasserhahns, soll heißen, längst nicht so besonders, wie zu fühlen, dass jemand nicht weiß, was er sagen soll.

»Mein Vater ist vor Kurzem gestorben. Vor drei Tagen, glaube ich, die Zeit entgleitet mir ein wenig.« Warum hat sie das nicht früher gesagt? Warum sagt sie es jetzt? »Sorry. Keine Ahnung, wieso ich dir das erzähle. Du wirst ja schließlich nicht dafür bezahlt, dir mein Gejammer anzuhören.«

»Du kannst doch drüber schreiben, über deinen Papa.«

»Morgen wird er hergebracht. Sein Leichnam. Zur Aufbahrung. Daher das Durcheinander. Ich hatte vor aufzuräumen. Stattdessen warte ich nur.« Sie deutete auf den Wintergarten. »Dort wird er liegen.« Sie überdachte ihre Worte. »Mir wird jetzt erst klar, dass euer Krach, entschuldige, eure Geräusche …«

»Es ist Krach.«

»… dass es natürlich einfach weitergeht. Wie machen wir das denn?« Oskar war tot, und er fand noch immer keine Ruhe. Sie sah ihren Vater, kopfschüttelnd im Sarg. Ihre Wangen zwickten, es war kein bewusstes Weinen, höchstens ein befristetes Aufgeben des Widerstands.

»Morgen ist Samstag. Also kein Problem.« Er zögerte, dann legte er seine Hand auf ihre. Schreck in seinen Augen, zu weit gegangen? Doch als er seine Hand wegziehen wollte, packte sie ihn sanft beim Handgelenk. Sie wollte sich bei ihm bedanken, wusste aber nicht, wie.

»Mama?«

Jetzt ließ Tessel los. Da stand Clio. Ein Blick auf die Uhr zeigte, dass es Viertel vor fünf war. Die Schule war aus.

Patrick zog die Nase hoch. »Guter Kaffee. Joop und ich machen noch schnell fertig. Die Gerüste stehen, der Lärm ist erst mal vorbei. Wir kommen dann am Montag wieder. Alles Gute, morgen.« Er nickte Clio zu und ging.

Sie saßen am Esstisch, Mutter und Tochter. Die Schulbücher lagen aufgeschlagen da, am Dienstag schrieb Clio eine Französischarbeit. »Soll ich dich nachher abhören?«, fragte Tessel, ihre Zähne klapperten.

»Alles okay, Mama?«

»Ich stell die Heizung ein wenig höher. Abhören, oder geht es so?«

Clio schaute wieder in die Bücher, auf die Verben, die Flexionen, die Zeiten. »Nicht nötig.«

»Möchtest du Tee? Ich mach welchen.«

»Mama.« Sie schlug das Buch zu. »Ich hatte heute Philosophie, und wir haben über bedeutende philosophische Probleme und so gesprochen. Und da gibt es einen französischen Philosophen … Ka…, Ka…«

»Camus?«

»Ja, genau, und der hat gesagt, dass Selbstmord die einzige wichtige Sache ist oder so.«

»Was bringt man euch bloß in der Schule bei?«

»Aber was ist mit dem Tod? Ist der etwa kein Problem? Nur wenige Menschen begehen Selbstmord, während doch alle sterben. Das ist doch dann schlimmer? Ich meine, dass Opa nicht mehr da ist, das ist doch auch ein Problem?«

Tessel schaltete den Wasserkocher an. Sterrenmunt. Zwei Tassen, ein Beutel. »Camus war Existenzialist, von Existenz, Dasein. Natürlich war der Tod für Camus wichtig, gerade die Unausweichlichkeit des Todes ließ die Existenzialisten das Leben erforschen. Plätzchen?« Tessel nahm die zerbeulte Van-Melle-Plätzchendose. Clio nahm einen Spekulatius und bewegte ihn im Tee hin und her. Kurz bevor er so matschig war, dass er zerfiel, warf sie ihn in den Mund, eine durch tausendfache Übung perfektionierte Choreografie. »Aber das macht den Tod nicht zu einem Problem, nicht zu etwas, das gelöst werden muss.« Sie war auf dem falschen Weg, ihre Worte waren zu schwer. »Denkst du viel über den Tod nach?«

»Morgen liegt Opa im Wintergarten. Da chille ich am liebsten.«

»Ja, Oma Elise ... Papa hat es doch erklärt, oder?«

Clio nickte.

»Elise hat es einfach nicht gepasst. Vermisst du ihn? Vermisst du Opa?«

»Warum hat er sein Haus nie aufgeräumt? Da war es immer so ... Ich meine, what the fuck.«

»Wenn du lang genug im Durcheinander wohnst, siehst du es nicht mehr. Deine Wohnung ist dann, nun ja, zu einer Art Nest geworden. Manche Menschen brauchen ein Nest.« Es gelang Tessel nicht zu schlucken, die Rückenschmerzen waren wieder da.

»He, was machen meine Ohrwärmer da? Sind die jetzt nass?«

Tessel umarmte ihre Tochter und drückte sie kräftig. Es gab so viel zu sagen, dass sie schwieg. Henk-Maarten kam nach Hause. Er wusch ihre Teetassen und Untertassen ab und verlor kein Wort über den reparierten Wasserhahn. Der Lieferwagen der Handwerker fuhr vom Grundstück, der Kies knirschte.

Clio liegt im Bett, Tessel und Henk-Maarten stehen im Badezimmer, dem Vorraum zum Schlafzimmer, wo sie oft noch kurz den Tag durchsprechen, manchmal in ganzen Sätzen, doch meistens im Stakkato, wobei ihre Worte sich dem Rhythmus der rituellen, abschließenden Handlungen anpassen, die sie gerade verrichten, dem Zähneputzen, dem Nasenhaarentfernen, der porentiefreinigenden Gesichtswäsche. Nach dem Putzen stellt Henk-Maarten die Zahnbürste zurück in den Becher, die am Rand angetrocknete Zahnpasta spült er auch an diesem Abend nicht weg. Dann greift er zur Zahnseide und macht sich an die Arbeit. Dabei hält er das Gesicht so nah an den Spiegel, dass es aussieht, als ginge sein Kopf in den Spiegel über, als hätte er zwei Köpfe, miteinander verwachsen, unmenschlich. Tessel schaut in die andere Richtung.

»Was? Mache ich etwas Falsches?« Er spuckt ein wenig blutigen Schleim ins Waschbecken und wischt die weißbraunen Spritzer vom Spiegel.

»Sage ich das?« Sie setzt sich aufs Bett und schaut zu den moosgrünen Deckenbalken, die den Dachboden daran hindern herabzustürzen. »Ich habe einfach keinen allzu guten Tag. Weiß nicht, warum.«

»Gelingt es dir gar nicht, dich davon frei zu machen? Auch nicht hin und wieder?«

Sie schaut irritiert auf; sie hat nicht einen Moment überlegt, es zu versuchen.

»Einäscherung oder Erbe, was beschäftigt dich?«

Sie zuckt die Achseln.

»Das gehört doch auch zu dir, Schatz. Dass Dinge echt zu dir durchdringen.« Er tupft ein wenig Nachtcreme auf seine Wangen, L'Oréal Paris Age Perfect Cell Renaissance, zieht den Kamm durch seinen immer noch kräftigen Haarschopf und stellt sich vor sie. »Erinnerst du dich nicht daran, dass wir mal darüber gesprochen haben, wie es sich anfühlen würde, wenn er stirbt? Das war nach dem Tod meiner Eltern, weißt du noch? Damals fürchtete ich, nicht genug zu empfinden.«

»Du hattest panische Angst, weil du nichts gefühlt hast.«

»Ich habe versucht, das Ganze sachlich anzugehen.«

»Das ist dir gelungen.«

»Wir sprachen damals davon, wie unwirklich es erschien und dass es möglicherweise immer so ist, dass es so sein muss. Die Eltern sterben, und man landet in einer elternlosen Welt. Diese Welt scheint identisch zu sein mit der, die man kennt. Doch sie ist auf eine schwer zu beschreibende Art anders. Was sagtest du damals gleich noch?«

»Ich weiß es wirklich nicht mehr.«

»Das Theaterstück ist dasselbe, aber die Rollenverteilung ist anders. Das hast du gesagt. Man sei aufs Neue gecastet worden. Man sei nicht mehr Sohn oder Tochter. Die Rolle sei vergeben. Oder eigentlich weitergegeben. Und die bekomme man auch nie wieder zurück. Man dürfe froh sein, dass das Stück noch eine Weile weitergeht.«

»Was willst du damit sagen? Dass ich wusste, dass es passieren würde? Das weiß jeder.«

Henk-Maarten blickt um sich, als habe er in diesem lebenslangen Theaterstück kurz seinen Text vergessen. »Dass es möglicherweise gut sein könnte, wenn du dich an dieses Gespräch erinnertest, in dem du dachtest, vielleicht auch ein wenig erleichtert sein zu können, wenn er nicht mehr da ist. Er hat dich immerhin einiges an Kraft gekostet. Viel headspace. Weißt du das noch?«

»Nein.«

»Ach, komm.«

»Siehst du nicht, dass ich trauere?«

»Ich sehe, dass es dir nicht gut geht. Dass du nicht du selber bist. Dass du unglücklich bist. Dass du fliehen willst. Du musst dich wieder aufrappeln.«

»Das ist Trauer. Was du beschreibst, ist Trauer.«

»Ich spüre auch viel Zorn. Bist du zornig auf Cat, ist es das? Angst vor Streit? Ist das der Grund, weshalb du sie noch nicht getroffen hast?«

»Natürlich bin ich zornig oder empfinde Wut. Ich bin die Älteste. Normalerweise ist das älteste Kind der Testamentsvollstrecker. Aber eigentlich denke ich jetzt gerade vor allem an morgen.«

»Den Unterschied verstehe ich nicht, zwischen Wut empfinden und zornig sein. Ist das von deiner Therapeutin? Und du weißt, wie ich darüber denke. Du hättest fragen können, ob sie eventuell einen anderen Testamentsvollstrecker akzeptieren würden.«

»Mach jetzt bitte nicht auf Therapeut.« Atempause. »Ich empfinde Wut, aber ich identifiziere mich nicht damit.«

»Es gibt genug, worüber du zornig sein kannst. Aber bring das lieber bei deinem Bruder und deiner Schwester an, dann gibt es eben eine Konfrontation, ist halt so.« Er zieht seine Hose aus, streicht sie glatt und hängt sie über die offen stehende Spiegeltür des Kleiderschranks.

»Ich bin kurz davor zu platzen. So fühlt es sich an.« Sie weiß, etwas zu zerstören gibt mehr Energie als etwas aufzubauen, fallen ist befreiender als klettern.

»Ach ja, Clio hat mir erzählt, dass ihr über Selbstmord gesprochen habt. Muss ich mir Sorgen machen?« Seine Stimme zerfranst.

»Na ja, wir haben über die Schule gesprochen. Philosophie. Camus.« Sie schlägt die Decke auf und kriecht darunter.

Langsam knöpft er sein Oberhemd auf und wirft es in den geflochtenen Wäschekorb. Dann legt er sich neben sie, langsamer als üblich, theatralischer. Die Deckenlampe erlischt, die Leselampe wird nicht eingeschaltet.

Wie sehr sie hofft, später nicht in bodenlose Träume zu versinken, in denen sie über die Straße geht und jemand ihr auf die Schulter tippt, der sagt: Du gehst nicht, du stehst still. In denen sie eine Brücke überquert, nach unten sieht und entdeckt, dass nichts unter ihren Füßen ist. Ein Seufzer, ein Kuss auf die Schulter. Stille. »Morgen kommt er, wird geliefert, wie ein DHL-Paket.«

»Morgen ist er wieder da«, bestätigt Henk-Maarten. Nach einer Weile fragt er, ob er etwas sagen darf.

»Nur heraus damit.«

»Mach das nicht. Nicht so. Finde einen besseren Weg. Bitte.«

Sie antwortet nicht. Zwei Minuten, vier Minuten. Sie tastet die Stille ab, auf der Suche nach kleinen Lautsignalen, aus denen vielleicht hervorgeht, dass er sich nicht mit dem Schweigen zufriedengibt, dass er vielleicht noch etwas Liebes sagen will. Doch sie hört keinen Seufzer, keine Nase wird hochgezogen, keinen angehaltenen Atem, kein Laken, das stramm gezogen wird. Sie versucht, sich selbst davon zu überzeugen, dass sie die Stille begrüßt.

Intermezzo

So, wie sich die Familie am Vorabend der Aufbahrung um die Vorzeigbarkeit des Leichnams ihres Oskars sorgt, so sorgten sich einst die Götter um die Vorzeigbarkeit des Leichnams des trojanischen Prinzen Hektor, der vom Griechen Achill im Kampfgewühl des Trojanischen Krieges gefällt worden war.

Achill, der Protagonist der *Ilias*, wollte seinen besiegten Rivalen um jeden Preis zur Schau stellen. Jeder sollte Hektors getroffenen, geschundenen Körper sehen. Der Göttersohn durchbohrte Hektors Fersen, zog ein Seil hindurch und band es anschließend an seinen Streitwagen. Er gab den Pferden die Peitsche und raste über das felsige, levantinische Terrain des Kampfplatzes, Hektors Leichnam im Schlepptau umrundete Achill das belagerte Troja, danach warf er die Leiche den Hunden und Geiern zum Fraß vor. Dreimal zog Achill den Leichnam um das Grab seines von Hektor getöteten Freundes Patroklos. Doch seltsamerweise war an Hektors Körper nicht eine Schramme zu sehen.

Nachdem sie eine Weile auf Achills obszöne Verstümmelungsversuche hinabgeschaut hatten, fanden die Götter

Apoll und Aphrodite, die für den Schutz von Hektors Körper verantwortlich waren, dass es nun reichte. Sie schickten zwei Boten zu Achill, Iris und Thetis, Achills Mutter. Achill lenkte ein und übergab Hektors Leichnam dessen Vater Priamos. Eine zwölftägige Trauerzeit wurde angeordnet, in der nicht gekämpft werden sollte. Hektor wurde verbrannt. Als das »frühgebor'ne, rosenfingerige Morgenrot« erschien, versammelten die Trojaner sich um den Scheiterhaufen, um ihren Prinzen zu sehen. Nachdem Hektor eingeäschert war, löschten sie die Glut mit »funkelndem Wein«. Kräftige, weinende Männer holten Hektors blanke Gebeine aus der Asche. Sie wickelten seine Überreste in weiche, purpurne Tücher und betteten sie in eine goldene Urne. Sie stellten die Urne in eine Grube, errichteten ein Grabmal und gingen in den Palast des Priamos, wo sie »ein festliches Mahl« genossen. Der letzte Satz der *Ilias*: »So begingen sie das Begräbnis von Hektor dem Pferdezähmer.«

Sowohl Götter wie Menschen haben zu allen Zeiten für die Aufbewahrung des toten Körpers Sorge getragen. Hinsichtlich der Aufbewahrung der »sterblichen Überreste«, als die man den Körper nach seinem Hinscheiden bezeichnet, gibt es Regeln, die wir alle befolgen. Besucher müssen mit einem Blick erkennen können, dass ein entscheidender und unumkehrbarer Prozess in Gang gesetzt wurde. Aber die Überreste dürfen sich noch nicht zu sehr verändert haben, die Unumkehrbarkeit darf nicht zu offensichtlich sein, es muss einen Raum für Interpretation geben, um dann und wann, wider besseres Wissen, denken zu können: Das ist nicht der Tod, das ist Schlaf, nur der Zwillingsbruder des

Todes. Während Apoll und Aphrodite Hektors Körper schützten, indem sie ambrosischen Balsam rosigen Dufts auf seine Haut auftrugen, haben wir Menschen andere Methoden.

Ich finde, es ist an der Zeit, Oskars Leichnam genauer zu betrachten, jetzt, wo es noch möglich ist. Der städtische Leichenbeschauer, der um 18:24 Uhr vor Ort war, schätzte den Todeszeitpunkt auf 18:12 Uhr; tatsächlich passierte es um 18:08 Uhr. »Herzinsuffizienz« notierte er aufgrund der Aussagen von Zeugen, die Oskar hatten zusammenbrechen sehen – darunter der Mann mit den fünf Sakkos, der Moor darüber informierte, was geschehen war –, aber auch aufgrund des Hinweises von Oskars Hausarzt auf die inzwischen jahrelange Einnahme von Blutdrucksenkern seines Patienten. Eine Obduktion hätte gezeigt, dass der Herzinfarkt durch Verkalkung der Schlagader verursacht worden war (nicht nachweisbar war die fatale Rolle, die der Stress gespielt hatte, den Oskar empfand, nachdem er so lange nicht auf dem Flughafen gewesen war), doch diese wurde nicht durchgeführt, weil es schlicht für jeden offensichtlich war, dass der umfassende Ausdruck »Herzinsuffizienz« ausreichte.

Oskars Leichnam wurde in einen steifen Sack aus dunklem Kunststoff gelegt und in die flughafeneigene Leichenhalle gebracht, die 1997 eingerichtet worden war. Damit war Schiphol der erste Flughafen mit eigener Leichenhalle, welch ein Meilenstein! Dort schloss man Oskars Augen. Man zog ihn aus und packte die Urlaubskleidung ordentlich in durchsichtige Plastikboxen. Die Wildlederjacke hängte man auf einen Kleiderbügel. Danach legte man den Leichnam auf eine metallene Planke und schob sie in die Kühlung. Von da an gaben die frostigen Temperaturen ihr Bestes, um den Verwesungsprozess zu verlangsamen. Dieser Prozess fand natürlich dennoch statt. Der Körper erstarrte, das Blut gerann, Flüssigkeit entwich und bildete hier und da Leichenflecken. In der gekühlten Kabine blieb der Körper von Sonntagabend bis Donnerstagmorgen.

Das Schubfach wurde aufgezogen. Oskars Gesicht hatte inzwischen einen bläulichen Glanz angenommen, den man für die Aufbahrung mit Schminke würde kaschieren müssen. Donnerstagmittag, nach der sogenannten Restauration, war die Übergabe an das Bestattungsunternehmen geplant, das die Familie beauftragt hatte, die auf die Mitarbeiter der Leichenhalle einen unschlüssigen oder eigentlich einen vollkommen verwirrten Eindruck machte. Einer der Mitarbeiter wechselte die Klinge seines Gilletterasierers, spritzte etwas Rasierschaum auf Oskars Gesicht und schabte die Stoppeln von seinen kalten Kiefern.

Bedauerlicherweise klingelte im Laufe des Vormittags, als die Restaurierung schon ziemlich weit fortgeschritten war, das Telefon. Die Übergabe wurde verschoben, die Adresse der Aufbahrung hatte sich geändert, und erst übermorgen, am Samstag, war wieder ein Leichenwagen verfügbar. Das stellte die Mitarbeiter der Leichenhalle vor ein Dilemma. Der Körper lag nun eine knappe Woche in der Kühlung. Abgesehen vom bläulichen Glanz und den lilafarbenen

Lippen und Ohren war auch das Gesicht bereits deutlich eingefallen. Noch problematischer war die inzwischen bereits teilweise erfolgte Restauration, die nun bis zum folgenden Tag ruhen musste. Und danach sollte der Leichnam auch noch zwei Tage aufgebahrt werden. Die beiden Mitarbeiter, deren Aufgabe es war, Oskar so gut wie möglich zu übergeben, sahen einander an. Die Restauration abbrechen? Damit hatten sie wenig Erfahrung. Erneut in die Kühlung? Die damit verbundenen Risiken konnten sie auch nicht gut einschätzen. Nach Rücksprache mit dem Leiter der Leichenhalle – der wiederum Rücksprache mit den Mitarbeitern des Bestattungsinstituts hielt, das sich, weil seine Kundin Tessel van Bohemen nicht ans Telefon ging, mit Elise beratschlagte, die sich ihrerseits mit Tessel in Verbindung setzte, die so erschöpft war, dass sie kaum verstand, worin das Dilemma überhaupt bestand – wurde beschlossen, Thanatopraxie anzuwenden. Eine leichte Einbalsamierung, bei der das Blut des Verstorbenen durch eine konservierende Flüssigkeit ersetzt wird, die den Verwesungsprozess für etwa zehn Tage fast vollständig aufhält. Thanatopraxie, erst seit 2010 gesetzlich erlaubt, wird vor allem angewandt, wenn ein Leichnam ins Ausland überstellt werden muss. Doch Oskars Fall erforderte ein besonderes Vorgehen. Man verband ihn mit dem Austauschapparat und begann, ihn zu massieren, damit sich die Flüssigkeit in seinem ganzen Körper verteilen konnte. So bekam Oskar vier Tage nach seinem Tod die letzte Massage seines Lebens. Kein ambrosischer Balsam rosigen Dufts also, aber es kam dem doch schon recht nahe.

Und heute ist Samstag. Und jetzt liegt er da und wartet darauf, abgeholt zu werden. Auf dem Parkplatz des Flughafens öffnen vier kräftige Träger des Bestattungsinstituts die Türen des Leichenwagens. Am heutigen Morgen ist Oskar wieder angezogen; er trägt seine robusten Schuhe, seine Kakihose und seine wildlederne Sommerjacke. Bereit für seinen letzten Familienausflug.

TEIL III

Haus und Herd

Die Zukunft existiert nicht

Laut Eckhart Tolle existiert die Zukunft nicht«, sagt Moor zu Cat, auf halber Strecke der Fahrt vom kontrollierten Chaos von Lommerhorst zur unausstehlichen Ordnung von Naarden (37 Minuten über die A4). Mit jedem Kilometer, den sie zurücklegen, kommen sie ihrem Vater näher. »Wir leben immer im Jetzt. Es ist unser Ego, das in der Zeit zurückspringt oder der Zeit voraus sein will. Das sich Hoffnungen für und Vorstellungen davon machen will, wie die Zukunft aussieht. Es gibt nur das Jetzt, diese Sekunde, dieses Gespräch, dieses Steuer, diese Autobahn.«

»Ach was.« Mit einem Blick in den rechten Seitenspiegel ordnet sie die widerspenstigen Haare auf ihrer Stirn.

»Was denn? Ich bin kein Eck-Head, aber da ist doch etwas dran, oder? Manchmal geht uns so viel im Kopf rum, all der unverarbeitete Shit von vor Jahren, unser Pain Body, oder Angst vor dem, was kommt, dass wir ...« Er überholt einen alten Peugeot, wechselt die Spur, »... wir machen es uns selbst schwer, verstehst du. Das Jetzt ist schon kompliziert genug. Wenn man dann auch noch mit dem ganzen Mist von früher und von später klarkommen will ...«

»Sich ein wenig auf die Zukunft vorzubereiten ist ein Teil des Heute. So haben die Menschen immer gelebt.« Naarden taucht auf den Schildern auf. Cat schaltet das Radio an.

Samstagmorgenradio. Leise Klaviere. Ein stimmungsvolles Cello. »Wenn Mindfulness-Tricks dir helfen, den heutigen Tag zu überstehen, be my guest. Doch für mich hat heute sogar sehr viel mit dem Nicht-Jetzt zu tun. Was es nicht mehr gibt und was es nicht mehr geben wird. Damit, dass unsere Jugend nun endgültig vorbei ist. Wir können nie mehr alle zusammen in Urlaub fahren, nie mehr alle zusammen essen. Das machen wir eigentlich schon lange nicht mehr, doch jetzt ist es endgültig unmöglich geworden. Du kannst das Heute nicht isolieren, insbesondere nicht an einem Tag wie heute. Du bist nicht einfach nur jemand in einem Zimmer, einem Auto, einem Raum, whatever.«

Sie kommen in Tessels Viertel. Identische Vorgärten. Gepflegte Autos, akkurat geparkt, unlängst geputzt. Es ist Samstag, Eltern, die Sportsachen tragen, Rentner mit Hund an der Leine. Ein Familien-Saab löst sich aus der Reihe geparkter Autos, Moor nutzt die Gelegenheit und parkt vorwärts ein. »Okay, bist du bereit?«

»Nein.« Sie holt einen Blister hervor und drückt eine der Pillen in ihre Handfläche. »Du?«

»Cas und Ihre Majestät in einem Raum, das macht mich jedes Mal nervös. Das ist eine Art von ultimativem Clash weißen, männlichen Mittelmaßes. Ich schätze die Wahrscheinlichkeit, dass das Universum implodiert, auf mindestens 15 Prozent. Warum drängt dieser Kerl sich immer so auf?«

»Die beiden sind schon sehr lange zusammen.«

»Er ist mehr mit ihr zusammen als sie mit ihm.«

»Erwähne das mit Lisse lieber vorerst nicht.«

»Ist doch nur gut für sie, da müssen sie weniger tun.«

»Warte den richtigen Moment ab. Mehr wollte ich nicht sagen.«

Moor steigt zuerst aus, Cat folgt, langsam gehen sie zum Haus. Noch bevor sie klingeln können, wird die Tür bereits geöffnet und Tessel fällt ihrer Schwester – nach Moors Ansicht ziemlich theatralisch – um den Hals.

Stress ist eigentlich nicht mehr als die nie endende Aufmerksamkeit, die man auf den nächsten Moment richtet, sagt Moor zu sich selbst, oder eigentlich lässt er Eckhart Tolle es sagen, ein leises Flüstern mit einem ziemlich kräftigen, deutschen Akzent. Tessel und Cat sitzen auf der Couch, aneinandergelehnt, die Finger ineinander verschlungen. Keine Clio, kein Henk-Maarten, vielleicht sind die beiden spazieren, und auch keine Mama. Moor macht ein paar Schritte vorwärts, in seinen Augenwinkeln taucht der Sarg auf. Er dreht sich und geht in die Küche. Zieht Schubladen auf. Kramt darin herum. Die Nespresso-Maschine ignoriert er, findet eine Mokkakanne, die Kaffeedose, nimmt sich Zeit für jeden Schritt, gemächlich füllt er das Reservoir, *richte dich auf das Heute, auf die Details, das Wasser, das aus dem Hahn fließt, die Geräusche des Strömens, des Rauschens, des Gluckerns. Das leise Rieseln des Kaffees, der bittersüße Duft. Das Quietschen, wenn du die Kanne auf das Reservoir schraubst. Das Auffauchen der blauen Flammen.* Er lässt vier Minuten verstreichen und betrachtet seine Schwestern, schluchzend auf der dänischen Design-Couch. Dann beginnt die Mokkakanne zu blubbern, der Deckel klappert. »Jemand eine Tasse?« Sie schütteln beide den Kopf. Er füllt einen großen Becher mit starkem Kaffee.

Nachdem er den Becher geleert hat, macht er ein paar Schritte Richtung Wintergarten. Von der Stelle aus sieht er das bekannte Profil seines Vaters, die große Nase, das gescheitelte Haar. Aber es ist geradeso nicht sein Vater. Noch ein paar Schritte. Die Wangen sind eingefallen. Die Haut ist blassgrau. »Catje, kommst du auch kurz?« Sie schüttelt den Kopf. Erst berührt er das kühle Holz. Dann streckt er den Rücken und tritt an den Sarg. Da liegt er. Der Körper seines Vaters. Der frühere Körper seines Vaters. Übermorgen gehört er niemandem mehr, dann ist er Asche. Asche, die herumwirbelt, die zu Boden rieselt, die auf Menschen herabschwebt. Sollte er nun auf seinen guten Deal in Lisse zu sprechen kommen? Was ist der »richtige Moment«? Woran erkennt man ihn?

Nein, nicht an übermorgen denken. *Die Zukunft existiert nicht, es sei denn als Gedanke.* Das Heute. Das Jetzt. Das Gegenwärtige, dasjenige, was noch nicht in Worte gefasst ist, das Anti-Verbale. Er steht im Wintergarten seiner Schwester, neben den sterblichen Überresten seines Vaters. Millionen Söhne haben so am Sarg ihres Vaters gestanden, es gibt keinen Grund, warum sie ihr Schicksal ertragen konnten und er nicht, er, der mit beiden Füßen auf dem Boden steht. Er beugt sich vor, geht auf die Zehen, stellt sich vor, dass sie mit der Erde in Verbindung stehen, mit der Welt, die Milliarden Menschen hat sterben sehen, Passanten auf der Durchreise. *Sei anwesend im Moment. Nicht zu viel nachdenken. Nicht grübeln. Sei in der Dimension des Seins.* Er streicht mit den Händen über die Kakihose seines Vaters, die von der Kälte steif geworden ist, über die wildlederne Sommerjacke. Oskar sieht aus wie ein Golfer oder jemand von den Rotariern. Nein, nicht urteilen. Wahrnehmen. Innehalten bei dem, was du fühlst. Ja, er empfindet Trauer, natürlich. Aber auch … Wut. Möglicherweise Entrüstung. Oskar hat sich vom Acker gemacht. Es hat nicht einen einzigen großen Streit gegeben und also auch keine Umarmung danach, es gab kein Gewitter, das den Himmel reinigte.

»Ist's schlimm?« Cats Stimme von der Couch her.

Schau weiter als deine flüchtigen Emotionen. Schau mit allen deinen Sinnen. Moor riecht fast nichts. Die Geruchslosigkeit ist verwirrend. Menschen riechen immer nach irgendwas, Schweiß, Deo, Nachtatem. Nicht aber dieser Körper. Moor bewegt seine Hand zur Stirn. Die Wut kühlt ab, verebbt, doch das ist zu früh. Er drückt eine Fingerspitze auf die kalte, harte Haut. Er wird eins mit seiner Berührung. Er will es sagen, die Ankündigung, dass er auf dem Begräbnis seines Vaters sprechen will, kommt beinahe über seine Lippen. »Hähnchenfilet«, flüstert Moor zu seiner eigenen Überraschung.

»Was?« Tessels Stimme.

Moor zieht seine Hand zurück. »Dass es sich tatsächlich anfühlt wie Hähnchenfilet. Oder Hähnchenschenkel, wenn man so will.«

»Was sagst du da?« Cat.

Tessel lässt die Hand ihrer Schwester los und stürmt aus dem Zimmer.

Woran denkt sie?

Elises Telefon piept, doch sie macht keinerlei Anstalten, es aus der Manteltasche zu holen. »Woran denkst du?«, fragt Cas, der vor ihr her geht, die Hände tief in den Taschen seiner Joppe, große Schritte auf dem Lange Bedekte Weg, der noch lange bedeckt ist. Links die Bastionsspitzen von Vesting. Rechts Wasser, ein dümpelndes Boot namens Mobi Dik. Die vergangenen Tage haben sie in Castricum verbracht, in ihrem Ferienhaus. Lange, ziellose Wanderungen haben sie gemacht. Ließen sich umgeben von Wald, tropfenden Bäumen, raschelnden Sträuchern. Manchmal erschraken sie vor einem Schottischen Hochlandrind, das in aller Ruhe wiederkäute. Von Dünengipfeln herab beobachtete sie, wie die schäumende Wasserlinie kam und ging. Elise mag seinen Rücken, die hohen, besorgten Schultern, die langen, dünnen Beine. Doch diese eine Frage, die sie im Laufe der Jahre Hunderte Male hat beantworten müssen, die mag sie nicht. »Keine Ahnung, woran ich eigentlich denke. Sorry.« Sie kommen an einem leeren Spielplatz vorbei. Klettergerüst, Schaukel, Rutsche, Wippe.

»Entweder man denkt an nichts, und das ist okay, oder man denkt an irgendetwas, aber dann weiß man auch, woran man denkt. Oder?« Als er sich umschaut, sitzt sie auf der Schaukel.

Sie stößt sich nicht ab, pendelt nur ein wenig hin und her, klammert sich an die Kettenglieder. Es gefallt ihr, für einen Moment wieder ein Mädchen zu sein, dem die Welt noch offensteht.

»He, alles in Ordnung?« Er steht ihr gegenüber, sein glattrasiertes Kinn verbirgt er im Kragen.

»Komm, setz dich. Auf die Schaukel. Na los. Wenn ein Kind kommt, das auf die Schaukel möchte, gehen wir wieder.«

Er gehorcht, stöhnt ein wenig, als er sich setzt.

Elise nimmt ihr Telefon und zeigt ihm die Nachricht ihrer ältesten Tochter, ob sie rasch kommen könne, weil Moor sich »lächerlich benimmt«.

»Mist. Sollen wir dann mal?«

»Schau, was für ein schöner Himmel. Was würdest du sagen, welche Farbe ist das?«

»Blau«, erwidert er. »Nein, Grün. Ich weiß es eigentlich nicht. Grau? Elise, müssen wir nicht zu Tess?«

»Wenn man malt, hat man seine Farbtuben, jede hat einen Namen. Und wenn die Tube leer ist, muss man im Geschäft eine neue kaufen, mit derselben Farbbezeichnung oder mit einer Seriennummer, damit man sie im Lager finden kann. Und dann hat man seine Farben im Haus und kann mit aller Macht versuchen, etwas zu malen, von dem man nicht einmal weiß, welche Farbe es hat.«

»Man kann Farben doch mischen?«

»Es geht darum, dass es immer eine Differenz gibt zwischen unserer Erfahrung und unserer Beschreibung davon.«

Er streckt den Arm ein wenig aus, sodass ein Stück seiner

Uhr sichtbar wird, eine kleine Geste der Ungeduld, die niemandem auffallen würde außer Elise.

»Nicht immer schauen, wie spät es ist, bitte.«

»Ich finde es einfach nicht schön, zu spät zu kommen. Vor allem nicht, wenn Tessel …«

»Es gibt kein zu spät«, sagt Elise. »Er ist schon tot.«

»Ach, Schatz, komm. Wenn man eine Zeit vereinbart und man erscheint nicht, dann kommt man zu spät. Ich finde es schon enorm, dass Tessel ihr Haus zur Verfügung stellt, nachdem wir … nachdem ich …«

Sie mag Schuldgefühle nicht, schon gar nicht die von Cas. »Ich verstehe das.«

»Darum denke ich: Wir sollten sie ein wenig schonend behandeln. Es ist tatsächlich ein schöner Tag. Aber wir versuchen, den Besuch hinauszuzögern. Wenn man etwas Unangenehmes zu erledigen hat, ist es am besten, es so schnell wie möglich hinter sich zu bringen.«

»Gestern rief mich ein Freund von Oskar an. Wiek. Jemand von vor meiner Zeit. Merkwürdiger Gedanke, dass ich für manche noch immer die Ansprechpartnerin bin. Als wäre ich zuständig. Ich habe ihn an Tessel verwiesen.«

»Wie findest du es, Cat wiederzusehen?«

»Dachte: Besser, wenn die Kinder ein paar Tage Zeit miteinander verbringen.«

Er schaut sie an, als glaube er ihr nicht so ganz. »Findest du es merkwürdig, sie wiederzusehen? Was geht dir durch den Kopf, ganz grob gesagt?«

Eine kühle Brise zieht ihre Kiefer straff. Elise umklammert die Ketten fester und stößt sich ab, schwingt nach vorn, der graublaue Himmel kommt auf sie zu, und dann fällt sie wieder zurück, und dann schwingt sie wieder nach vorn, erst kommt die dunkle, mit Grasbüscheln bewachsene Erde näher, dann der Himmel. Fliegen, fallen und sich doch nicht bewegen. Woran denkt sie eigentlich?

Echte Gedanken sind es nicht, eher kurz aufblitzende Erinnerungen, jede für sich so stark, dass Elise nicht den ganzen Film der bewussten Erinnerung abspielen muss, um alles zu fühlen, der Blitz ist das Ganze. Ein Blitz: Oskars Küsse auf ihre Arme. Wie er ihre Muttermale zählte, so ernsthaft. Seine Finger, die über die Maserung der Fensterrahmen glitten, über die Risse im Lack, als wollte er eine uralte Runenschrift entziffern. Noch ein Blitz: Wie besessen er von der Vergangenheit war, von Dingen, die vorbei waren, über die er jedoch nie sprechen wollte; seine unbeholfene Art, ihr zu sagen, dass er sie liebte; sein ernster Blick, als er sagte, es sei so schwer, Worte auszusprechen, die man selbst nie gehört hat; wie albern er danach war, weil er sie doch einfach ausgesprochen hatte. Blitz: Wie verblüfft er sie ansah, als sie im Hafen von Madeira eine Thunfischdose nach ihm warf; wie er bei Tessels Geburt weinen musste; wie die Kinder auf ihn losstürmten, wenn er vom Set nach Hause kam; wie karg seine Schulbrote waren, eine dünne Schicht Erdnussbutter oder Marmelade auf der großen Supermarktbrotschnitte; sein schwermütiger Blick, wenn er zu viel getrunken hatte; Nikolausabend, die Päckchen, die rund um den Christbaum lagen, und wie er immer das Zimmer verließ, um seine Kamera zu holen. Blitz: jener Nikolausabend, an dem er seine Kamera nicht holte und er, mürbe vom vielen Streiten, sagte, es sei doch jedes Mal dasselbe; wie wütend Moor an jenem Abend wurde, möglicherweise sogar sein allererster Wutanfall. Seine Berührungen, seine kalten Fingerspitzen; das Ausbleiben der Berührungen; die Sehnsucht nach seinen Berührungen; die Gespräche über Berührungen, wo waren sie geblieben? Sie denkt daran, wie Kinder wachsen und Erwachsene schrumpfen; wie kleine Verletzungen groß werden und große Erwartungen klein. Blitz: der Standspiegel im alten Schlafzimmer, oval, aus Eichenholz. Einst mit Oskar gekauft, noch bevor die Kinder kamen, auf einer Versteigerung des Auktionshauses De Eland, Oskar bot einfach immer weiter, danach tranken sie Port in dieser Kneipe mit dem offenen Kamin, wie hieß die bloß, ach, spielt doch keine Rolle. Manchmal schaute er zu, wenn sie vor dem Spiegel stand, Kleider oder Jacken an- und auszog und Ohrschmuck probierte. Er sagte, in diesen Momenten sei er vielleicht am glücklichsten, als Teilnehmer und Außenstehender, wenn er Teile ihres Körpers sah, Fleckchen und Stellen, die sie vielleicht überhaupt nicht kannte. Sie wurde böse – es war, als wollte er mehr haben, als sie gab, als wollte er jeden Quadratzentimeter von ihr annektieren. Jetzt, heute, lange nach den Streitereien, nach den Vorwürfen, nun, wo sogar die Schuldfrage etwas Berührendes bekommen hat, denkt sie: Möglicherweise war dies eines der liebsten Dinge, die er je zu mir gesagt hat. Blitz: wie Oskar und sie einander im Gerichtssaal ansahen, ausgepowert und erschöpft, wie rot seine Augen waren, wie seine Augenlider zitterten und zuckten. Sie verabschiedeten sich nicht, nachdem der Richter seine Entscheidung verkündet hatte, sie wandten sich voneinander ab und ihren Anwälten zu. Blitz: wie sie das erste Mal Post mit ihrem neuen Namen bekam. Sie war Liesje Nieuwenhuis gewesen, dann

Elise van Bohemen. Jetzt war sie Elise Nieuwenhuis. Sie kommt zum Stillstand. »Vieles zugleich.«

»Vermisst du ihn?« Er wühlt mit der Spitze eines Schuhs in der Erde. »Vielleicht hätte ich dich das nicht fragen sollen. Sorry.«

Sie langt nach links, ergreift seine schlanke, geäderte Hand. »Ich weiß nicht einmal, ob ich ihn noch kannte. Jetzt zum Schluss. Wir haben einander so lange nicht gesehen. Mehr als zehn Jahre nicht. Vielleicht sogar fünfzehn. Cats Zeugnisüberreichung, du erinnerst dich?«

»Er war wieder weg, bevor wir Hallo sagen konnten. Cats suchender Blick durch den Saal. Schrecklich. Wo musste er denn hin?«

»Nein, ich vermisse ihn nicht. Es ging nicht mehr. Das muss ich dir nicht erklären.«

»Nein.«

»Was ich vermisse, ist, denke ich, die Chance auf ein anderes Ende.«

»Mit ihm?« Seine Frage folgt schnell, zu schnell.

»Nein, das nicht. Aber er betrachtete das alles als einen Misserfolg. Unsere Ehe. Unsere Familie.«

»Du kannst sie kaum als einen durchschlagenden Erfolg bezeichnen.«

»Nicht alles, was endet, ist ein Misserfolg. Nicht alles, was verloren ist, war ein Paradies. Und ich hatte dich. Ich habe ein vollkommen anderes Leben bekommen nach der Scheidung. Er würde es mir doch nicht verübeln, wenn ich sage, er sei stehen geblieben, oder? Ich dachte immer, wir würden noch ein Gespräch führen, in dem ich ihn davon überzeuge, dass es sich so nicht verhält, dass nicht alles ein

Misserfolg war. Und dass er mir dann, und sei es auch nur für einen Moment, glauben würde. Es klingt vielleicht komisch, aber manchmal habe ich sogar schon die passenden Sätze geübt. Ich fand es einfach schlimm, dass dies davon geblieben ist. Das Gefühl des Scheiterns. Verbitterung. Der Gedanke, er hockt allein in dem Haus und denkt: Da seht ihr's, ich hatte doch recht. Dass sein Fatalismus zur selbst erfüllenden Prophezeiung würde.«

»Das ist auch schlimm. Vielleicht hielt er sich selbst nicht für verbittert?«

»Niemand hält sich selbst jemals für verbittert. Von innen sieht Verbitterung überhaupt nicht aus wie Verbitterung.« Sie holt ihr Portemonnaie aus der Innentasche und zieht ein Familienfoto aus dem Jahr 1991 heraus, im Hollywoodmuseum vor einem vom Computer generierten Western-Hintergrund gemacht: eine Familie von Pionieren, Reisende in einem schroffen und unbarmherzigen Land. Alle lächeln außer Oskar. »Das habe ich wirklich nie verstehen können. Warum hat er nicht gelacht? Was gibt es Schöneres, als mit den Kindern in Urlaub zu fahren, in ein Land, das man gut kennt?« Vielleicht hat sie das Foto deshalb aufbewahrt, in der Hoffnung, irgendwann eine Antwort auf diese Frage zu finden, wenn es ihr nur gelänge, es richtig zu betrachten.

»Jeder hat verborgene Leben«, sagt Cas und scheint dabei selbst überrascht zu sein; so fulminant allgemeine Aussagen zu machen, das war nichts für ihn. »Denke ich manchmal.« Er steigt von seiner Schaukel und stellt sich hinter sie. Schubst sie sanft an.

Und sie lässt sich anschubsen. »Warum hat er nicht gelächelt?«

Verborgene Leben
(The Lost Hollywood Years)

Um Oskars fehlendes Lächeln auf dem Foto von 1991 besser zu verstehen, muss man zurück in das Jahr 1977, an den Set des Films, der Oskar einst nach Hollywood brachte, wo ein Teil seines Lebens sich abspielte, ohne Elise, abseits von allen Bekannten. Nun ja, Gene Grift, den kannte er. Und Lucy.

Der Tiger von Taipeh (荷京喋血) war ein mit chinesischem Geld produzierter Cop-Film im Geist von *Dirty Harry,* mit Robert Mitchum als ausrangiertem Drogenfahnder, der in die Dienste von Chung Wei tritt, dem Chef des Amsterdamer Drogenkartells. Die Tagline: *In a world gone soft, there's still one tough guy!* Ein großer Teil der Dreharbeiten fand 1977 in Amsterdam statt. Die chinesischen Investoren mochten Bilder von Blumen und Grachten.

Anfang 1977 bekam Oskar seine ersten Jobs beim Film als Mädchen für alles. Er scheute sich nicht vor körperlicher Arbeit – wie etwa das Verlegen der tracks oder der Transport von Equipment –, und er verstand etwas von Bildgestaltung und dem Setzen von Licht, schließlich war er Fotograf. War oder war gewesen? Diese Frage stieß ihm immer wieder auf, vor allem, wenn er an Plakaten für Fotoausstellungen vorbeikam oder eine jubelnde Besprechung eines Fotografen las, den er stets als weniger gut eingeschätzt hatte als sich selbst. Solche Typen konnten es sich erlauben, Ruhm und Respekt nachzujagen, so wie auch Wiek sich herausgenommen hatte, die Fotografie als seine Berufung zu bezeichnen. Doch sie mussten nie ums Überleben kämpfen, durchhalten, nicht so wie Oskar. Was wussten sie denn schon?

Im März hatte jemand, mit dem er bei einem Spot für die Victoria-Vesta-Haftpflichtversicherung zusammengearbeitet hatte, seinen Namen an die Produktionsgesellschaft von *Der Tiger von Taipeh* weitergegeben, die auf der Suche nach bezahlbaren Hilfskräften in Amsterdam war. Insbesondere der Special-Effects-Mann Gene Grift benötigte einen Assistenten. An einem trüben Dienstagmorgen – alle rechneten mit Regen, der jedoch nie kam – rief Grift Oskar an und fragte ihn, ob er etwas von Wohnbooten verstehe. »Klar«, log Oskar, der in seinem ganzen Leben noch nie einen echten Amerikaner am Telefon gehabt hatte, fast hätte er ihm für die Befreiung Brabants gedankt. Kurz vor Ende von *Der Tiger von Taipeh,* erläuterte Grift, würde der Drogenfahnder Quinlan aus ihn bewegenden Gründen mit einem Auto mitten durch ein Wohnboot brettern. »Let's make it happen.«

It happened. Damit war auch alles gesagt. Es handelte sich hier um einen Film, der nicht einmal glorreich scheiterte, dafür war das Budget zu klein. Nichtsdestotrotz waren die Produzenten zufrieden; die Bilder von Amsterdam und dem Blumenmarkt in Aalsmeer waren hübsch, und es war ja doch immerhin Robert Mitchum, der da mit der Knarre fuchtelte. Die Crew reiste weiter, auf zum nächsten Set, wenn nur die

Kamera nicht aufhörte zu drehen. Grift war von Oskars Arbeitsethos so begeistert, dass er zum Dank ein Paar Cowboy-Stiefel schickte, auf die der Kopf John Waynes gestickt war. Danach lud er Oskar ein, Anfang des Jahres 1978 in die Vereinigten Staaten zu kommen, nach Hollywood. Das Ticket bezahle er, kein Thema, stop worrying man and get your ass on the plane.

»Happy?«, fragte Grift drei Tage später, während Oskar aus ehrfürchtiger Entfernung den legendären Hollywood-Schriftzug betrachtete, jene mattweißen Dinger, von Planen und Gerüsten verdeckt, aber immer noch gut sichtbar, eher Monolithen als Buchstaben. Unglaublich, dass er, ein Bursche aus den Brabanter Zuckerrübenfeldern, es hierhin geschafft hatte.

Grift stand an der offenen Tür seines kupferfarbenen, 1970er Ford Mustang II und drückte mit seinen saffianledernen Westernstiefeln das Leben aus einer Zigarettenkippe. »Okay, man. Let's go. People to meet, places to go.« Er schnalzte mit der Zunge, formte mit seiner rechten Hand eine Pistole und drückte den Abzug. »Die Renovierung dauert bis Ende des Jahres. Du musst eben noch einmal wiederkommen, um den Schriftzug *grinsen* zu sehen.« Grift startete den Mustang – ein wütendes, beinahe besessenes Grollen – und fuhr mit ausbrechendem Heck auf den Asphalt, zurück in Richtung Stadt. Für den Tag standen noch ein paar Verabredungen auf dem Programm: mit Leuten von der Gewerkschaft, die Oskar »clearen« mussten, mit einem Produzenten, der einen echten Bruce-Lee-Film machen wollte, allerdings ohne Bruce Lee (zu teuer), und schließlich mit einem befreundeten Paar aus der Filmwelt, das am Abend eine seiner »legendary« Partys schmeißen würde, die, laut Grift, dem 4B-Muster folgten: *Booze, Beans, Blow and Bad Decisions.* »Oh, by the way, wen du unbedingt kennenlernen musst«, begann Grift. »Lucy. Lucy ist meine Stütze und mein Halt. Wenn Leute mich fragen, welcher Arbeit ich nachgehe, sage ich: Whatever Lucy tells me to do.« Er sah Oskar ernst an: »Hättest wohl auch gern so jemanden, was?« Er schnalzte erneut.

Später am Abend standen Oskar und Grift auf der Betonveranda der Bauhausvilla des 4B-Ehepaars, die Hände in den Taschen, als gehörte die Aussicht ihnen. Es war ein heißer Abend, die Stadt, auf die sie, hinter großen Glasplatten stehend, hinabsahen, war in Tausende kleine, in der Ferne zitternde Lichter zerfallen. Wenn eines erlosch, leuchtete ein anderes auf. Rund zweihundert Gäste waren da, alle betrunken oder stoned oder, in Grift-Terminologie: »hin«. Das Wasser des von Dschungelpflanzen aus Plastik umgebenen Pools schimmerte fluoreszierend blau. Zwischen den Pflanzen lagen Gäste im Drogenrausch. Manchmal streckten sie die Arme nach den Vorbeigehenden aus; komm dazu, sagten sie; bist du dabei?; bist du wirklich dabei?; bist du drauf?; bleib drauf; nicht weggehen; bleieieib! Am Tisch, umringt von Croquembouches, saß jemand mit einer Kochmütze auf dem Kopf und bearbeitete konzentriert mit einem großen Messer weißes Pulver; hacken, verteilen, beiseiteschieben, verteilen und erneut hacken. Hin und wieder kam jemand vorbei, um seine Nase auf die Tischplatte zu drücken.

»Alles okay?« Neben ihm war eine großgewachsene Frau mit imponierendem, blond wogendem Haar erschienen, von der Jeans mit Schlag bis hin zur Jacke vollständig in Denim gehüllt.

»Ich komme aus den Niederlanden«, erwiderte er, als würde diese Information irgendwas erklären.

»Na, sieh mal einer an«, sagte Grift, seine Arme waren ausgebreitet, die Nasenflügel zitterten. »My two favorite people in the world. Das ist sie also. Lucy. Nun, lernt einander ein wenig kennen, denn wir drei werden große Dinge miteinander tun, große Dinge.« Und weg war er.

»Wieso große Dinge?«, fragte Oskar. Es war zwei Uhr nachts, er und Lucy saßen auf dem Rasen. Eine Flasche Champagner, die Lucy aus dem Menschenknäuel mitgenommen hatte, stand zwischen ihnen, abwechselnd ließen sie das Zeug durch ihre Kehle laufen.

»Große Dinge, kleine Dinge«, sagte sie. »Gene will einfach Dinge tun, und dazu kann er sich nur motivieren, wenn er sich selbst einredet, es seien große oder bedeutende Dinge.«

Oskar ließ sich nach hinten sinken, schloss die Augen und hörte, dass auch sie ihren Kopf auf den Rasen bettete. Ihre Finger berührten sein Handgelenk. Eine Viertelstunde, eine Stunde später lagen sie immer noch so da. Mindestens drei Autos waren inzwischen weggefahren, aber vielleicht waren es auch zehn. Sanftes Prickeln auf seinen Wangen, auf seiner Stirn, behutsamer Regen. Lucy und er richteten sich auf, es blitzte, ein schreckenerregend helles Licht, knatternd und knisternd. Ein paar Sekunden später: ein tiefer, monumentaler Knall. Im Tal schaltete sich hier und da der Autoalarm ein. Der Regen, der sanft eingesetzt hatte, gewann an Stärke. Ein Mann und eine Frau, die offenbar in den Sträuchern eingeschlafen waren, eilten in Richtung Villa. Sie trug keine Hose, er kein Hemd.

»Hast du eigentlich einen Platz zum Schlafen?«, fragte Lucy.

»Genes Couch. Grifts, meinte ich.«

Sie erhob sich nun ganz. »I'll take that as a no. Und nenne ihn um Himmels willen einfach Gene.«

Lucy hatte eine Triumph Tiger 100. Das gleiche Motorrad wie das, mit dem Dylan verunglückt sei, sagte sie stolz. Sie rasten die nassen Straßen entlang, Oskar presste sein Gesicht an den Kragen ihrer Jeansjacke. Sie stellte das Motorrad unter das Vordach eines verfallenen Schuppens und führte ihn zu einer Garage, die sie zu einer Art Räuberhöhle umgebaut hatte. Es roch nach Zigaretten und Weihrauch. Überall Klamotten. LP-Stapel in der Ecke. Kaninchenpfoten, eine kleine Faust aus Kristall, Pfauenfedern, Perlenketten, und auf dem Fensterbrett lagen rund ein Dutzend Muscheln, die meisten rosafarben und voller Stacheln. Das Setting verlieh ihr etwas Königliches und gleichzeitig Ausrangiertes – die entfernte Kusine einer Herzogin vielleicht, verstoßen oder geflohen. Sie trat die halbhohen Stiefel von ihren Füßen, zerrte die Jeans – stonewashed – herunter, nahm eine Art Wollponcho aus dem Schrank und zog sich vor seinen Augen um. Sie drückte ihm eine weite Leinenhose und eine Weste aus Alpakawolle in die Hand. Die Räuberhöhle verfügte nur über ein einziges Fenster. Im Licht der Straßenlaterne gegenüber schien der Regen in langen, schnurgeraden Linien zu fallen. Oskar saß da und betrachtete wie gebannt den Regen. Lucy kramte herum, zündete eine große Kerze an, die aussah wie eine Kopfweide aus Wachs, überall Ausläufer und Wölbungen.

»Was machst du hier eigentlich? Willst du hier sein oder woandershin verschwinden?«

Waren das die einzigen Alternativen? »Vielleicht verstehe ich die Frage nicht«, wich er aus. In seinem Kopf war es ganz einfach – er wollte lernen zu leben, ohne nachzudenken, und Grift schien das Geheimnis zu kennen.

»Schon mal was von Auren gehört?«

»Ich bin nicht gläubig.«

Sie nahm eine Flasche Calvados und goss zwei Marmeladengläser halb voll. »Pass auf, jeder hat eine Aura, ein Energiefeld, das deine äußere Hülle umgibt. Das Energiefeld kommt aus dir, aus dem, wer du bist, aus deinen Ideen und Gefühlen, aus deinem Charakter; aber es beschützt dich auch.« Sie stellte das eine Glas vor ihm auf den Tisch, das andere behielt sie in der linken Hand.

»Meine Hülle?«

»Dein Körper.«

»Ich weiß schon, was eine Aura ist.« Das Wort machte die Runde in Amsterdam, an esoterisch angehauchten Abenden, an denen Oskar sich fehl am Platze fühlte und selten länger als nötig blieb. »Stimmt etwas nicht mit meiner Aura?«

Es hatte aufgehört zu regnen, ein dünner Dunst umgab die Garage, die Regenrinnen tropften manchmal noch. Es war vielleicht nicht mehr Nacht, aber auch noch nicht Morgen. Vier Uhr, sah er auf ihrer Kuckucksuhr, möglicherweise funktionierte sie, womöglich auch nicht.

»Deine Aura ist ein wenig aus dem Lot. An manchen Stellen ist sie sehr dick, an anderen hauchdünn.« Sie legte eine Platte auf. Dr. John. *Je suis le Grand Zombie. Fly through the smoke. Walk on guilded splinters.*

»Das ist doch bei allen so.« Die Kerze begann zu knistern und zischen. »Noch etwas Calvados?«

Sie schüttelte den Kopf. »Riecht zu stark. Dann traue ich mich nicht mehr, dich zu küssen«, sagte sie ruhig, als ginge es um eine vollendete Tatsache.

»Das werden wir nicht öfter tun«, sagte sie am nächsten Morgen. Nackt beugte sie sich vor, um Orangensaft aus dem Kühlschrank zu nehmen, ein kleines Büschel Schamhaar sichtbar zwischen ihren Beinen. »Du, ich, das«, sagte sie, »nicht öfter.«

»Wegen meiner Aura sicher.« Ihm fiel nichts Besseres ein.

»Die macht's nicht besser«, gab sie zu. Sie trank ein paar Schlucke, Tropfen rannen über ihr Kinn. »Ich kann keine Kinder bekommen.«

»Na und? Ich will auch keine Kinder. Muss ich nicht haben.«

»Du bist ein Vater, das seh ich auf den ersten Blick.«

»Trotz meiner Aura?« Er sah zum Fenster hinaus. Rosafarbenes, verträumtes Licht. Jetzt, da es zu regnen aufgehört hatte, ließen sich auch die Vögel wieder vernehmen, sie piepten, sangen, lärmten.

»Menschen mit einer instabilen Aura wollen unbewusst auf jeden Fall Kinder haben, um das Gleichgewicht wiederherzustellen. Das kosmische Gleichgewicht. Ach ja, ich bin mit Reggie zusammen. Das ist auch so eine Sache.

Glaub mir, es ist besser so, dann können wir einfach nur Freunde sein.« Sie färbte sich die Lippen und behielt ihn im Spiegel im Blick. Sie schmatzte ein paar Mal. »Schau mal hinter den Stapel. Ja, der. Nein, hinter die Zeitschriften. Ja, das Buch.«

Er nahm es. *Practical Techniques of Psychic Self-Defence* von einer gewissen Susan Hope. »How to ensure safety and protection in the occult realms«, las er laut vor. »Was willst du damit – oder ich?«

»Okkult ist nur ein bedeutsam klingendes Wort für das, was man nicht direkt mit den üblichen Sinnesorganen wahrnehmen kann. Weißt du denn alles über das, was du nicht sehen kannst? Susan ist eine gute Freundin geworden. Nimm ruhig ein Exemplar mit, ich habe etliche Schuhkartons voll damit. Kapitel drei, *How to Strengthen the Aura* oder Kapitel fünf, *Mind of Matter.* Echt *elemental stuff*. Es gibt eine sehr gute Übung darin, um dich in Kontakt mit deiner Aura zu bringen. Die werden wir mal machen.«

»Was, wenn ich gar nicht in Kontakt kommen will mit meiner Aura?«

Sie zog ihre Jeans vom Vortag an, steif vom getrockneten Regen. »Das ist genau das ganze Problem. Gib mal her.« Sie drückte einen Kuss auf das Vorsatzblatt und gab ihm das Buch zurück.

Sie wusch sich die Achseln über dem Waschbecken, mit kaltem Wasser und einem Stück versteinerter Seife. Er steckte *Practical Techniques of Psychic Self-Defence* in die hintere Hosentasche.

Während Oskars erstem Amerikaaufenthalt, der sechs Wochen dauerte, sollten sie noch elf Mal miteinander schlafen. »What about Reggie?«, fragte er manchmal, kurz bevor sie, erschöpft und nass vor Schweiß, eindösten. »What about him?«, fragte sie zurück. Von seinem ersten Geld mietete Oskar – der übrigens nicht von der Gewerkschaft »gecleared« wurde; er arbeitete schwarz und behielt darum umso mehr übrig – ein Haus mit Pool in San Bernardino, ein wenig östlich vom San Fernando Valley, wo die Filmwelt sich konzentrierte. Ein Tipp von Lucy, die genug Leute kannte, die ständig auf Reisen waren. In seinem Garten wuchsen Avocados und Apfelsinen. Jeden Morgen rannte er zum Pool. Er wachte im Wasser auf und sah die Welt in ihren Grundmauern beben. Von morgens früh bis abends spät arbeitete er auf dem Set, und in den Pausen rauchten er und Lucy Marlboros in der gleißenden kalifornischen Sonne. Grift schluckte noch eine Quaalude, um die Wirkung des Speed zu dämpfen. Er war ständig damit beschäftigt, Uppers und Downers auszubalancieren, nachzujustieren und zu verlängern, zu füttern und zu steuern.

»Man kann hier der sein, der man sein will«, sagte Oskar eines Abends zu Lucy, als hätte er soeben etwas sehr Bedeutendes entdeckt.

»Du hast es immer noch nicht kapiert«, erwiderte sie mit einem Lächeln. »Niemand ist hier jemand. Du kannst werden, wer immer du sein willst. Darum geht es.«

»Lass uns so weitermachen«, sagte Grift am Vorabend von Oskars zweiter Rückkehr in die Niederlande. Er musste die Vereinigten Staaten nach einer gewissen Zeit wieder verlassen, um nicht die Möglichkeit der Wiedereinreise zu verlieren, ein offizielles Visum mit Arbeitserlaubnis hatte er nicht. Gene Grift trug ein Hawaii-Hemd, die zwei obersten Knöpfe waren offen, Brusthaar spross heraus. Klickklack.

»Gerne«, ergänzte Lucy.

»Wir werden große Dinge tun«, sagte Oskar, Lucys okkultes blaues Büchlein in der Innentasche.

Einige Monate später stand Oskar erneut auf LAX, diesmal mit zwei Koffern anstatt einem. Dasselbe Haus in San Bernardino, derselbe Pool zum Aufwachen, dieselbe Lucy, dasselbe Mantra – what about Reggie? Eigentlich war ein zweites Mantra hinzugekommen, auch wenn Lucy nichts davon ahnte: What about Elise?

Oskar und Elise, damals noch Liesje, hatten einander nicht lange davor kennengelernt, am Abend der kleinen Büffel, und, um einen Ausdruck von Liesje zu benutzen, es war *ernst*. Dass etwas entstanden war, dass sich etwas entwickelte, womit man nicht leichtfertig umgehen durfte. Neben Liesje aufwachen, das Sonnenlicht sich über ihr Gesicht bewegen sehen, ihre Augen zugekniffen, langsam erwachend, lächeln, sobald sie ihn sah, im ehrlichsten Augenblick des Tages, wenn lügen unmöglich ist. Sie liebe Kinder, sagte sie, während sie ihre Zehennägel schnitt. Die wegspringenden Halbmonde fing sie ordentlich auf und legte sie auf eine Untertasse. Ein Haus mit Garten, das wäre herrlich, gemütlich lesen, unter dem Blauregen, der das Sonnenlicht filterte. Oskar wurde in Tagträume von einem Leben eingefügt, das nach fast allen denkbaren Kriterien angenehm und schön sein würde, er wurde Teil einer gesunden, stabilen Zukunft. Und er war neugierig auf dieses Leben. Würde es tatsächlich so schön sein, wie sie hofften? Und würde er in der Lage sein, jemanden glücklich zu machen, jemanden dauerhaft glücklich zu machen, selbst glücklich zu sein mit jemandem in der Nähe? Gemeinsam würde es ihnen gelingen, sagte er zu sich selbst. Es war möglich. Und weil es möglich war, musste es geschehen. Und weil es geschehen musste, war es möglich. Und dann war er wieder nach Hollywood abgereist, der Termin stand schon länger fest.

Also, ja, what about Elise?, fragte er sich, als er in der Räuberhöhle neben Lucy aufwachte, als er sah, wie sie sich nackt vorbeugte, um den Orangensaft zu nehmen, als sie sich an ihn schmiegte und noch einmal zu ihm sagte, dies würden sie nicht öfter tun, als sie an das Set von *Ein Mann räumt auf* fuhren, einem Gangsterfilm, der von gewieften Produzenten erdacht worden war, die noch einmal am Macho-Star Charles Bronson verdienen wollten, der sich zwar auf dem absteigenden Ast befand, sich aber am Set an Produktionsmitarbeiterinnen und Lachssandwiches auslebte. Danach zurück nach San Bernardino, der warme Wind wehte durch das offene Fenster seines gemieteten Cadillac.

Abgesehen von der schweren, fieberhaften Arbeit, fand Oskar es herrlich, begrüßt und herzlich verabschiedet zu werden. Ständig reiste er ab oder kam an. Durch die fortwährende Bewegung schienen Zwischenräume zu entstehen, in denen er von den meisten für voll genommen und von niemandem vereinnahmt wurde. Nie wurde er übergangen, weil er nirgendwo dazugehörte. Er konnte immer darüber fantasieren, sich am Ende dort niederzulassen, wo er in dem Moment nicht war. Dort war es gut und schön und einfach. Auf der anderen Seite.

Zwei Leben. Tag und Nacht. Zu Hause, in den Niederlanden, da spielte sich das echte Leben ab, mit Liesje, das Leben ohne Räusche und Kater, wo er immer wusste, wie spät es war, wo er bedingungslos geliebt wurde, auf eine Weise, die er sowohl beruhigend als auch beklemmend fand und die ihm ganz unerwartet (oft im Badezimmer, an hellen Tagen, wenn er sie irgendwo im Haus vor sich hin summen hörte) das Gefühl gab, letztendlich alleine zu sein – das Los eines jeden, der mehr Liebe empfängt als schenkt. Und dann das Leben hier, in Hollywood. War er in Lucy verliebt? Ach, vielleicht, oder zweifellos. Wichtig war nur eines: dass es nicht endete, nicht jetzt schon, es musste mindestens einen nächsten Abend geben, einen Morgen. Und das stets wieder. Es wäre schändlich, das, was zwischen Lucy und ihm lief, zu banalisieren und ihm einfach das Wort »Affäre« anzuheften, und es wäre ebenso schändlich, aus einer Art moralischem Krampf heraus »das Richtige zu tun« und sie von sich fernzuhalten. Er sah Lucy ein paar Wochen im Jahr. Prima. Es bereitete niemandem Probleme. Nein, auch Liesje nicht. Sie wollte nicht wissen, wie er wäre, wenn er keine Fluchtmöglichkeit hätte, wenn er nirgendwohin dürfte. Er würde unerträglich werden, unausstehlich, vielleicht sogar brutal, ein in die Enge getriebenes Tier. Nein, auch sie brauchte das, ob sie es nun wusste oder nicht. Er entschied sich dafür, nicht zu entscheiden.

»Deine Aura wird stabiler«, sagte Lucy eines Abends, während sie eine Platte von Ella Fitzgerald auflegte und sich die Räuberhöhle mit der sanften, melodischen Stimme füllte. »Als würdest du dich für einen großen Schritt bereitmachen. Für einen Sprung.«

Und was war mit den dünnen Abschnitten seiner Aura?

Die gab es noch. Aber sie blieb dabei, alles darum herum hatte an Stärke gewonnen. Träge füllte sie zwei Gläser, ein Sauvignon aus der Gegend. Laut Lucy konnte man die Sonne darin schmecken, die Energie. War es Trägheit oder Enttäuschung? Oskar wagte nicht, sie danach zu fragen. Lucy ließ sich nicht gerne in die Karten schauen, Fragen nach Gefühlen wich sie aus, vor Fragen über die Vergangenheit scheute sie zurück, *ich bin nicht meine Lebensgeschichte* war ihr Leitmotiv. Während einer warmen, schwülen Nacht, der letzte amerikanische Abend des Jahres, legte sie ihre klamme Hand auf seinen Bauch und schmiegte sich an ihn. »Du hast das Buch immer noch nicht gelesen, oder?«

»Ich habe es noch«, sagte er, um ihr entgegenzukommen.

Sie fragte, ob er Lust habe, wieder nach Amsterdam zu fliegen. Er wusste es nicht.

Sie fragte, ob er nicht finde, es sei unfair, dass er weggehen könne und sie nicht. Der Ansicht war er nicht, niemand halte sie davon ab.

Sie fragte ihn, ob er Lust auf sie habe. Das hatte er. Sie gab sich ihm hin.

Eine Stunde später dümpelte er im Pool, seine Atmung war noch unregelmäßig, das Zittern seiner Oberschenkel hielt an. Da kam Lucy angerannt, sie sprang, umklammerte ihre Knie, Arschbombe. Lucy schmeckte nach Chlor.

»Was meintest du eigentlich?«, fragte er, kurz bevor sie in den Schlaf sanken. »Was ist denn unfair? Du hast doch nicht mehr zu verlieren als ich?«

»Wir spielen beide Roulette«, sagte sie leise. »Doch ich wohne im Casino.«

Am nächsten Tag erhob er sich in die Lüfte und landete wieder; rumpelnd berührte das Flugzeug holländischen Boden. Dann wackelte er verkatert aus dem Gate, wo Liesje auf ihn wartete, breit lächelnd, die Arme gespreizt.

Im Sommer 1980 schien sich etwas verändert zu haben. Ein ungemütlicher Flug, damit fing es an, Turbulenzen, weniger Beinfreiheit, als er gewohnt war. Niemand holte ihn vom Flughafen ab, nicht Lucy, nicht Gene Grift. Wo er im Jahr davor noch für kleines Geld einen Cadillac-Schlitten hatte mieten können, bekam er jetzt zum selben Preis einen beengten Nissan. Die Stimmung auf den Partys war gereizter. Mehr Koks, mehr Angeberei, hin und wieder eine Schlägerei. Oder lag es möglicherweise an ihm? Wurde sein Blick durch das Wissen gefärbt, dass er bald Vater sein würde? Dass dies seine letzte »freie« Reise sein würde? Dass es die Zeitlosigkeit demnächst nicht mehr geben würde? Dass die Zwischenräume schrumpften und ein einziges Leben übrigbleiben würde?

Eines Tages, nach der Arbeit am Set von *Duell am Wind River* – einem grottenschlechten Western nach einem Drehbuch von Charlton Hestons Sohn –, fuhren Oskar und ein auffallend gebräunter Grift im Mustang nach Venice Beach. Sein neuer, kalbsledener Teint konnte nicht verhüllen, dass Grift älter geworden war, mehr Furchen im Gesicht, leere

Blicke, Seufzer, die aus ihm drangen. Grift ließ sich scheiden, hatte Lucy am Vortag erzählt. Oskar wusste nicht einmal, dass er verheiratet war. Gene auch nicht mehr so richtig, hatte sie darauf erwidert. Als sie ausstiegen, zeigte sich, dass Grift die Art von engen, kurzen Hosen trug, die allgemein als *ball hugger* bekannt waren. »Geht's?«, fragte Oskar.

»Hast du auch manchmal das Gefühl, dass du … Zigarette?« Grifts Hand zitterte, als er seinen Glimmstängel zum Mund führte. Er sog an seiner Zigarette, als befände sich Sauerstoff darin. »… dass du sehr lange an etwas gebaut hast, etwas, wovon du dachtest: Das hat noch nie jemand so gemacht, und dann schaust du zurück und entdeckst, dass andere es schon sehr viel öfter gemacht haben und besser zudem. Du warst einmal Teil von etwas, und dieses Etwas war vollkommen selbstverständlich. Bis es nicht mehr existierte. Und da schien es plötzlich lächerlich zu sein. Und du hast nicht einen fucking clue, wann genau es lächerlich geworden ist und wo du warst, als das eine in dem anderen aufging. Fuck, man, du weißt, was ich meine, Dämonen, Gespenster, dir muss ich nichts erklären. Du und ich, wir sind Haie. Wenn uns jemand angreift, schwimmen wir weg. Wenn niemand angreift, schwimmen wir noch schneller weg. Wie, das ist ein Mythos? Haie, Tintenfische, *catfish,* was weiß ich, ich bin kein Biologe.«

Sie erreichten das Ende des Piers, wo man Kühlschrankmagnete von Marilyns wehendem Kleid und ein Straßenschild der Route 66 kaufen konnte. Oskar spielte mit dem Gedanken, etwas für Elise zu kaufen, für ihr Haus, für ihren mattgrauen Siemens, der nach Auskunft des Elektrohändlers Platz bot, um auf Wochen hinaus Babynahrung einzulagern. Das Meer war aufgewühlt an diesem Tag, heftige Wellen schlugen gegen die Pfähle des Piers und strudelten schaumspritzend weiter, ihre Schritte dröhnten tief auf der hölzernen Beplankung. Als sie wieder zum Mustang kamen, bemerkte Oskar eine Decke und ein Kissen auf der Rückbank.

»Ich hätte Kinder kriegen sollen«, sagte Grift. »Früher träumte ich hin und wieder von einem Sohn, den ich More nennen würde. Kannst du dir einen stärkeren Namen als diesen vorstellen?«

Das konnte Oskar nicht. Und More würde jede Herausforderung meistern.

»Du siehst gut aus«, log Oskar, als sie wieder in Richtung Stadt fuhren. Der Himmel war makellos und unbeweglich, als wäre er eine blaugefärbte Kuppel, ein Kulissenteil.

»I've been to paradise«, erwiderte Grift.

»Er meint die Sonnenbank«, sagte Lucy. Sie war dabei, die zu Pflanzen herangewachsenen Ausläufer einer Süßkartoffel über ihren Kleiderschrank zu drapieren. Die Garagentüren waren weit geöffnet. Lucy und er wurden von Licht überflutet. »Der Paradise Tanning Salon, er geht zweimal die Woche hin. Darum sieht er aus wie eine Aubergine. Gene ist ein *fake 'n baker* geworden. Aber solange er noch schnalzt, besteht noch Hoffnung.«

Bald würde Oskar in die Niederlande zurückkehren. Er wusste genau, in wie viel Tagen und Stunden, ein neues Phänomen, in den vergangenen Jahren war er immer von seinem Terminkalender überrascht worden, wenn aus dem Nichts der Rückflugtermin auftauchte.

Lucy wusste nichts von Oskars Plänen, verfügte aber über eine ausgezeichnete Intuition. Oft hörte sie Menschen, die zu ihr redeten, nur beiläufig zu, doch wenn diese plötzlich kaum noch etwas sagten, spitzte sie die Ohren. »Bist du eigentlich noch Fotograf? Bezeichnest du dich immer noch so? Du hast anfangs davon gesprochen. Ich habe dich nun schon jahrelang alles Mögliche tun sehen, schleppen, aufbauen, abbauen. Aber ich habe dich noch nie mit einer Kamera gesehen.«

»Ich mag es zuzusehen«, erwiderte er.

»Was gefällt dir daran?«

»Zusehen ist ungefährlich«, antwortete er kurzerhand. »Schauen ist nicht berühren.«

»Du könntest auch mal erwägen zu sprechen.«

»Ich stamme aus einem Geschlecht schweigender Männer.«

Sie nahm einen Zerstäuber und spritzte Wasserwolken auf die Kartoffel. »Bei mir reden sie, lauter Bullshit, aber immerhin.« Sie dachte einen Moment nach. »Wo waren denn die Frauen deiner Familie?«

Er fing an zu packen, sie unternahm nichts, um ihn zurückzuhalten, für ihn ein Grund mehr abzureisen und für sie ein weiterer Grund, ihn gehen zu lassen.

An diesem Abend schwamm er dreißig Bahnen in seinem hellblauen San-Bernardino-Pool. Manchmal verschluckte er etwas gechlortes Wasser, das in seiner Kehle brannte. Der Mond leuchtete, er wirkte grün, dann gelb. Er goss sich drei Shots Gin hinter die Binde und ging zu Bett. Der Ventilator ließ eine sanfte Brise über seinen nackten Körper wehen. Leicht angetrunken griff er zum Telefon. Auch im Dunkeln fand er die Nummerntasten mühelos. Seine schwer gehende Atmung füllte den Raum. Nach allerlei Knacken, Weiterverbindungen und unbestimmtem Rauschen, worin er für einen Moment das Meer hörte, erklang Elises freundliche, sorgfältige Stimme, die ebenfalls wach war. Das Baby trat, und sie schlief nicht gut ohne Oskar an ihrer Seite. Ja, sie vermisse ihren Mann. Und ihr Mann vermisste sie.

»Du trägst einen Ehering«, sagte Lucy ein Jahr später, im Sommer des Jahres 1981, während sie einen winzigen Umschlag auf einer alten Modezeitschrift auseinanderfaltete. Die Routine, mit der sie die Lines mit einer Scheckkarte formte, das Hacken und Schieben, ließ ihn das Schlimmste vermuten.

»Den Ehering habe ich gestern auch getragen. Und auch vorige Woche.« Er war noch müde vom Flug und von Streitereien, die er mit Elise ausgetragen hatte, die nicht verstand, warum er unbedingt erneut in die Vereinigten Staaten reisen musste. Ja, klar, das habe er auch schon gemacht, als sie einander kennenlernten, doch inzwischen seien Jahre vergangen, er verdiene genug, um den Auftrag dort einmal ausfallen zu lassen, und – nicht zu vergessen – sie hatten Tessel. Am Vorabend seiner Abreise erinnerte Elise ihn daran, was er im Vorfeld von Tessels Geburt mitgemacht hatte, die durchwachten Nächte, das Gegrübel darüber, was wäre, wenn er nicht in der Lage wäre, sein Kind zu beschützen? Die neun Monate schrumpften zu vier Wochen. Zu acht Tagen. Sieben, sechs, und dann kam sie, ein wenig zu früh. Da war sie, Tessel. Das Schreien eines Kindes, Lachen im Kreißsaal, er umarmte Krankenpflegerinnen, deren Namen er nicht kannte. Sie nahmen das Neugeborene wie ein Geschenk mit nach Hause, eingewickelt in hellblaue Krankenhaustücher. Für uns ist dies ein Haus, sagte Elise eines Abends, das Baby in den Armen wiegend, für sie ist es ein Zuhause. Trotzdem hatte Oskar nicht eingelenkt, selbst Monate nach der Geburt, als der Kokon bereits wieder Licht in sein Inneres ließ, er verteidigte irgendein elementares Prinzip, das er nicht in Worte fassen konnte. Er wollte wirklich wieder nach Amerika. Er hatte das Recht, hinzufliegen, darum ging es, um das Recht zu fliehen, nicht vor ihnen, sondern vor sich selbst.

»War es nett, mit Gene bei der Hochzeit?«, fragte Lucy. »Hörte sich sehr lauschig an. Mit Meer und Schäfchen. Sei nur froh, dass du aus einem solchen Land kommst.«

Wusste sie eigentlich, dass er eine Tochter hatte? Er hatte nichts gesagt, doch was hatte Grift ihr erzählt?

»Du wirst bestimmt sehr glücklich mit ihr. Kein kompliziertes Theater wie mit mir. Beiger Volvo. Strandspaziergänge. Geburtstage mit Torten. Nachbarschaftsfeste. Ihr werdet alt und glücklich. Eines Tages bist du alt und glücklich, und dann denkst du an diesen Moment zurück, als ich all das vor mir sah und du nicht. Und erst dann wirst du verstehen, welche Funktion ich in deinem Leben hatte. Und hoffentlich hast du, wenn es so weit ist, den Anstand, es mich wissen zu lassen.«

»Und dann?«

»Und dann nichts. Du bist alt und glücklich, und daher kein Grund mehr, länger als nötig an mich zu denken. Zack, und schon bin ich wieder verschwunden. Ich bin ein benutztes Streichholz.«

»Lucy, bist du vielleicht wütend?« Dass er sie beim Vornamen nannte, sollte locker wirken, doch er klang ältlich und steif. Sie zog noch eine Line. Oskar sah eine Frau, die nur mit einer einzigen Sache beschäftigt war: Überleben. Zur Not, indem sie sich selbst ins Verderben stürzte. Möglicherweise war es ja das, was sie gemeinsam hatten. Doch zwei von der Sorte in einem Raum, das funktioniert nicht … dann gehen auf die Dauer beide unter.

»Wütend, ich? Nein, wieso? Warum sollte ich wütend sein? Außerdem heiße ich Gaia. Du nennst mich schon seit Tagen Lucy, aber die bin ich nicht. Ich bin nie eine Lucy gewesen, nie wirklich.«

»And what about Reggie?«, fragte er, als zitiere er ein Lied, das sie früher oft gesungen haben.

»Der heißt immer noch Reggie«, sagte sie. »And Reggie is a goddamn bastard.«

Am späten Nachmittag saß er, ihren Rucksack auf dem Rücken, hinter Gaia auf deren Motorrad. Sie rasten auf dem Mulholland Drive in Richtung Westen. Ab dem Eingang zum Franklin Canyon Park gingen sie zu Fuß weiter, vorbei an knorrigen Chaparralbäumen, giftgrünen Wiesen, aufgehübscht durch blumigen Wildwuchs, Mandelblättrige Wolfsmilch, Acker-Kratzdistel. Gaia achtete kaum auf die Umgebung, sie suchte den besten Platz für den LSD-Trip, auf den sie sich begeben würden. Oskar plagte vor allem die Frage, warum er sich auf ihren Plan eingelassen hatte. Er hatte noch nie etwas genommen, wenn Wiek und seine Freunde Haschisch rauchten, machte er das Fenster auf.

»Bleib auf jeden Fall in der Nähe«, sagte sie, ohne sich umzusehen. »Hier gibt es Kojoten. Und Luchse. Auch Ratten.« Sie bog ab, folgte einem Pfad aufwärts, der sich zwischen Redwoods und Ahornbäumen bergauf wand. »Aber mach dir keine Sorgen, ich habe immer ein Messer dabei. Frisch geschliffen.« Sie habe damit einmal ein angefahrenes Stinktier erstochen, das kläglich rufend am Rand der 61 lag. Manchmal, wenn sie nicht schlafen konnte, dachte sie: Das ist das Nobelste, was ich je gemacht habe.

Wenig später hatten sie einen hübschen Platz gefunden, mit Blick auf einen künstlichen Teich, in dem es vor Leben nur so gärte und um den herum drei große Ahornbäume standen, in deren Rinde Liebeserklärungen eingekerbt waren: A-Herzchen-P, L-Herzchen-M. Gaia packte den Rucksack aus, eine Pferdedecke, zwei Flaschen Beaujolais, eine große Wasserflasche und einen unbedruckten Blotterstreifen. Beide legten sich einen Blotter unter die Zunge. Natürlich wollte er fragen, ob es überhaupt eine gute Idee sei, ob nichts Merkwürdiges passieren könne, ob sie nicht zu viel genommen hätten. Und natürlich hielt er seinen Mund. »Jetzt warten wir«, sagte sie. Sie warteten, beobachteten den Sonnenuntergang und sahen zu, wie sie mit dem flirrenden Horizont verschwamm. Es verlief ganz allmählich. Als läge er in einer Wanne und das Wasser würde immer wärmer. Ab wie viel Grad bezeichnete man Badewasser eigentlich als warm? Logisch betrachtet, müsste das Wasser, jetzt, da es um sie herum dunkel wurde, abkühlen. Doch seine Haut war heiß. Vielleicht glühte sein Körper ja. Besorgt legte er seine Hand auf den anderen Arm und streichelte sich; die Berührungen prickelten und kitzelten.

Würde Gaia ihm Bescheid sagen, wenn er *drauf* war? Sie saß neben ihm, die Augen geschlossen, bewusst ein- und wieder ausatmend. Er folgte ihrem Beispiel. Sterne erschienen über ihnen, Tupfer, hier und da, und verschwanden auch wieder. Leuchteten auf. Da fiel ihm auf, dass seine Augen die ganze Zeit geschlossen gewesen waren.

Er legte die Hände ins kitzelnde Gras, er hörte die Halme wachsen. Einst würde er wieder in der Erde aufgehen, überlegte er. Begraben oder eingeäschert, er würde Teil des Bodens werden, den er nun berührte, in diesem Moment, körnig und stabil fühlte er sich an, hart und doch auch weich. Möglicherweise hatte dieser Prozess bereits begonnen, vielleicht war er schon dabei, ein Teil der Umgebung zu werden. Vielleicht war es lächerlich, dass er einst davon ausgegangen war, er könne grundsätzlich getrennt werden von der Erde, auf der er ging, von den Kleidern, die er anzog, von den Frauen und Freunden, die er berührte, von der kleinen Tessel, die er in die Höhe hob, um ihr die Welt zu zeigen. Er konnte sich sogar vorstellen, wie er später wieder Teil des Ganzen werden würde, wie er als Asche herabschweben würde, auf Erde und Wasser, und wie allerlei Tiere an ihm schnuppern würden, und wie … Während ihm diese Gedanken in den Sinn kamen, da kam es ihm für einen Moment, für einen kleinen Moment so vor, als würde sich ihm eine Kette erschließen, die normalerweise verborgen blieb, eine Kette, von der ein jeder und alles ein Teil war, vom Regenwurm bis hin zur Seele, es war, als schaute er von oben aus dem Äther hinab auf die Erde, erfüllt von etwas, das Mitleid oder sogar Liebe verdächtig ähnlich sah. »Fuuuuck«, sagte er zu sich.

»Alriiiiight«, erwiderte Gaia einige Minuten später. »Willkommen. Wir sind die Lotusesser.«

Mindestens eine Stunde lagen sie im Gras und starrten in den Himmel, der vor Farben vibrierte, ocker leuchtende Sterne, ein eigelber Mond an einem schwarzen Firmament. Vögel zwitscherten, Flügel schlugen, irgendwo rief eine Eule, mal weiter entfernt, dann wieder näher. Gaia fragte: »Hast du das Buch, das ich dir geschenkt habe, eigentlich jemals gelesen? Das von Susan.« Ehe er antworten konnte, holte sie ein Exemplar aus ihrem Rucksack und schlug vor, ein Spiel zu spielen. Eigentlich kein Spiel, eher eine Übung, die ihn in Kontakt mit der *outer time* bringen würde, der Zeit, die sich »außerhalb unseres Lebens, außerhalb unserer Hülle« befinde.

»Was?« Seine Stimme klang krächzend. Seine Lippen klebten aneinander. Er deutete in Richtung Wasserflasche, doch sie reagierte nicht. Er hatte ihr sagen wollen, dass Elise sein Exemplar von *Practical Techniques of Psychic Self-Defence* weggeworfen habe, dass sie sich deshalb fürchterlich gestritten hätten, dass er Teller zerschmissen habe, das Service ihrer Eltern.

»Seite fünfundzwanzig. Bleib liegen.«

»Ich weiß nicht, ob ich das will. Ich weiß nicht einmal, was *das* ist.«

»Hör mir zu. Sei unbesorgt. Denk nicht über die Worte nach, fühle sie.«

Er widersprach nicht mehr.

»Dein letzter Kontakt mit *outer time,* mit deinem unterbewussten Ich in seiner reinsten, freiesten Form, vollkommen unabhängig davon, wie deine Umgebung dich programmiert hat, losgelöst von deiner Kindheit, deinen Eltern und den Dingen, dieser Kontakt fand vor deiner Geburt statt. Dahin müssen wir zurück. Schließe die Augen. Wir müssen deine Aura reparieren. Du bist dunkler denn je, Mann. Du willst doch deine Ehe nicht ruinieren? Augen zu.«

Er gehorchte. In seinen Ohren rauschte es. Er hörte sich selbst schlucken.

»Okay, stell dir vor, du machst eine Reise, rückwärts durch die Zeit, zurück zum Moment deiner Geburt. Dann musst du zurück in den Uterus und auf der anderen Seite wieder zum Vorschein kommen, im Moment der Befruchtung, bevor du die Form des Embryos annimmst, der einst *du* werden wird. Und dann reist du wieder vorwärts in der Zeit. Durch das Trauma deiner Geburt hindurch. Stell dir vor, dass du eine silberne Nabelschnur mitziehst, wenn du Richtung Gegenwart reist. Und bei jeder bedeutungsvollen Erfahrung, positiv oder negativ, also in jedem Moment großen Glücks oder tiefen Unglücks, machst du einen Knoten in die Nabelschnur.«

»Ich will das nicht.«

»Das bedeutet nur, dass es sehr dringend notwendig ist. Dein Unterbewusstsein wehrt sich, diesen Widerstand musst du ernst nehmen. Du musst ihn überwinden. Denk an deine Ehe. Dein Kind. Ich spüre es, du bist Vater geworden. Du wirst mehr Kinder bekommen. Du musst ihn überwinden.«

Er wollte aufstehen, doch sie drückte ihn nieder. »Wir haben gerade LSD genommen.«

»Ja, genau richtig, so ohne Hemmungen. Später wirst du an diese Nacht zurückdenken und erkennen, dass dieser

Moment essenziell dafür war, wer du geworden bist. Das war der Augenblick, in dem du anfingst, gesund zu werden. Mich wirst du vergessen, diesen Moment jedoch nicht.«

Unfähig, sich noch länger zu wehren, sank er zurück und schloss die Augen. Je eher sie ihren Willen bekam, umso schneller war es vorbei. Es ging los, ihre Stimme begleitete ihn. Er reiste zurück, zu dem Zeitpunkt, an dem Tessel geboren wurde, die Schreie, die durch die leeren Gänge hallten, der Geruch des Fruchtwassers. Zu Liesje, die auf dem Boden seiner Wohnung lag und Leonard Cohen hörte, zum Abend, an dem er ihr begegnet war. Und er ging weiter zurück, zu dem Tag, als er zum ersten Mal hier angekommen war, vor drei Jahren mittlerweile, die erste Nacht in Gaias Räuberhöhle. Weiter zurück, zu seiner Ankunft in der großen Stadt, 1964, seinen ersten Spaziergängen durch die Straßen von Amsterdam. Zu den Jahren auf der weiterführenden Schule, bleierne Jahre, in denen nichts geschah, die Langeweile, das Alleinsein, das Aus-dem-Fenster-Starren, die Bewegungslosigkeit. Ins Esszimmer seines Elternhauses, zum Geruch von grünen Bohnen mit Butter, der große Topf mit Kartoffeln in der Mitte des Tisches. Dahin, wie er als kleiner Junge war. Und dann hörte es auf. Es gelang ihm nicht weiterzugehen.

»Was siehst du?«

»Mich selbst, als ich ein Junge war von acht, sieben. Ich weiß es nicht.«

»Geh weiter zurück.«

»Ich schaffe es nicht.«

»Was ist im Weg? Erzfeinde begegnen einander immer in engen Gassen, Kapitel zwei. Das ist der entscheidende

Moment, das ist die Konfrontation, vor der du immer auf der Flucht gewesen bist.«

Er zwang sich selbst dazu weiterzugehen, er schob den kleinen Kerl vorwärts, durch enge Gassen. Die Gassen ordneten sich neu – sie wurden zu einer einzigen Gasse. Oder nein, keine Gasse, sie wurden zu dem Gang, der zwischen den Kirchenbänken hindurchging und zum Zimmerchen des Priesters führte, zum alten Doomernik; Kerzen flackerten, der Geruch von Weihrauch, der mit jedem Schwung des Turibulums sich verstärkte. Der kleine Junge erstarrte. Weigerte sich weiterzugehen. Dachte nicht mal daran. Der Junge drehte sich um und sah Oskar wütend an, mit loderndem Blick, er fauchte wie eine Katze. Oskar wich zurück und wurde nach hinten gesogen, er irrte im Nichts umher, in der Vorhölle, im großen *Davor* und *Danach*. Sein Herz pochte, seine Stirn glühte. Er hörte ein heiseres Pfeifen, das er einen Moment später als seine Atmung zu erkennen meinte. Nachdem er ein wenig kühle Abendluft eingesogen hatte, ließ er sich wieder in der Zeit vorwärtsfliegen. Er nahm Fahrt auf, verlor Gewicht, bewegte sich weiter, Jahr um Jahr, ganze Leben durchlebte er, ohne dass seine Füße den Boden berührten. Es war kein Zyklus, keine aufsteigende Linie, ganz und gar keine Linie, es war eine Reihe … eine Reihe von Punkten. Tupfern. Momenten.

Oskar taumelte umher in seinen Erinnerungen und griff um sich nach Querverbindungen, landete wieder in den letzten Jahren, bei Lucy und Liesje, die Ähnlichkeit der Namen war ihm nie zuvor aufgefallen. Die eine glaubte an Phänomene, die fast niemand sehen konnte, Auren und

Energieströme. Die andere glaubte an etwas, was niemand ignorieren konnte, ein schönes Haus in einem guten Viertel, eine Familie. Die eine verbot dir, ihr deine Liebe zu erklären, die andere lebte davon auf. Schwere floss in seine Finger, seine Arme und Beine, er konnte dem nicht entfliehen, es steckte in ihm, er war es selbst. Elise und Tessel, wie sie ihn ansahen, sie erwarteten so viel von ihm, sie allein.

»Was geschieht?« Eine Stimme in der Ferne.

Er wisperte, er wusste selbst nicht, was. Das Erste, was er danach fühlte, war Kälte, die ihn durchströmte. Wasser, wurde ihm bald darauf bewusst, er trank. Er öffnete die Augen, Gaia hatte ihm die Flasche an die Lippen gesetzt und ließ ihn trinken. Wimmernde Heuschrecken. Flatternde Flügel. Er fragte, ob er etwas gesagt habe.

»Ja.« Sie nahm einen Schluck Wasser. »Dass du nach Hause willst. Glückwunsch. Du hast ein Zuhause. Verdammter Bastard.« Sie steckte das Buch zurück in ihren Rucksack und nahm einen Müsliriegel heraus, brach ihn durch, für jeden eine Hälfte, und schlug die Pferdedecke um sich. So allmählich, wie der Trip gekommen war, so allmählich verlor er nun an Kraft. Und dieses Gefühl des Wegfließens, des Zerbröckelns, ließ ihn eine halbe Stunde später vorschlagen, nach Hause zu fahren. Sie antwortete nicht und fing an, den Rucksack zu packen. »Ich habe doch gesagt, dass ich wirklich nicht darüber reden will«, sagte Oskar. Auf dem Rückweg zu ihrer Triumph wurde ihm bewusst, dass er sie nie wiedersehen würde und er schon immer gewusst hatte, dass ein Tag kommen würde, an dem er das erkennen würde. Und dieser Tag war heute, dieser Moment war jetzt.

Von einer Telefonzelle am Flughafen Los Angeles aus versuchte er, Grift zu erreichen. Es war ein warmer Morgen, die Luft war drückend von den Autoabgasen, nach dem Abend im Park hatte Oskar kaum geschlafen. Niemand ging ran, sooft er es auch versuchte. Noch vom Flughafen aus wollte er ein Fax schicken, doch niemand konnte ihm sagen, wo das möglich war. Im Flugzeug war ihm klar, er würde nie wieder so spannende Arbeit finden wie in Hollywood, nie wieder würde er solchen Menschen begegnen wie Grift und Lucy. Keine Kojoten mehr, keine frisch geschliffenen Messer. Das gehörte zum Älterwerden. Entscheidungen treffen und die Folgen akzeptieren. Akzeptieren und loslassen. Alles stand und fiel nun mit der Familie, mit Elise – die Wärme, die er brauchte, die Struktur, die Güte. Er hatte ihr verdammt noch mal viel zu viel Macht gegeben.

Auf Schiphol fragte er einen KLM-Angestellten, ob er wisse, wer Sywert Berend gewesen sei, was er geleistet habe, wie viel die Menschen dort am Flughafen ihm schuldig seien. Draußen vor dem Gebäude packte Oskar einen herumliegenden Ziegelstein und schlug damit ein paar Mal gegen einen Mülleimer. Danach rief er ein Taxi herbei, das ihn nach Hause bringen sollte.

*

Zehn Jahre später machten Oskar und Elise mit den Kindern eine Reise durch die Vereinigten Staaten. Die Dreharbeiten zu *Flodder – Eine Familie zum Knutschen in Manhattan* waren beendet, und Oskar hatte gut verdient.

Zunächst verbrachten sie eine Woche in New York, wo der Film gedreht worden war. Endlose Spaziergänge, in Geschäfte rein und wieder raus, Hotdogs im Central Park, von einem gelangweilten Kutscher herumgefahren werden. Anschließend flogen sie an die Westküste, wo sie ein Wohnmobil mieteten, das nach einer anderen Familie roch. Leider interessierten sich Tessel und Moor weniger für die Landschaft, als er gehofft hatte. Sie bettelten ständig, die Route zu ändern und nach Hollywood zu fahren, wo Tessels Lieblingsfilme gedreht worden waren: *Big* und *Die Braut des Prinzen*.

Oskar wollte nicht. Angst vor Gespenstern. Vor Lucy, oder Gaia oder wie immer sie inzwischen hieß. In den vergangenen Jahren war sie regelmäßig aufgetaucht, in Träumen, in Grübeleien, doch ihre Erscheinung war flüchtig und ephemer. Warum sollte er ihr jetzt, nach Jahren und mit Frau und Kindern im Schlepptau, die Gelegenheit geben, wieder real zu werden? Zu diesem Zeitpunkt wusste Oskar nicht, dass Gaia, die Mitte der Achtzigerjahre ihren Namen wieder in Lucy geändert hatte, 1990 an Gebärmutterhalskrebs gestorben war, den sie mit Reiki kurieren wollte. Die Bestattung war eine schlichte Feier in ihrem staubigen Geburtsort in Texas gewesen. Reggie trug einen Lederschlips, den er zu bügeln versucht hatte und der nun ein wenig stank. Gene Grift war vorgetreten, er verhaspelte sich im dritten Satz und brach wie ein Kind in Tränen aus.

Elise verstand nicht genau, warum Oskar sich so widersetzte. Er wusste, er hatte zwei Möglichkeiten: ihr alles erzählen oder schweigend einwilligen. Sie fuhren nach Hollywood, zum Hollywood Museum auf der Highland

Avenue. Während Elise mit den Kindern den kürzesten Weg zum Disney-Saal nahm, schlenderte er langsam durch die Räume, in denen lauter Porträts und Stills hingen, Robert Mitchum, Charles Bronson. Elise deutete auf einen Fotoautomaten. »Kommt, das ist lustig. Ein Familienfoto. Wir dürfen uns selbst einen Hintergrund aussuchen.« Moor entschied sich für den Western. Sie waren *frontiersmen.* Oskar gab Elise das Foto zur Aufbewahrung, die es in ihr Portemonnaie steckte, worin es für immer bleiben sollte. Den Rest des Tages war Oskar unausstehlich. Elise und Tessel fragten ihn wiederholt, was er habe, worauf er brummend erwiderte, es sei alles okay, total okay, verdammt, er sage doch, alles sei okay.

Doch richtig endete Oskars amerikanische Geschichte erst im November 2011, als er »Gene Grift« bei Facebook eingab. Er landete bei einem nahezu fotolosen Profil eines grauen, dick gewordenen Mannes, der durchaus »sein« Gene Grift hätte sein können. Auf der Timeline des Mannes entdeckte Oskar eine Reihe von Posts von Menschen, die seinen Tod betrauerten. Kinder, Enkel, Freunde. In einem dieser Posts stand etwas über die Vorliebe des Verstorbenen für Pulpfilme, woraufhin Oskar davon ausging, es hier tatsächlich mit »seinem« Gene Grift zu tun zu haben, und seinen Laptop zuklappte. Er hätte eher Kontakt aufnehmen müssen, er hatte die Sache schleifen lassen, jetzt war alles zu spät. In Wirklichkeit handelte es sich um einen vollkommen anderen Gene Grift, ein alter Buchhalter, der ein Fan von Jimmy Cagney war und zwei Wochen zuvor unglücklicherweise in einen Aufzugschacht einer staatlichen Behörde in Baton Rouge gestürzt war. Oskars Gene Grift lebte zu diesem Zeitpunkt noch, und zwar in einem Pflegeheim in Florida, wo an Alzheimer erkrankten Menschen irreführenderweise »ein würdiges und liebevolles Schlusskapitel ihres Lebens« versprochen wurde. Erst 2016 brachen für Oskars Gene Grift die letzten Wochen an. Er lag im Bett, zwischen klammen Laken, und starrte auf den Fernseher, wo *Police Academy 6* lief, ein Film, an dem er mitgearbeitet hatte, woran er sich jedoch nicht mehr erinnern konnte. Klickklack.

Im Oktober von Grifts Todesjahr wollte Oskar sich in einem Anfall von Nostalgie ein altes Fotoalbum ansehen, aus den amerikanischen Tagen, die mit einem Mal so weit weg zu sein schienen, als hätte er sich das alles nur eingebildet. Dann kamen ihm die anderen Alben in den Sinn, aus der Anfangszeit in Amsterdam, wie er mit Wiek um die Häuser gezogen war, die ersten Monate mit Elise, die Familienjahre – all die Zeiten, von denen er sich nun abgeschnitten fühlte. Er ging die Treppe hinunter, doch das Knacken der Stufen verunsicherte ihn völlig. Was, wenn er jetzt stürzte? Wer würde ihn finden? Wie lange würde es dauern? Er ging wieder nach oben, schenkte sich ein Glas Whisky ein und begab sich in sein Arbeitszimmer. Nachdem er eine Viertelstunde in vollkommener Stille dagesessen hatte, nahm er ein weißes Blatt. »Liebe Elise, liebe Tes, lieber Moor, liebe Cat«, schrieb er. Der Stift zitterte über dem Papier. Schließlich legte er ihn hin und nahm noch einen Schluck. Die Eiswürfel klirrten. Heute würde es ihm möglicherweise nicht gelingen, morgen auch nicht, aber er würde ihnen einen Brief schreiben, in dem er ihnen erklärte, wer er war, wer er gewesen war. Oskar wollte noch einen Schluck trinken, doch sein Glas war leer. Sie würden am Küchentisch sitzen, stellte er sich vor, und er war tot. Er war tot, und sie würden ihm zuhören.

Der Zeuge spricht

Sie betreten das letzte Haus, in dem Cas' ständiger Gegenspieler je liegen wird. Elise ordnet im Flurspiegel ihr Haar, zwickt kurz in ihre Wangen, um ihnen eine gesunde Röte zu geben. »He, Henk-Maarten.« Cas' Stimme ist kratzig.

Henk-Maarten geht auf ihn zu, die Hände in den Taschen seiner Chino.

»Wie ist der Stand? Wie sieht es aus für uns?« Elise huscht fort, zur Toilette.

»Auf meiner Seite des Schlachtfelds? Tessel liegt die Erbschaft auf dem Magen. Ich glaube, sie hatte gerade so etwas wie einen Mini-Wutausbruch, Moor hat etwas Komisches gesagt oder so. Clio und ich, wir haben vorhin bei Meyer Sandwichs geholt, die werden wir jetzt essen. Die sind superlecker.«

»Wie ist Moors Laune?«

»Ich bin auch gerade erst gekommen. Lass dich von Moor nicht ins Bockshorn jagen.«

Sieht man es Cas so deutlich an? Elise erscheint und hakt sich bei ihm unter.

Cat, die mit ihrem Bruder bei der Alocasia neben dem Bücherregal gesessen hat, eilt ihrer Mutter entgegen. »Mama. Ach, Mama.« Eine kräftige Umarmung, Schluchzen.

»Ach, meine Kleine, wie schlimm das alles. Komm her.«

Als Clio aufsteht, um ihre Oma zu begrüßen, begibt Moor sich zu ihrem Platz am Tisch, um ihre Arbeit fortzusetzen: die Sandwichs aus der Alufolie zu wickeln. Als Clio Cas mit »Opa« anspricht, zieht Moor die letzte Folie von einem Parmigiana-Sandwich, schnell und kräftig wie ein Pflaster.

»Hallo, Mama«, sagt Tessel, die Frau des Hauses. »Gut, dass ihr da seid.«

»Du hast geweint. Ich sehe es an deinem Gesicht.«

»Setz dich doch erst mal, Schatz«, sagt Cas.

»Auch hallo«, sagt Moor.

»Hallo, mein Lieber«, erwidert Elise. »Komm her, umarme deine Mutter mal kräftig.«

Sie nehmen am großen Tisch Platz, von wo aus alle den Sarg gerade noch sehen können, alle außer Moor. »Wer möchte Mozzarella?«, fragt Henk-Maarten, der die Sandwichs auf einem großen Laguiole-Schneidebrett nebeneinanderlegt. Keine Reaktion. Cat schlägt vor, die Sandwichs in vier Stücke zu schneiden, sodass jeder von allem probieren kann.

»Ich bin vegetarisch«, sagt Clio. »Ich esse eh nicht alles.«

»Du bist Vegetarierin«, korrigiert Tessel sie.

Henk-Maarten: »Seit wann? Kannst du nicht am Montag Vegetarierin werden? Wenn wir alles hinter uns haben.«

»Das ist nicht fair, wenn du mich zwingst, Fleisch zu essen.«

»Niemand zwingt dich«, beruhigt Tessel sie.

»Okay«, sagt Henk-Maarten, »wer möchte Mozzarella?«

»Ich traue mich beinahe nicht, es zu sagen«, hebt Cas an,

»aber ich bin laktoseintolerant.« Moor kann es nicht lassen, ein höhnisches »Tsss« auszustoßen. Er geht in die Küche.

»Doch, das ist er tatsächlich«, sagt Elise zu niemandem speziell. »Wir haben ein Attest.« Unter dem Tisch drückt sie seine Hand. »Ihr glaubt nicht, in wie vielen Lebensmittelprodukten Laktose steckt. Sogar in Vollkornbrot. Erinnerst du dich, neulich erst haben wir das nachgesehen. Und in Chips auch.«

»Okay«, sagt Henk-Maarten, »was bleibt dann noch übrig? Das ist mit Mozzarella. Das mit Burrata, und da ist vollfetter Käse drauf. Clio, weißt du, welches ohne Käse ist?«

»Mein Gott.« Moor. Alle Blicke wenden sich in Richtung Küche. »Wird irgendwann einer noch was zu der Leiche sagen, die dort liegt?«

»Vielleicht ist es eine Idee, wenn wir kurz etwas davorstellen?«, schlägt Elise nach einer kurzen Stille vor.

»Lächerlich.«

»Alle wissen, dass er dort liegt, Liebling. Aber wir müssen ja nicht unbedingt die ganze Zeit dorthin starren.«

»Ich regle das«, sagt Cas und steht auf. Auch Henk-Maarten erhebt sich von seinem Stuhl.

»Was soll das schon wieder? Machen die Männer sich an die Arbeit oder was?«

Tessel: »Moor, nun lass sie doch. Mach lieber noch etwas Kaffee. Wer möchte?«

Fluchend dreht Moor sich um, grummelnd schlägt er auf die Nespresso-Maschine, die sofort anspringt. Cas folgt Henk-Maarten nach draußen, wo eine zusätzliche Plane und eine Tüte Kabelbinder unter dem Gerüst liegen. Sie schlagen die Plane aus und hängen sie in der Wohnung auf, an einem Ring in der Wand und einem Nagel neben dem Bücherregal. »Ja. Großartig. Nein, wirklich. Viel natürlicher so, die Ruine.«

»Ich glaube, der Handwerker ist in Mama verliebt«, sagt Clio.

»Was?« Henk-Maarten.

»Sie sagt das nur so«, mischt Tessel sich ein. »Ist doch so, Liebes?«

»Wir haben eine Freundin«, versucht Cas das Thema zu wechseln, »die ist Trauertherapeutin. Vielleicht kann sie …«

»Was?«, fragt Henk-Maarten erneut.

Es beginnt einige Minuten später, mit Tessel. Sie steht als Erste auf. Die Übrigen bleiben sitzen. Knisternde Aluminiumfolie, Kauen, hin und wieder entwickelt sich so etwas wie ein Gespräch, über Politik oder das Wetter. Wenn ihre gedämpften Stimmen schweigen und Stille eintritt, hört man leises Schluchzen hinter der Plane.

In der folgenden Stunde steht man der Reihe nach auf – nach Tessel und Henk-Maarten geht Moor und dann Cat. Elise bleibt sitzen. Mit einem Stück Brotkruste wischt Cas ein wenig Auberginenöl von seinem Teller, das Brot saugt alles auf. Nie hätte er erwartet, hier zu sitzen. Ein Zuschauer, ein Zeuge, der die Kinder seiner großen Liebe eines nach dem anderen aufstehen sieht, nervös, zittrig. Ein paar Minuten später kehren sie sichtlich bewegt von der anderen Seite zurück, wie nach einer Katharsis, die ihm verborgen geblieben ist. Soll er Elise gleich begleiten, oder wäre das aufdringlich?

Die rotäugige Tessel stellt ihm eine Tasse Kaffee hin. »Danke, Tess, lieb von dir. Geht's?«

Moor hält sich abseits, er steht am Fenster, starrt auf das Gerüst, auf die Wiesen in der Ferne. Ein sanfter, nörgeliger Regen setzt ein, das Wasser rauscht in den Dachrinnen. Cat sitzt einfach nur da, beinahe kataton, blass. Elises Finger sind mit denen von Cas verschränkt. Fortwährend sucht sie Augenkontakt mit ihren Kindern, fragt sie nach ihren Gefühlen und ob alles in Ordnung ist. Niemand stellt die Gegenfrage. Jetzt kommt Clio hinter der Plane hervor – Cas erhascht einen kurzen Blick auf Oskar und schaut rasch weg.

Wie war ihm der Mann dort früher zuwider, der jahrelang alles vernachlässigte, wonach er, Cas, sich sehnte – Liesje als Frau, Elise als Mutter. Der Mann, der sie beinahe zerstört hätte. Moor, dieser selbst erklärte Held, hat keine Ahnung davon, wie schlecht es ihr nach der Scheidung ging: müde, sobald sie aufgewacht war, so antriebslos, dass sie manchmal gefüttert werden musste. Wie schnell sie sich in sich zurückzog und verstummte, manchmal reichte ein Lied im Radio, um den Kontakt mit ihr zu verlieren. Es dauerte Jahre, sie davon zu überzeugen, dass sie kein schlechter Mensch war, wenn sie sich vergnügte, dass sie wieder mit dem Malen anfangen sollte, dass es sehr wohl einen Sinn, dass es durchaus einen Wert habe. Er musste sie überzeugen, in kleinen Galerien auszustellen, in der Umgebung von Bergen. Cas ging dort oft hin, jedes Mal klebte er einen roten Punkt neben die Bilder, verkauft, die meisten verschenkte er an Bekannte und Geschäftsfreunde. Wie war ihm der Mann dort früher zuwider, der Mann auf der anderen Seite der Plane, von dem er jedes Jahr mindestens einmal träumt. Meist erscheint Oskar als Briefträger, als

Polizist, als jemand, der schlechte Nachrichten überbringt und dann in den Schatten zurückkehrt. Aber Cas steht noch aufrecht. Er ist Ali, und Foreman liegt ausgezählt im Ring.

Als Cat ein wenig verloren bei der Waschmaschine steht, geht Cas zu ihr hin und sagt, er vertraue ihr als Testamentsvollstreckerin vollkommen. Wenn sie Fragen habe, könne sie ihn jederzeit anrufen. Mit der allergrößten Mühe bezeichnet er die Entscheidung ihres Vater als sehr schlauen Zug.

»Wieso das?«, fragt sie mit halb abgewendetem Gesicht. »Ich finde es echt … Wieso sollte ich das können?«

»Weil Moor manchmal vor lauter Bäumen den Wald nicht mehr sieht.«

»Und Tessel?«

»Die sieht manchmal vor lauter Wald die Bäume nicht mehr.«

»Meinst du, es geht ihnen gut?« Sie senkt die Stimme. »Henk-Maarten und Tes, meine ich. Nicht wegen der Bemerkung über den Handwerker, aber … Moor denkt … Er hat Angst, dass es in die Brüche geht.«

Das sieht Cas anders; Moor gründe seine Ansicht auf Bruchstücke, echte oder ausgedachte. Er legt seine Hand auf ihre Schulter und drückt sie. »Konzentrier du dich jetzt erst mal auf dich selbst, Kind. Und wenn du meinst, es läuft aus dem Ruder, dann weißt du, wo ich zu finden bin.«

Ein scheuer Blick von der Tochter zur Mutter. »Was denkst du, wie geht es Mama?«

»Mein unmaßgeblicher Eindruck: Sie ist selbst ein wenig erschrocken darüber, wie sehr das Ganze sie mitnimmt.

Vielleicht erwartete sie noch etwas. Keine Ahnung, was.« Möglicherweise braucht sie eine Veränderung. Möglicherweise ist Oskars Tod der Anstoß, auf den sie beide gewartet haben. Aber das sagt er nicht.

Moor und Cat stehen vor Tessels Bücherregal, ihr Gespräch dringt nur zum Teil zu Cas durch.

Mit einem Glas Cognac aus Henk-Maartens Getränkeglobus in der Hand deutet Moor auf die künstliche Tulpe, die zwischen dem M von Mulisch und dem N von Nooteboom im Regal steht. »... Plastikkram ... zu minderwertig, um ihn zu recyceln. Echte Blumen schneiden wir und ... Und dann dieses Gerümpel ... Wenn sogar unsere Künstler ... Wenn Tessel sich noch ... das sind doch die Bewacher des Schönen, des Wahren? [unverständlich] Über die Buddhaskulptur werde ich überhaupt nichts ... Was weiß sie? ... Dokumentation über Schlachthäuser ... neulich im Fernsehen ... arbeiten kaum noch Menschen ... lauter Nullen und Einsen. Und die Blicke der Schweine, so menschlich, wie Kinder. Und sie spürten es ... dass ihnen etwas Schreckliches bevorstand ... stundenlang geweint. Schau dir nur unseren Vater an ... gespritzt ... chemisches Zeug ... nicht verwest. Denn wenn wir uns vor irgendwas fürchten, dann ist das Zerfall [unverständlich] Hässlichkeit. Verrotten. Tod. Verrotten ... Teil des Lebens. Doch nein, lieber so ein Plastikding ... darüber sprechen, wie er war, wie er wirklich war ... Nicht das. Als ob [unverständlich] ...«

»Aber du wolltest doch auch ... Und ... auch deshalb gespritzt haben, weil wir uns nicht schnell genug gekümmert haben ...«

»… größeres Bild. Möchtest du auch einen Cognac?«

Sie bittet ihn, besonders nett zu Elise zu sein.

»Wieso? Hat Cas wieder gehetzt? Echt, ich reiß ihm den Kopf ab.«

Tessel und Cat nehmen gegenüber von Cas am Tisch Platz. Er lernte Elises Töchter erst nach der Scheidung richtig kennen, als sie schon keine kleinen Mädchen mehr waren. Ersatzkinder, die, einfach weil sie existierten, auch dafür gesorgt haben, dass er keine eigenen Kinder hat; das war für Elise ausgeschlossen, dieses Leben war für sie vorbei.

Tessel, die Elise voller Panik anrief, als zum ersten Mal negative Rezensionen über ihre Bücher erschienen: Ob die Menschen jetzt nicht schlecht über sie dächten, sie könne Leuten ansehen, wenn sie die Buchbesprechungen gelesen hatten, wie sollte sie jemals wieder schreiben, und was würde ihr Vater dazu sagen? Cat, die ihr Bachelordiplom in Empfang nahm, sie traute sich kaum, in den Festsaal der Universität zu schauen, und nachdem alles vorbei war, durfte niemand daran erinnern, dass sie summa cum laude bestanden hatte. Cat, die Elise und ihn ein paar Monate später zu einem Essen bei ihrem Lieblingschinesen einlud und, umgeben vom Geruch von Wan Tan und gebratenen Enten, zum ersten Mal erwähnte, dass sie davon träume, in den USA zu studieren. Später am Abend, kurz bevor die Lebensmittelvergiftung sich bemerkbar machte – die *soft shell crab* hatte wirklich ziemlich komisch geschmeckt –, überwies Cas ihr tausend Euro; immer hilfreich für Menschen, die ihren Weg suchten. Und dann auch Tessel. Für Moor müsse er zum Geldautomaten, warnte ihn Elise, ihr

Sohn sei in einer antikapitalistischen Phase, kein Girokonto. Im Moment der Schenkung ahnte Cas noch nicht, dass er am nächsten Tag, schwindelig und speiübel, wie ihm war, Oskar am Telefon haben würde, der ihn anschnauzte, was ihm einfalle, seinen Kindern Geld zu geben? Reichte es nicht, dass er ihm die Frau weggenommen habe?

Diese beiden Frauen, vaterlos, sitzen ihm gegenüber, ihrem Stiefvater. Eine Rolle, von der er nie gedacht hätte, dass er sie irgendwann einmal zu spielen haben würde. Aber er gibt sich alle Mühe, Trost in dem Wort *Vater* zu finden und das *Stief* zu vergessen. Tessels rechte Hand ruht auf Cats linker. Die beiden strahlen eine große Ruhe aus, zwei Teile eines uralten Ganzen, das zwar unter Spannung steht, aber noch nicht zerbrochen ist. Vielleicht ist er ja ein guter Stiefvater gewesen.

Tessel fragt ihre Schwester flüsternd, ob es okay sei dort, bei Moor, in diesem, wie nennt man so etwas eigentlich? Einen Hof, erwidert Cat. Tessel nickt und will wissen, ob Moor es nicht übertreibe mit seinem Gesellschaftsrand-Purismus, mit seiner *nostalgie de la boue*. »Ihm ist doch klar, dass er früher die meiste Aufmerksamkeit von Papa bekam? Vielleicht nicht die Art von Aufmerksamkeit, die er sich wünschte, aber dennoch. Ich denke manchmal: Er klammert sich derart an die paar Gelegenheiten, bei denen Papa ihm eine verpasst hat, weil er auf diese Weise, nun ja, vielleicht irre ich mich, etwas mit ihm gemeinsam hatte, was wir, die Töchter, nie verstehen würden. Er steht in einer langen, virilen Tradition körperlichen Schmerzes.«

Cat runzelt die Stirn, scheint wirklich erstaunt. »Mir gegenüber erwähnt er den Rand der Gesellschaft nicht.

Ebenso wenig die Schläge.« Cas sieht, wie sie denkt: Diese Version meines Bruders klingt zu sehr nach einer literarischen Konstruktion, wie eine deiner Handlungsfäden. Doch möglicherweise vertut er sich. »Für Jungen ist es etwas anderes, den Vater zu verlieren«, sagt Cat. »Ein Sohn weiß, dass er nicht kastriert ist, dafür muss er nur an sich hinunterschauen. Für Töchter …«

»Laut Freud sind wir alle kastriert?«

»Wir Frauen? Ja. Doch wir haben es verstanden, den Wunsch, einen Penis zu besitzen, durch den Wunsch zu ersetzen, schwanger zu werden.« Niemand weiß, woran Cat in diesem Moment denkt: an ein Abflusssieb voller schleimiger Haarschlieren, das man nur mit extrastarkem Chlorreiniger wieder sauber kriegt.

»Na, da haben wir ja Glück.«

»Wie dem auch sei, carry on.«

»Nun ja, was soll ich sagen«, fährt Tessel fort, »er behauptet bestimmt, dass ihm das alles vollkommen egal sei, das Erbe und so, dieses prosaische Theater. Schön bequem, einfach zu leben, wenn man nie Kompromisse schließen muss, nie die Verantwortung übernehmen. Schau mich nicht so an, du hast mir in einer SMS geschrieben, er hätte beinah einen Unfall gebaut. Du hast dir Sorgen gemacht.«

»Wenn ich ihn betrachte, dann sehe ich einfach denselben Moor wie immer«, antwortet Cat. »Den Moor, der sich vornahm, ein Jahr lang nicht zum Friseur zu gehen, weil die nervigen Alten sich dann vielleicht kahl fühlen würden oder whatever, denselben Moor …«, sie schaut kurz weg, hinauf zur Decke. »Ich denke, er arbeitet sehr hart. Er …

macht etwas durch. Geht irgendwo hindurch. Er unternimmt einen Versuch.«

»Einen Versuch?«

»Einen Versuch, ja. Und ich finde es sehr schön, ihn wiederzusehen«, sagt Cat, eine offensichtliche Beendigung dieses Teils des Gesprächs.

Der Stiefvater beugt sich ein wenig vor, ergreift das Händebündel der Schwestern und sagt, es sei sehr schön, sie wieder beisammen zu sehen, auch wenn es unter diesen Umständen sei, wirklich, sehr schön.

Um halb fünf ist es so weit. Elise erhebt sich von ihrem Stuhl, die Gespräche und das Geflüster verstummen. Nun ist es nie leicht zu versuchen, von ihrem Gesicht abzulesen, was in Elise vorgeht. Aber an diesem Tag würde nur ein Experte wie Cas die scheinbar unabhängig voneinander existierenden Details – die leicht zusammengepressten Lippen, das Wimpernzucken, das immer wieder Wegsehen – zusammenfügen und als das erkennen, was sie sind: kleine Beweisstücke für tiefe Trauer, die Art von Trauer, die man nur kennt, wenn man jemanden sehr geliebt hat, den man nie so ganz verstanden hat. Als sie aufrecht steht, scheint sie einen Moment lang nicht zu wissen, was sie tun soll. »Soll ich mitgehen?«, fragt Cas.

»Nicht nötig«, sagt sie mit einem schwachen Lächeln um die Lippen.

»Hättest du vielleicht gerne, dass ich dich begleite?«, unternimmt Moor einen Anlauf.

Sie geht langsam in Richtung Plane und verschwindet dahinter.

Das unangenehme Gefühl in Cas' Bauch: Angst. Angst davor, dass Elise, angesichts ihres Ex-Mannes, dem erstarrten, von Reue überfallen wird, genau so, wie er es während des Gedankenexperiments, das sie einst in Rocroi diskutierten, befürchtet hatte; schreckliche Reue, weil sie länger hätte durchhalten müssen, weil das besser für die Kinder gewesen wäre, zerbrochene Familien ziehen zerbrochene Familien nach sich und so weiter. Ein Schauder fährt seine Wirbelsäule entlang, sein Blick verschleiert sich. Derartige Überlegungen verwirren ihn immer kurz, als hätte er einen Blick durch ein verbotenes Fenster geworfen.

»Alles okay, Cas?«

Tessel erscheint in seinem feuchten Blickfeld, sie verflüssigt sich und nimmt dann wieder feste Formen an. »'türlich, Kind. Übrigens«, er räuspert sich, »was ist genau am Montag geplant? Sonst vergessen wir das möglicherweise.«

Mit gedämpfter Stimme liest Tessel von einem Blatt das Programm vor: um halb zwölf auf dem Friedhof Zorgvlied, eine Stunde Trauerfeier, in engem Kreis, in der marmornen Halle, dann ein Empfang im Nebenraum, anschließend vielleicht ein gemeinsames Essen.

»Und wer wird eine Rede halten? Wer möchte?«

»Ein alter Freund von Oskar aus den Sechzigerjahren rief mich an, Wiek. Den Namen kannte ich. Erscheint mir passend. Und wir müssen noch darüber reden, wer von uns das Wort ergreift. Ich weiß nicht, ob ich dazu schon bereit bin, aber wenn niemand möchte …«

Cas fragt, ob sie mit vielen Trauergästen rechne.

»Ich habe diesen Wiek gebeten, in seiner Erinnerung nach Bekannten von früher zu kramen. Vielleicht sollten wir die Abonnentenkartei des *Bohemenboten* mal abstauben, du weißt, die Zeitung, die wir früher gemacht haben, Cat, Moor und ich. Kleiner Scherz. Wir hätten das besser vorbereiten müssen.«

»Vergesslichkeit ist normal«, sagt Cas. »Das ging mir auch so, als meine Eltern gestorben sind. Die Trauer blockiert dich. Und wenn du mich fragst, ich denke nicht, dass es Oskar sonderlich interessiert hätte, wer zu seiner Beerdigung kommt. *Petit comité* erscheint mir passend.« Ein schräger Blick zu Moor, der in der Küche steht, zum Glück außer Hörweite.

»Hey, Tes.« Cat steht auf und setzt sich wieder hin. Cas fragt, was sie sagen will, doch sie schweigt. Ihr Blick wandert durchs Zimmer und gelangt zu Moor. »Moor hat sich auch etwas ausgedacht. Eine Art Alternative.«

Tessel: »Was meinst du damit?«

»Eine Alternative, für Montag.«

»Sorry, aber ich verstehe wirklich nicht, was du meinst.«

»Ich weiß nicht, wann er damit rausrücken wollte. Aber, ja, bald ist es zu spät. Er möchte, glaube ich, etwas anderes. Es ist gut gemeint.«

Cas ist überzeugt, dass Moor auf dieses Szenario spekuliert hat, dass seine kleine Schwester die Ungewissheit nicht mehr aushalten und sein Vorhaben ausplaudern würde, sodass der große Bruder automatisch in die Rolle des Piraten geraten würde.

Tessel: »Moor?«

Er dreht sich augenblicklich um, als wüsste er genau, worum es geht, ein Lausejunge, der schon seit Stunden auf seinen Tadel wartet.

»Was gibt's?«

»Vielleicht wäre es nicht schlecht«, sagt Cat, »wenn du kurz erzählst, was du mit den Leuten in Lisse besprochen hast.«

»Mimi und Kees Bal.« Noch ehe ihn jemand fragen kann, wer das ist, fasst er seinen »Plan« für alle zusammen: dass er ein anderes Krematorium organisiert habe, in Lisse, naturnah, auf diese Weise könne man die Leute aus dem Filmgeschäft, ein wenig fellinimäßig oder so, in die Irre führen, indem man den Leichenwagen nicht nach Amsterdam, sondern nach Lisse abbiegen lässt, dafür müsse man nur eine andere Adresse ins Navi eingeben, in Lisse stünde dann alles bereit. Okay, möglicherweise wären die Friedhofsangestellten von Zorgvlied nicht gerade begeistert, aber am Ende würde es auch ihnen sicher in den Kram passen, denn sie hätten weniger Arbeit, und möglicherweise, wer wisse das schon, begrüßten sie eine solche unvermittelte Änderung philosophisch betrachtet ja, denn sie seien doch auch Menschen aus Fleisch und Blut, und außerdem würden sie, wenn sie wirklich darauf bestünden, auf jeden Fall bezahlt werden. Moor wäre der Erste, der zugibt, nicht auf alle Einzelheiten geachtet zu haben, doch welche Probleme könne es denn geben? »Wir sollten uns vor allem auf das konzentrieren, was möglich ist«, beendet er seine Ausführungen. »Das ist doch eine viel bessere Einstellung.«

Die Plane knarzt, Elises verdutztes Gesicht erscheint, das vom Weinen leicht aufgedunsen ist. Henk-Maarten, inzwischen wieder nach unten gekommen, macht sich daran, den Tisch abzuräumen.

»Ich …«, hebt Tessel an. »Du bist tatsächlich zu diesen Leuten …«

»Moor.« Einer von Cas' seltenen Tadeln. »Die Sache ist ganz einfach. Du wirst das absagen. Du wirst die Leute anrufen und sagen, du hättest dich vertan. Wenn sie finanziell entschädigt werden wollen, übernehme ich das.« Er hat gesprochen, und sein Kopf ist noch dran.

»Schon klar, das ist natürlich wieder alles, woran du denkst.«

»Okay, abgehakt«, sagt Elise. »Moor, du rufst die Leute sofort an, und danach will ich nichts mehr darüber hören.«

Moor nickt. Der Pirat kapituliert. Ein Glitzern in seinen Augen. Ein letzter Akt des Widerstands: »Aber dann will ich am Montag die Rede halten.«

Cas' Gedanken sind schneller als Fragen von gutem Geschmack oder Anständigkeit – vielleicht versagt Moor ja, vielleicht stottert er nur herum oder begeht einen Fauxpas, und alle im Saal wundern sich über seine Sturheit, seine hemmungslose Wut, seinen deplatzierten Stolz. Alle, sogar Elise. Cas fragt, was er denn sagen wolle.

»Keine Ahnung, was ich sagen werde. Nichts, was ich nicht meine. Und was geht dich das an?«

»Dann sprichst du im Namen der Kinder?«, fragt Elise.

»Niemand hält dich davon ab«, sagt Tessel. »Aber … Nein, du machst das bestimmt gut. Und ja, ein Kind, das spricht, scheint mir genug zu sein. Cat?«

Cat schüttelt den Kopf.

»Okay, ich storniere das Ganze.« Moor geht in Richtung Flur. In der Tür bleibt er stehen. »Und was ist mit den Kleidern? Ich sollte für die Kleider sorgen. Wir werden ihn doch nicht etwa in dieser Rotarier-Uniform einäschern?«

Tessel: »Besser in seinen eigenen Sachen als in Kleidern, die er noch nie gesehen hat, oder?«

Zustimmendes Murmeln am Tisch.

»Und was ist mit dir?« Moors Stimme hat etwas Verletzliches bekommen. »Du solltest doch das Teil von Vera Wang tragen? Das hatten wir doch verabredet.«

»Das haben wir verabredet, und folglich machen wir das so.«

Moors Gesicht hellt sich auf. Dann verschwindet er im Flur.

»Herrgott im Himmel«, entschlüpft es Cas.

»Er tut auch nur sein Bestes. Wir gehen alle anders damit um.«

»Mama.«

»Tessel, du weißt, die beiden hatten ein kompliziertes Verhältnis. Nicht verwunderlich, dass er jetzt auf eine komplizierte Weise trauert. Nehmt ein wenig Rücksicht auf ihn.«

»Wie sollen wir, in Gottes Namen, ein solches Erbe, das Haus, unser altes Haus … wie sollen wir das machen, wir sind so …« Tessel weint nicht, sie schluchzt, es ist ein rotziger Schluchzer, ein einziger. Danach setzt sie sich hin.

»Jemand Kaffee?« Henk-Maarten mit seinem nächsten entschiedenen Versuch, den Nachmittag zurück in die Bahnen holländischer Zivilisation zu lenken: Kaffee, Kuchen, Quatschen.

Die Flurtür öffnet sich wieder. Moor. »Da ist jemand an der Tür. Für dich, Cat.«

Lebensentscheidungen

Cat und ihre alte Schulfreundin Judith – damals Juu, Juu die Stille, die vor jeder mündlichen Kontrolle der Hausaufgaben flüsterte, sie habe nicht gelernt, Juu mit ihren Einsen und Zweien – gehen von Tes' Haus in Richtung Vesting, an der Festungsmauer entlang, am Kanal, eine festgemachte Schaluppe schaukelt auf dem Wasser, vor Schlick glänzend. In der Ferne quengelt ein Kind, das Gejammere wird vom Wind herbeigetragen, unverständlich, ob es irgendwas unbedingt will oder unter keiner Bedingung.

»Alles okay?«, fragt Judith vor sich hin sprechend. Sie schreitet entschlossen, wie jemand, die ihre Minuten zählt. »Mit dir? Euch. Der Familie. Nein, warte, erst einen Kaffee.«

Sie lächeln einander zu. Sie haben sich seit Jahren nicht gesehen. Cat benötigte nur eine Sekunde, um die sich andeutenden Linien in Juus Gesicht zu entdecken, die leicht hängenden Augenlider, Craquelé um die Mundwinkel, wie sich ihre Haut am Hals faltet, in dünnen Röllchen. Und das Lustige ist, dass Cat sicher weiß, dass Juu das Gleiche sehen würde, wenn sie sie genauer betrachten würde. Sie teilen nicht nur die Jahre miteinander, die sie im selben Klassenraum verbrachten, sondern auch die danach, als sie erwachsen waren, als sie vollkommen getrennte Leben lebten, als sie im Spiegel sahen, wie sie sich veränderten, und lernten, sich bewusst zu machen, wie viel Glück sie hatten. Sie gehen durch die Utrechtse Poort, ihre Schritte klingen hohl und entstellt, kaum menschlich. In einem ruhigen, dunklen Café in Vesting, wo unbestimmte Jazzmusik läuft, zu ätherisch, um störend zu sein, starrt Cat lange auf die Karte mit den vielen Kaffeesorten. Auf eine vollkommen natürliche, vielleicht sogar mütterliche Weise übernimmt Juu das Bestellen, zwei Grande Latte, mit Hafermilch, weil besser für die Umwelt. Gott, ja, Juu ist natürlich Mutter, fällt Cat ein – sie hat die Kinderfotos vor Jahren auf Facebook gesehen, samt der Likes ihrer früheren Mitschüler, die Herzchen schickten, gereckte Daumen, vor Glück weinende Emojis, und schwach erinnert sie sich an einen schockierenden Post, in dem es um eine Plazenta ging, hatte Judith die nicht in einen Smoothie getan oder so? Und wie hieß das Kind auch noch. Ein altmodischer, niederländischer Name mit a. Maarten. Aar?

»Sie fragt dich was«, sagt Juu und deutet auf die Dame mit der flotten grauen Joan-Baez-Frisur an der Kasse. Die Frau wiederholt ihre Frage – ob sie mit Tessel verwandt sei, sie sehe ihr so ähnlich. Stammkundin, deshalb. »Ganz schlimm, was passiert ist«, sagt die Frau, die eine nach Butter riechende, perfekt muschelförmige Minimadeleine dazulegt. Geht aufs Haus, mit einem Augenzwinkern. »Bestell ihr bitte schöne Grüße.«

»Zum Glück hat er nicht leiden müssen«, sagt Cat, quasi als Dank.

Sie entscheiden sich für eine Bank, es ist ein schöner Tag mit schüchternen Wolken und einer blutroten Sonne. Es ist Samstag – SUVs werden mit kleinen Hockeyspielern beladen, Eltern geben den Verkehrspolizisten und dirigieren: du nach vorne, ihr nach hinten, und nicht zanken. »Es geht so«, sagt Cat nach dem ersten Schluck. »Aber es ist, nun ja, heftig. So plötzlich. Und ja, alte Muster. Wieder hochgekommen durch Testamentstheater.« Frag bitte nicht weiter. »Guter Kaffee.« Sie reicht ihre Madeleine an Juu weiter.

»Muster?« Die Madeleine verschwindet in ihrem Mund.

»Moor, der wütend auf Cas ist, Tessel, die findet, dass Moor sich verantwortungslos benimmt. Moor und Tessel, die mich für einen lucky Luftikus halten.« Ist da was dran, sie als die Ungebundene, der Satellit? Cat ist nicht einmal eine Minute am Sarg ihres Vater geblieben, sich über das ihm so gerade nicht ähnelnde, wächserne Gesicht wundernd. Warum hat er ausgerechnet ihr das Amt der Testamentsvollstreckerin aufgehalst? »Tessel hat vieles geregelt. Das ist schön.« Als sie bemerkt, dass ihre Freundin eine Frage stellen möchte, sagt sie: »Montag. Die Einäscherung ist am Montag. Wieder eine Hürde. Im Prozess. Moor wird sprechen.«

»Fändest du es schön, wenn ich auch käme?«

»Wie lieb von dir.« Das ist keine Antwort, und das weiß Cat. Sie hat keine Ahnung, was sie *schön* fände. Vielleicht wäre es schön, wenn niemand sie fragen würde, was sie *schön* findet, wenn alle einfach täten, was sie wollen.

Judith hatte die Todesanzeige gesehen, erzählt sie, sie suchte nach Familienangehörigen, schickte Cat ein paar Nachrichten über Facebook, nahm dann Kontakt zu Tessels Verlag auf, die Dame in der Telefonzentrale verplapperte sich und sagte, sie könne einen Brief »nach Naarden« weiterschicken, daraufhin sah Juu im digitalen Telefonbuch von Naarden nach. Mütter sind gute Detektive.

In diesem Moment wird Cat bewusst, dass Judith nie versucht hätte, Verbindung mit ihr aufzunehmen, wenn ihr Vater nicht gestorben wäre. Doch sie hat keine Ahnung, was sie mit diesem Wissen anfangen soll. Sie nickt gähnend.

»Jetlag?«

»Hab ständig das Gefühl, kacken zu müssen.« Für ihr Gefühl hat sie diesen Satz nur gedacht, doch sie kann es nicht ändern: er ist gesagt. »Sehr unangenehm«, fügt sie hinzu, um ihm ein wenig Würde zu geben. »Kann auch die Trauer sein.«

Juus Mund erstarrt, für einen kurzen Moment nur, dann nickt sie ernst. »Wo schläfst du?«

»Bei Moor. Der wohnt ...« Sie überlegt hin und her. »... draußen. Auch nicht schlecht. Besser als in einem Hotel.«

»Wenn du willst, kannst du auch bei uns schlafen, bei mir und Tom. Nur für den Übergang, bis Montag. Wenn du Schlaf nachholen willst. Wir haben ein Gästezimmer.«

Cat bemerkt, dass zwei unterschiedliche Brisen wehen, eine warme und eine frische, zwei subtile Ströme, als ob sie einander verfolgten. »Das ist lieb.« Ein Anfall grenzenloser Müdigkeit, sie spürt, wie das Blut aus ihrem Gesicht strömt, als würde sie leergesogen. Kurz umgeben sein von Außenstehenden, von Menschen, deren Leben einfach weitergeht, anstatt von Menschen, die nur sagen, das Leben gehe weiter. Und eine Weile nicht an die Erbschaft denken, an das Verteilen der Vergangenheit. Sie murmelt eine Entschuldigung. Wo wohnte Juu gleich noch?

»Amersfoort. Es ist wirklich unmöglich, ein Haus in der Stadt zu finden. Und wir hatten uns voll und ganz auf Kaufen eingerichtet. Lebensentscheidungen, Lebensentscheidungen.«

»Vielleicht ist es ja erholsam, einfach mal zwei Nächte gut schlafen.«

»Du bist herzlich willkommen.«

»Das ist lieb«, wiederholt sie.

»Ich möchte dich natürlich allerhand fragen, aber du musst sagen, was du willst. Ich meine: Manchmal kann es helfen zu reden und manchmal gerade nicht. Tom meint, ich rede zu viel, nun ja, ich finde, er redet zu wenig.«

»Worüber reden? Was meinst du?«

»Wusstest du, dass ich früher immer ein wenig Angst davor hatte, dich zu Hause anzurufen? Dein Vater hätte rangehen können. Wenn ich ihn dann am Apparat hatte, überkam mich jedes Mal das Gefühl, zur falschen Zeit anzurufen. Zum Glück hattest du dann irgendwann ein Handy. Die Kinder heutzutage, das ist echt unglaublich, der Sohn von Freunden hat vor Kurzem sein erstes bekommen, mit fünf Jahren. Aart hat erst seit einem Jahr eins.«

Aart, so hieß er also, ein altholländischer Allerweltsname. Ein langes Schweigen, weniger friedliebend als erwartungsvoll. Es dauert eine Weile, bis Cat begreift, dass Juu möglicherweise auf eine Antwort wartet, doch sie schafft es nicht, etwas zu sagen.

»Was ich mich immer schon gefragt habe …«, hebt Juu an.

Die hohe Stimme, die übertriebene Beiläufigkeit lässt vermuten, dass dies die wichtigste Frage ist, die sie heute loswerden will. »Ja?«

»Nun ja, wie funktioniert das genau? Lebensentscheidungen. Sind es Entscheidungen? Was ich sagen will, also, wir waren beide gut in der Schule. Gleich gut, mehr oder weniger.«

»Wenn du mich fragst, dann hattest du sogar bessere Noten als ich.« Allerdings hatte sie *nie gelernt*. Nicht erwähnen. Dafür ist sie zu alt. Wirklich zu alt.

Juu nickt, offensichtlich stimmt sie zu, was Cat wiederum ärgert. So viel besser war Juu nun auch wieder nicht, es ging um Zehntel hinter dem Komma. »Und dennoch«, fährt die frühere Schulfreundin fort, »wohne ich in Amersfoort und du in New York. Nicht, dass ich unbedingt tauschen würde, ich weiß nicht einmal, wie das Leben dort ist, aber manchmal frage ich mich einfach, wie es kommt, dass die eine Mitschülerin ein PhD in New York absolviert, eine andere gründet eine Familie, und wieder jemand anderes kriegt im Leben nichts gebacken.«

»Wer kriegt nichts gebacken?«

»Jorrit. Psychotisch. Aber auch mit Suzan und Robby, um nur ein paar Namen zu nennen, geht es … nun ja … so so. Suus treffe ich ab und zu, dann trinken wir einen Kaffee, sie wohnt auch in Amersfoort. Sie steckt gerade in einer Privatinsolvenz, ein bürokratischer Prozess, aus dem man nicht einfach rauskommt, schrecklich. Robby habe ich neulich am Bahnhof getroffen. Er nennt sich jetzt übrigens Rob. Blass, fix und fertig. Auf dem Weg zu seinem Bewährungshelfer. Rob hatte noch bessere Noten als wir. Tja, gute Noten sind natürlich keine Garantie, das sagt Tom auch immer, aber sie waren damals das Einzige, woran wir uns messen konnten.«

Warum es geschieht, weiß sie nicht, es ist keine logisch folgerichtige Erinnerung, keine Antwort auf Juus Herzenserguss. Der Vorfall, an den sie denken muss, ereignete sich Jahre, bevor sie ihre erste Bewerbung nach Amerika abschickte. Eine Erinnerung an ein hartes, aber wichtiges Gespräch mit ihrem Vater. Sie war damals achtzehn.

Sie war auf dem Heimweg, mit dem Rad, es war noch früh an diesem klaren Morgen, kaum jemand war auf der Straße, der Müll war noch nicht abgeholt worden und verströmte den süßsauren Geruch von Verwesung. Blass und mit pochenden Schläfen zickzackte sie über den Asphalt, in der Nacht davor hatte sie fürchterlich gebechert. Die Abiturprüfungen lagen hinter ihr, so wie alle ihre Mitschüler erfüllte sie ein rauschhafter Jubel, fast jeden Abend gingen Judith und sie auf die Piste. Irgendwo in diesem Zeitvakuum, am vorigen Abend, machten sie bei Moor Station, der allein in einem an einem Innenhof gelegenen Haus im Jordan wohnte. Sie aßen eine Dr.-Oetker-Pizza, die immerhin zu fünfundneunzig Prozent aufgetaut war, und gingen in eine Kneipe, wo ein neuer Freund ihres Bruders hinter der Theke stand, ein gewisser Henk, der wegen seiner Liebe zu seinem Beruf als Barmann den Spitznamen Henk the Tank bekommen hatte. Jedes Mal, wenn das Gespräch zwischen Moor und Cat verstummte, stellte ihnen the Tank ein Herrengedeck hin. Sollte sie ihm von ihren Amerikaplänen berichten oder nicht? Zuerst einen Bachelor in den Niederlanden machen, vielleicht zwei, mit sehr guten Noten, vielen außerlehrplanmäßigen Aktivitäten, dann hätte sie in einigen Jahren möglicherweise eine Chance. Sie fürchtete, er könnte ihre Absichten als größenwahnsinnig verurteilen, als Prinzessinnenprahlerei. Und Moor hatte keine gute Laune. Er sei vor Kurzem als Saaldiener im Concertgebouw entlassen worden, berichtete er, nicht nur, weil er sich weigerte, sich zu rasieren, sondern auch, weil er mitten in der Nacht im Brunnen des Museumpleins nackt gebadet hatte. Als vorbeikommende Polizisten ihn fragten, was *wir* da machten, habe er, immer noch pudelnackt und mit kleinen Säuferaugen, einfach geantwortet: kraulen. Da Cat kaum etwas sagte, referierte Moor lustlos über Bodhidharma, der gesagt habe, das Leben sei nur dann unverständlich, wenn man versuche, es zu verstehen, und dass Wollen die Wurzel allen Leidens sei. Der Rest des Abends verschwand in einem undurchdringlichen Nebel. Sie schwankten durch eine Gasse. Plötzlich war da das grelle Licht einer Laterne. Dann befanden sie sich in Moors Wohnung. Irgendwann lag sie auf Knien vor seiner Toilette, sie hielt sich mit beiden Händen fest und übergab sich immer wieder in großen Schwallen, schließlich Galle, so brüsk erbrochen, dass ihre Kiefer schmerzten. Am nächsten Morgen, unterwegs mit dem Fahrrad, gelang es Cat mit Müh und Not, den Weg nach Hause zu finden. Behutsam öffnete sie die Tür und hoffte, dass ihr Vater sie nicht hörte. Alles schien gut. Doch als sie ins erste Stockwerk schleichen wollte, tauchte ihr Vater oben an der Treppe auf. Er befahl ihr, sich an den Tisch zu setzen. Papa, flehte sie, bitte, nicht jetzt.

Ihr Vater blieb unerbittlich, und sie gehorchte. Als er die Küche verließ, ließ sie erschöpft den Kopf auf die Tischplatte sinken. In großer Ferne ertönte Brummen und Piepen, langgestreckte Geräusche. Sie öffnete die Augen. Vor ihrer Nase lagen die ausgedruckten Infobroschüren und Zulassungsregeln von mindestens fünf berühmten amerikanischen Universitäten.

»Nicht jetzt«, knurrte sie.

»Gerade jetzt«, knurrte er lauter zurück, sich mit beiden Händen auf den Tisch stützend. »All die andern Idioten besaufen sich gerade, das große Zeitverschwenden hat begonnen.«

Ein Vorsprung? Woher wusste er von ihren Plänen?

»Du hast neulich gefragt, wie du bei so einer Bewerbung vorgehen musst. Da ist es doch offensichtlich.«

»Und? Wie sollte ich vorgehen?« Sie habe nicht den Hauch einer Chance, wenn sie sich bereits jetzt bewerbe, sagte sie. Sie habe doch noch nichts vorzuweisen.

»Indem du dir einen Vorsprung verschaffst. Du weißt, was ich immer sage – ein Ja ist hundertmal mehr wert als ein Nein. Wenn man mich dort drüben haben wollte, dann wollen sie dich auf jeden Fall. Du kannst mehr. Du bist …«

Sie fragte ihn – ein leicht durchschaubares Ablenkungsmanöver –, warum er nie von seiner Zeit in Amerika erzählte. Er präsentierte seine übliche Nicht-Antwort: Nur Menschen, die damals dort gelebt hätten, könnten ihn verstehen, ein Zirkelschluss, der aus jedem Menschen eine Insel machte und jedes Gespräch im Keim erstickte. Er forderte sie auf zu schätzen, wie viele Mitschüler sich in diesem Moment wohl mit den Unterlagen beschäftigten. Keiner. Da war sie sich sicher. Absolut niemand.

»So sieht ein Vorsprung aus«, sagte er. »Indem man vorausschaut, wenn es sonst niemand tut.« Er füllte zwei große Becher mit starkem Kaffee, schon der Geruch hatte eine abführende Wirkung. Ihr Bauch grummelte und ächzte.

Oskar stellte einen Becher vor ihr hin, bittere Dämpfe. »Später wirst du dir in schwierigen Momenten denken: Wenn ich mich damals, mit einem solchen Kater, denn ja, ich rieche deine Fahne bis hier, das hat dein großer Bruder wieder prima hingekriegt, wenn ich mich damals an die Arbeit machen konnte, dann kann ich es auch jetzt.« Er ging zur Küchenzeile, nahm eine Pfanne, schlug Eier auf, verquirlte sie. »Fang ruhig schon mal an.« Brutzelndes Bacon. Kurze Zeit später schob er einen Teller auf den Tisch, er hatte mindestens vier, fünf Eier zubereitet. Den Rest des Morgens las sie – langsam, regelmäßig fielen ihr die Augen zu, manche Sätze musste sie mehrfach lesen –, und er blieb am Tisch sitzen, mit einer Zeitung neben sich, hin und wieder schenkte er ihr Kaffee nach. Gegen eins hatte er sie gehen lassen, sie war nach oben gestolpert, gerädert und stolz.

Bereits vor ihrem ersten Tag an der Universität von Amsterdam kannte sie die wichtigsten Voraussetzungen für die Zulassung an den Ivy-League-Universitäten. Peinliches, hyperbolisches Wissen. Sie wusste nicht alles, aber etwas. Mehr als die anderen. Und das war so geblieben. Sie hatte eifrig studiert, hart gearbeitet, sie hatte ihren Vorsprung durch Stipendien, Empfehlungsschreiben und einen hohen Studienkredit gesichert, und eines Sonntagmorgens war es so weit, diesen Vorsprung auf dreitausend Kilometer zu vergrößern. Auf dem Flughafen von Amsterdam schaute sie sich, schwer bepackt, zu ihrer Mutter um, die als Einzige gekommen war, um sie zu verabschieden. Tess und Moor waren zu sehr beschäftigt, und Oskar »war nicht gut im Abschiednehmen«. Ihre Mutter weinte, lachte, während sie weinte, und machte eine wegwerfende Geste: Achte nicht auf mich. Cat fand es nicht schlimm, dass ihr Vater nicht da war. Er war da gewesen, als es drauf ankam.

»Ich weiß es nicht«, sagt Cat zu Juu. »Ich weiß nicht, wie Leben sich auseinanderentwickeln, keine Ahnung. Das wird einem an der Uni nicht beigebracht.« Sie lächelt unbeholfen. Gerumpel, erneut eine Familienkutsche auf dem Weg zu einem Spielfeld, Hockey, Fußball. Ein Reiher, der gemächlich am Himmel von links nach rechts vorüberfliegt. »Weißt du was, Juu, vielleicht fände ich es doch sehr schön, wenn ihr Platz für mich hättet.«

Juu lächelt: »Ist es kompliziert, mit deiner Familie?«

Cat schiebt ihre rechte Hand in den linken Ärmel und nimmt ein wenig Haut zwischen zwei Finger, bereit für den Schmerz. »Ach nein«, lügt sie.

18.08.

Es ist Sonntag, der 18.08. Exakt eine Woche nachdem Oskar komplett verstummt ist, der letzte Atemzug getan wurde, das Herz seine jahrzehntelange Arbeit niedergelegt hat. Die »Herzinsuffizienz« hatte ihren Tribut gefordert, der Mensch war zu einem Körper geworden, zu einem Abdruck, zurückgelassen auf dem nach Fußbodenreiniger riechenden Boden zwischen Gate D12 und D14, angesichts eines kleinen Jungen, der eine solche Lust auf Kaubonbons hatte, dass er glaubte, explodieren zu müssen. Dieser Sonntag, eine Woche später, ist ein Regentag. Es nieselt im Lommerhorst, es hört auf, sanft zu regnen in Naarden, und es gießt in Amersfoort. In Castricum bleibt es vorerst trocken.

Um 18:08 im Lommerhorst. All die Gedanken über seinen Vater, Stunden, Wochen und Jahre von Gedanken, müssen nun in Worte gegossen werden. Es ist möglicherweise das letzte Mal, dass Menschen sich die Mühe machen, sich Oskar voll und ganz ins Bewusstsein zu rufen, bevor das Leben, das für kurze Zeit angehalten wurde, wieder weiterfließt. Moor wirft den Kleiderbügel des Wang-Kleids, das er am Nachmittag nach Naarden gebracht hat, in den Schrank unter der Spüle, zu dem Umschlag, den Cat ihm zur Aufbewahrung gegeben hat; das Testament, der Schlüssel, der wohl kein Schlüssel ist. Er klemmt den Notizblock unter den Arm und stiefelt durch den Sprühregen in Richtung Debbie. Etwa auf halber Strecke schließt er die Augen und richtet das Gesicht gen Himmel. Die winzigen Tropfen prickeln auf seiner Haut. Wie Nadeln, denkt er, wie Akupunkturnadeln aus der östlichen Heilkunde. In Debbies Wagen kritzelt er den Beginn einer Rohfassung aufs Papier, während sie Patiencen legt. Sie reicht ihm ein Glas blassgelben Sherrys und küsst ihn auf die feuchtkalte Stirn, streicht ihm durch die Haare und bohrt ihre Fingernägel vorsichtig in seine Kopfhaut, seine Lieblingszüchtigung. Als nach einigen Stunden die Rohfassung ausgearbeitet ist, gucken sie, unter einer Fleecedecke auf dem gebrauchten Ektorp-Sofa zusammengerollt, ihr amerikanisches Lieblings-*courtroom-drama*. Die Kombination aus diesem Genre und dem vierten Sherry des Abends bewirkt, dass Moor hin und wieder in vage Gerichtsfantasien hinüberdämmert, in denen er in den Zeugenstand gerufen wird und unter Strafandrohung die Wahrheit und nichts als die reine Wahrheit sagen soll.

Um 18:08, in Naarden, sitzt Tessel auf ihrem Bett, den steifen Rücken an die Wand gedrückt. Ab und zu legt sie die Hand auf das Kleid, das Moor am Nachmittag gebracht hat. Abwechselnd greift sie nach Von *Trauer zu Trost* und *Trauern für Dummies*, sie liest, unterstreicht markante Sätze über Trauerdauer und Symptome. In ihrem Moleskine notiert sie eine halbe Idee, den Fetzen einer kurzen Erzählung über eine Figur – einen Mann, nein, eine Frau –, die Papa ähnelt; sie geht zu einer Postfiliale wegen eines Päckchens, das einfach nicht kommt. Wochenlang erscheint sie täglich dort, doch stets geht sie mit leeren Händen heim. Tessel streicht alles durch. Sie legt den Siegelring mit dem Familienwappen neben die Zahnbürste, für den nächsten Tag, und verlässt das Zimmer. Auf halber Treppe, genau zwischen oben und unten, bleibt sie stehen. Unsichtbar für Henk-Maarten, der in der Küche weiter kramt, starrt sie durch die Türöffnung in den leeren Wintergarten. Der Sarg ist am Morgen von vier braven Burschen, von denen zwei Daan hießen, abgeholt worden. Die Trennplane liegt zusammengefaltet auf dem Esstisch, wie eine Militärfahne. Jetzt ist er wirklich weg, nie wieder wird sie sein Gesicht sehen, ja, auf Fotos, ja, auf Bildern. Sie schlingt die Arme um sich, die Trauer fühlt sich wie Hunger an, ein Hunger, der von innen an ihr nagt.

Um 18:08, in Amersfoort, steht Cat unter der Dusche. Sie dreht den Heißwasserhahn auf, der Dampf versetzt sie in eine leichte Trance. In der Ferne ertönt die Stimme eines Kindes, das laut verkündet, das Essen sei fast fertig. Sie wartet kurz, bis sie abgetropft ist, und rubbelt ihr Haar mit einem großen weichen Handtuch. Leicht verquollene Augen im Spiegel, zittrige Kiefer. Es ist Lunchzeit in New York. Diners, die sich mit Menschen füllen, Kaffee, der nachgeschenkt wird, Essensgerüche, die aus überheizten Küchen in enge Gassen wabern, eine Schlange vor *The Hungarian Pastry Shop*. Über dem Waschbecken steckt sie sich den Finger in den Hals, eine sehr alte Gewohnheit, sie denkt nicht darüber nach, die Handlung ist die selige

Summe des Nicht-Nachdenkens. Doch aus ihrem Magen steigt nichts auf.

Sie nimmt Moors Einäscherungskostüm aus dem Koffer, hält sich Rock und Blazer an, beide haben die richtige Größe. Sie setzt sich oben auf die Treppe und nimmt ihr Telefon zur Hand. Auf der Website des Instituts starrt sie das einzige Foto von Goldblum an, das mit dem düsteren, professoralen Blick, dem kleinen Mund, dem schwarz gefärbten, zu einem strengen Pferdeschwanz gefassten Haar. Es ist allgemein bekannt, dass Goldblum einen schrecklichen Widerwillen gegen Fristverlängerungen hat, und außerdem würde Cat dann den offiziellen Abgabetermin nicht einhalten, mit den entsprechenden Konsequenzen. Nein, sie hat es noch immer geschafft, auch wenn es sie die eine oder andere Ritalinnacht gekostet hat, sie ist eine, die es schafft. Ihr Zeigefinger bewegt sich zu den Kontakten, zum A von Aidin. Unten jammert Aart, die Sportschau fange sehr bald an. Ich rufe sie gleich noch einmal, verspricht Judith. An der Wand, über dem Treppengeländer, hängen Familienfotos, beim Wintersport, in Kanus. Auf keinem einzigen Foto sind Judith und ihr Mann richtig beisammen, immer sind andere da, auf keinem einzigen Foto ist einer von ihnen allein zu sehen. Das A von Aidin. Sie will ihm schreiben, dass sie ihn vermisst, aber dem ist nicht so; sie vermisst jemanden, von dem sie sagen kann, dass sie ihn vermisst. Wie sie feststellt, hat sie nur noch eine Oxazepam, in der Hosentasche, halb zerbröselt. Cat schluckt sie dennoch.

Um 18:08 spazieren Elise und Cas durch einen Nadelwald bei Castricum. Die Bäume rauschen wie das Meer, das

Geräusch ist so laut, dass sie nicht hören, wenn ein Tannenzapfen auf den Boden fällt. Sie erwägt, Cas zu erzählen, dass sie Oskars Unvorhersehbarkeit, seine seltsamen Bemerkungen manchmal vermisst. Doch Cas würde das vermutlich nicht verstehen, vielleicht versteht sie es selbst nicht einmal. Sie holt tief Luft, vier Sekunden einatmen, vier Sekunden die Luft anhalten, vier Sekunden ausatmen. Sehr gut, sagt Cas, der denselben Kurs absolviert hat. Bereit für morgen?, fragt er, wobei er den Arm um ihre Schulter legt und sie an sich drückt. Trauerfeiern können sehr schön sein, sagt er.

1989 fuhr sie mit Oskar zu einem Begräbnis nach Brabant. Nicht das seines Vaters, nicht das seiner Mutter, sie waren 1987 kurz nacheinander verstorben. Und da er, wie er meinte, mit diesen Leuten »nicht viel zu tun« gehabt habe und er sich nur peinlich berührt fühlen würde, wenn Elise sähe, wo er herkam, fuhr er lieber allein. Zu der Beerdigung im Jahr 1989 wollte er sich nicht äußern, er sagte nicht einmal, wer gestorben war. Aber sie musste auf jeden Fall mit.

»Warum?«

»Bitte.«

»Aber warum?«

»Ich trau mich nicht alleine«, sagte Oskar mit abgewandtem Gesicht.

Sie organisierte die Kinderbetreuung, und dann fuhren sie los, in Richtung Süden. Städte schrumpften und verblassten, Wiesen erstreckten sich, hier und da erhob sich ein Hügel. Sie fragte ihn, ob er ihr sein Elternhaus zeigen wolle, doch er schien sie nicht zu hören. Als sie das Radio einschaltete, machte er es wieder aus. Ohne ein Wort zu sagen, fuhren sie zu einer Kirche in Oosterhout. Sie parkten gegenüber. »Müssen wir nicht aussteigen?« Die Trauernden begaben sich in Richtung Kirche, viele Gläubige in Sonntagskleidern. Elise meinte, einige Priester zu sehen, steife weiße Krägen unter langen schwarzen Mänteln.

»Jetzt?«

»Bald.«

Die Kirchenglocken wurden geläutet, man spürte ihr Schallen im Unterleib. »Ich glaube, es geht los. He, Os, du bist ja total blass.«

»Er war der Grund, warum ich mit dem Fotografieren angefangen habe. Denke ich. Im Nachhinein.«

»Wer? Der Mann, der beerdigt wird? War er dein Lehrer?«

»Etwas Ähnliches.«

»War er ein guter Lehrer?«

»Nein, o nein, das war er nicht.« Oskar trat aufs Gaspedal, und sie rasten davon. Eine halbe Stunde später, in einem Pfannkuchenrestaurant auf dem Grebbeberg, brach er in Tränen aus und weinte, wie er es nie zuvor getan hatte, nicht beim Tod seiner Eltern, nicht bei der Geburt seiner Kinder. Es floss nur so über seine Wangen, Rotz lief ihm aus der Nase, er zitterte so sehr, dass sie ihn mit seinem Pfannkuchen füttern musste, Stück für Stück.

Elise und Cas spazieren weiter, zum Strand, wo sie die Sonne langsam im Meer versinken sehen, so langsam, dass es den Anschein hat, als könne sie nicht Abschied nehmen. Seltsamer Gedanke, sie schaut über dasselbe Meer, auf das sie und Oskar auf Texel schauten, bei ihrer Hochzeit, als alles, was nun vorbei ist, noch beginnen musste, die petrolfarbene See, nicht blau, nicht grün, aber doch sehr hell. Dasselbe Meer, jedoch nicht dasselbe Wasser. »Er hat die Kinder so lange unter seiner Fuchtel gehalten. Ich hoffe, sie können nun endlich …« Sie hört auf zu reden.

»Bei uns hat es auch eine Weile gedauert, bis wir glücklich waren.«

Sie erwidert nichts darauf.

»Sollen wir, wenn das alles hinter uns liegt, endlich nach Paris ziehen? Wie und was, das sehen wir dann. Vielleicht sollten wir es einfach tun.« Allmählich verdichtet sich das Dämmerungsblau zu Dunkelheit. Es ist Abend jetzt. Eine Umarmung, die niemand sieht.

*

Am nächsten Tag, dem Tag der Einäscherung, sitzen Pat und Joop in ihrem Lieferwagen, mit Blick auf den mit Efeu bewachsenen Wintergarten von Henk-Maarten, Clio und Tessel. Es ist ein regnerischer Montagmorgen, Tropfen klimpern auf der Karosserie. Joop klopft auf die Brust seiner Arbeitsjacke, da ist das Päckchen; er zieht eine Marlboro heraus. Pat fragt ihn, warum er nicht endlich aufhöre zu rauchen, worauf Joop erwidert, er höre jeden Tag auf, zwischen den einzelnen Zigaretten. Der Regen wird stärker, strömt über die Windschutzscheibe. Die Personen in der Ferne, im Wintergarten, beginnen zu verschwimmen. Sie wissen nicht, dass weiter hinten ein Leichenwagen in die Straße biegt.

Nichts als die Wahrheit

Die Wahrheit und nichts als die reine Wahrheit. Durch das kleine Seitenfenster des kalten, aus dem neunzehnten Jahrhundert stammenden Abtritts des Friedhofs Zorgvlied starrt Moor in den dunklen Himmel. Ein brummiger Wind jagt die Wolken vorwärts, schlägt sie auseinander und bringt sie wieder zusammen. Die Mammutbäume entlang der Zugangsallee biegen sich mit ihm. Als der Spülkasten aufgehört hat zu gurgeln, spült er noch einmal, um den Geruch zu vertreiben, den Geruch von Nervosität. Er streicht über die leinene Innentasche seines glänzend schwarzen Dries-Van-Noten-Anzugs, der von Weitem geschuppt wirkt und aus der Nähe samtweich. Seine Rede und auch den Umschlag mit dem Testament hat er dabei, wie er bemerkt. Es klopft an der Tür. Cats Stimme, ob er bald bereit sei, die Gäste warteten, die Trauerhalle werde gleich geöffnet. Er erwidert, dass das die Herrentoilette sei. Ihre Schritte werden leiser. Er streift die Ärmel hoch und lässt kaltes Wasser über seine Handgelenke fließen. Und dann, als ihm keine beschwörenden Aufschubhandlungen mehr einfallen, die ihn von seiner Rede abhalten könnten, verlässt er die Toilette.

Aus der ersten Stuhlreihe wirft er einen Blick nach hinten. Die Halle ist nicht voll, aber auch nicht leer. Die Familie ist da, natürlich. Der ewige Cas: anwesend. Deb, die neben ihm sitzt, hat zum Glück im Heim freinehmen können. Clio hat den Kopf auf Tessels Schulter gelegt, Tessel in ihrem perfekt sitzenden Vera-Wang-Kostüm, Cat in Chanel. Cats Schulfreundin, diese Judith, bei der sie nun schläft, ist auch da. Henk hat sich herausgeputzt: die Haare streng nach hinten gekämmt, ein vertikal gestreiftes Hemd mit einer horizontal gestreiften Krawatte. Maarten und Julien sind gekommen, Bekannte von Oskar, Gesichter, an die er sich von früher her erinnert, allerdings gealtert, karger, erodiert. Eine Handvoll Leute aus dem Filmgeschäft, augenscheinlich keine Schauspieler, keine bekannten jedenfalls, und noch rund zwanzig Leute, die er überhaupt nicht kennt. Und dort, dahinten im Raum, ist das wirklich, nein, ist das Yvonne? Er drückt Debbies Hand und schließt die Augen. Hör hin, lausch den Geräuschen, der Musik, die soeben eingeschaltet wurde. Er versucht, sich mit Bibers *Mysterien* in Einklang zu bringen, Elises einzigem Beitrag zum Programm. Das Leben ist ein Musikstück, spricht er in Gedanken zu sich selbst, so Alan Watts, es ist ein Musikstück, ein Tanz, mehr nicht, ein Tanz ohne Bedeutung jenseits des Tanzens selbst. Dann Stille. Die Art von Stille, die jedes Geräusch betont, ein Räuspern, ein Schlucken. Ein Mann in einem zu weiten anthrazitfarbenen Anzug, ganz offensichtlich ein Zorgvlied-Federfuchser, kündet mit sonorer Stimme an, dass nun Oskars Sohn das Wort ergreifen wird. Debbie drückt sein Handgelenk und wünscht ihm flüsternd Erfolg. Das ist er, ja, natürlich, er ist Oskars Sohn. Er sieht sich selbst aufstehen, er hört seine Füße die marmornen Bodenplatten berühren, es ist fast so, als bewegte er sich, es ist fast so, als landete er am Rednerpult.

»Es war nicht leicht zu überlegen, was ich über Oskar sagen will. Über ihn dort, meinen Vater.« Okay, kein Traumstart. »Ich habe nicht alles ausformuliert«, gibt er gleich zu. »Ich bin kein Stenograf. Aber ich spreche aus meinem Herzen, und das ist auch was wert.« Ein Schluck Wasser, ein heiserer Piepser, der irgendwo in seiner Kehle entsteht und wieder verschwindet. »Nach Ansicht der Spezialisten scheint man in einer solchen Rede betonen zu müssen, wie nett der Verstorbene war, wie gut seine guten Eigenschaften waren, wie lieb seine Liebkosungen.« Er lockert seine Krawatte ein wenig. »Keine Sorge, mir wurde gesagt, dass nachher noch ein alter Freund sprechen wird, noch aus den Sixties, der Zeit, als die Luft sauber und der Sex schmutzig war. Wenn ihr also jemanden hören wollt, der euch erzählen kann, was für ein groovy Typ unser Oskar war, ehe er uns bekam, dann kommt ihr noch auf eure Kosten.« Konzentration. Blick auf sein einziges, zerknittertes Blatt mit vielen Stichworten, einigen vollständigen Sätzen und wild verteilten Ausrufungszeichen, alles am Morgen in Debbies Wagen auf der Grundlage des Entwurfs vom Vorabend zusammengeschrieben. »Doch ich bin nicht jemand, der sich leicht davon beeinflussen lässt, was üblich oder erwünscht ist. Also fing ich an, möglicherweise ein wenig pubertär, zu brainstormen, was ich alles an Schlechtem über ihn sagen könnte, was ich ihm übelgenommen habe, was er uns, meinem Gefühl nach, angetan hat. Ja, das würde vielleicht ein vergnügliches Fernsehprogramm ergeben, aber, tja, da steht man dann, fast vierzig Jahre alt und wütend auf einen Kübel Knochen, der gleich ins Feuer geschoben wird.« Aus dem Augenwinkel nahm er ein paar besorgte Blicke wahr, von Elise, Tessel und Cas. Ein leises Rauschen in seinen Ohren. »Dann wurde mir bewusst, dass es in einer solchen Rede nicht um den geht, der sie hält. Es geht auch nicht um die Zuhörer, sondern es geht einzig und allein um die Person, die sie nicht mehr hören kann.« Mit dem rechten Zeigefinger schiebt er den obersten Knopf seines Sakkos aus dem Knopfloch, die Frontpartien gleiten auseinander. »Von einer Trauerrede hätte Oskar, wie ich denke, nicht viel mehr erwartet, als dass sie ›kein vollkommener Bockmist‹ ist.« Ein schräger Blick in den Saal, zustimmende Begräbnisblicke, die ausdrücken sollen: Das erkennen wir wieder, wir haben ihn auch gekannt. »Nun gut, die kürzeste Version dieser ehrlichen Geschichte lautet: Er und ich, wir hatten kein einfaches Verhältnis. So wie manche Väter, habe ich gehört, ihre Kinder betrachten und denken: Ich bin überhaupt nicht in der Lage, euer Vater zu sein, so betrachtete ich Oskar und dachte: Ich bin überhaupt nicht in der Lage, dein Kind zu sein. Früher hatten wir oft Konflikte.« Will er hierüber mehr sagen? Nein, doch nicht. »In den letzten Jahren sprachen wir höchstens alle paar Monate miteinander, und das geschah nie ganz von selbst. Ach, was sag ich? Alle vier Monate einmal, vielleicht alle sechs oder acht. Und nicht selten spürte ich Enttäuschung bei ihm. Ich denke, ich habe mir selbst gesagt: Irgendwann finde ich heraus, ob das echt war, was ich fühlte, Enttäuschung. Denn es konnte ja auch an mir liegen. Es kann alles ebenso gut an mir gelegen haben.« Moor holt Luft, doch der

Sauerstoff gelangt nicht tief genug. »Er gab uns Anregungen, Tessel, Cat und mir, aber nicht auf die übliche elterliche Art. Nicht, indem er auf unsere kindliche Neugier auf die Welt, auf unsere Träume einging. Eher, indem er uns vorwärtsjagte. Ich bin überzeugt, wenn wir, seine Kinder, eine Person nennen müssten, die prägend gewesen ist dafür, wer wir geworden sind, dann würden wir ihn nennen. Nicht als Halt, wie Mama es war. Er war das Fragezeichen, das uns in Bewegung hielt, das uns miteinander verband. Wir verstanden ihn nicht. Weil wir ihn nicht verstanden, hörten wir nicht auf, Fragen zu stellen. Weil wir Fragen stellten, kamen wir vorwärts. Er war ein Rätsel, das einfach nicht gelöst werden konnte. Ist das schlimm? Nein. Um ehrlich zu sein, denke ich, dass ihm die Vorstellung, vollkommen erkannt oder verstanden zu werden, verdammt unangenehm war.« Moor drückt das Blatt, das sich aufgrund seiner feuchten Hände an den Ecken aufrollt, auf der Ablagefläche des Pults platt. »Tja, was wollte er denn? Was wollte er eigentlich?« Er sucht und findet Cats Blick. Sie schaut ihn freundlich und ruhig an, als stimme sie ihm zu, ganz gleich, was er sagt. Mit zitternden Fingern streicht er das Blatt erneut glatt. »Ich glaube, das Einzige, was er wirklich wollte, wonach er sich immer sehnte, war die Gewissheit, nie alleingelassen zu werden. Vielleicht war er deshalb so schweigsam, weil er Angst hatte, die Menschen, die ihn durch und durch kannten, würden ihn früher oder später im Stich lassen. Er durfte weggehen, auf Reisen oder um zu arbeiten. Aber andere durften das nicht, nicht straflos, nicht ohne ihn dadurch zu verraten. Nun könnte man meinen, er habe daher gerne andere besucht oder dass er es genoss, in

Gesellschaft zu sein, doch das wäre ein großer Irrtum.« Ein leises Kichern im Saal. »Doch ganz alleine sein, das konnte er auch nicht. So gesehen, hat er bekommen, was er wollte: Er ist gegangen, er hat uns zurückgelassen, bevor wir ihn zurücklassen konnten. Ja, er war allein, als er ging. Aber das werden wir alle sein. So gesehen, sind wir alle gleich, wir alle hier.« Er lässt sein Blatt kurz liegen und schaut in den Saal. »Wisst ihr, eigentlich war er in vielerlei Hinsicht noch ein Kind. Hauptsache, andere sahen, wie schwer ihm alles fiel, wie sehr er sich anstrengte, dann würde ihn schon jemand beschützen oder trösten. So verhalten sich manche Kinder. Das hätte ich gerne früher durchschaut, sagen wir, bevor ich hier gelandet bin und so. Doch vielleicht wird dieser Wunsch nicht der Wirklichkeit gerecht – ich denke, dass wir das alle mehr oder weniger wussten, es aber nicht überwinden konnten. Ich jedenfalls. Wir waren die Kinder, nicht er. Das darf man nicht umkehren.« Ein großer Schluck Wasser, das Ende in Sicht. Während er auf den Sarg schaut, schweifen seine Gedanken zu den sehnigen, kräftigen Händen seines Vaters mit ihren behaarten Rücken und den Wurstfingern, zu den Watschen, die Moor einst verabreicht wurden, den Kopf unter dem Kaltwasserhahn. Er denkt daran und beschließt, jetzt einmal einem Gefühl nachzugeben, das er in den letzten Jahren häufiger hatte, das er aber stets verdrängt, zerschlagen oder weggesoffen hat – dass es ihm eigentlich, wenn er ganz ehrlich ist, scheißegal ist, dass sein Vater ihm früher Schmerzen zugefügt hat. Ohnmacht und Widerwillen, Grund und Gegenreaktion, es interessiert ihn nicht mehr. Es ist ein ungewohntes Gefühl, das er an diesem Tag, in diesem Saal beschließt zuzulassen und das daraufhin größer wird, ihn sogar für kurze Zeit ganz einnimmt, bis es wieder verebbt, sanft und friedfertig. »Und nun stehe ich hier und sage, ich habe sehr wohl gesehen, dass er sich Mühe gab. Manchmal versuchte er zu genießen, locker zu sein, mit uns eins zu sein. Im Urlaub ging er mit uns in den Zirkus, er suchte in den Lokalzeitungen nach Unterhaltung, wir besuchten Hollywood, wo er häufig gearbeitet hatte, worüber er allerdings kaum etwas erzählte, das war seins, da ließ man die Finger von. Aber selbst dann … Es gab etwas, das ihn verfolgte. Immer, überall. Eine Art Gegengewicht. Ein *Aber*. Und wenn er etwas schön fand oder wertvoll oder berührend, dann holte dieses *Aber* ihn augenblicklich ein. Diese Aussicht ist wunderschön. *Aber* sie hat keinerlei Bedeutung. Das Familienleben ist wertvoll. *Aber* es muss auch Geld verdient werden. Die Arbeit ist schön. *Aber* vielleicht bin ich morgen arbeitslos. Deine Frau ist fantastisch. *Aber* sie könnte morgen einfach so fortgehen. Als verschaffte dieses *Aber* ihm Sicherheit, als schütze es ihn vor Enttäuschungen, vor Menschen, die Böses im Sinn hatten. Manchmal wehrte er sich und kämpfte gegen das *Aber*. *Aber*. *Aber* aufgrund des *Aber* konnte er sich nur einer Sache hingeben, wenn sie vorbei war, wenn er nicht mehr enttäuscht werden konnte, wenn er nicht mehr verlieren konnte, weil bereits alles verloren war. Dann war er in Sicherheit.« Ein vertrautes Schluchzen im Saal, Tessel oder Cat. Er ruckelt seine Krawatte noch ein wenig lockerer und klammert sich an das Pult; seine Knöchel färben sich weiß. Er ist bei seinen letzten Sätzen angelangt, den letzten Textbrocken. »Ich werde ihn nicht in Erinnerung rufen, ich werde keine Aktivitäten aufzählen.

Er wusste mehr über die Vergangenheit als ich. Sein Terrain. Er bewahrte alles auf. Fotos, Terminkalender. Wenn er etwas nachsehen wollte, dann war das möglich. Es gab immer einen Weg zurück. Und sehr lange blieb das auch so. Bis heute. Heute ist ein Weg an sein Ende gekommen. Und jetzt ist er nirgendwo mehr. Jetzt ist er überall.« Von der Seite her wirft Moor einen Blick auf den Sarg, der vor seinem inneren Auge wie in einem rückwärts laufenden Film auseinandergeschraubt und mit Lastwagen zurück zu den Waldarbeitern in den Niederlanden, Deutschland, Belgien oder Luxemburg gebracht wird, die aus den Einzelteilen Bäume basteln. Und er sieht den auf dem Flughafenboden liegenden Oskar, der aufsteht und den Zug nach Hause nimmt, seinen Koffer leert, die Hemden in den Schrank hängt, die Unterhosen in die Schublade legt, das Rasierzeug auf die dafür vorgesehene Ablage im Badezimmer stellt und zu Bett geht, bereit für die vorige Nacht. Moor hüstelt, zweimal, dreimal. Als er mit der Zunge über seine Eckzähne fährt, erinnert er sich an einen Traum, den er vor einigen Tagen hatte: Er war auf Oskars Begräbnis, und ihm fielen alle Zähne aus dem Mund. Sein Blick wandert erneut zum Sarg. Mit derselben Verwunderung wie jener, mit der sein Vater ihn einst, vor all den vielen Jahren, zum ersten Mal betrachtet hatte, so betrachtet Moor nun den Sarg seines Vaters zum letzten Mal, jetzt, in dieser Trauerhalle. Der Anblick entlockt ihm fast den Seufzer »Ich habe keinen Vater mehr«, doch er beherrscht sich, er wird sich beherrschen. Während sein Vater ihn mit einem einfachen »Hallo« begrüßt hatte, beendet Moor seine Rede mit »Alles Gute, fremder, fremder Mann, den ich Papa nenne.« Erschöpft von der geleisteten Arbeit wankt er zurück zu seinem Klappstuhl, nicht wissend, dass ihn am Nachmittag noch eine Überraschung erwartet.

Eine halbe Stunde später steht Moor, inzwischen wieder etwas erholt und noch leicht glühend von seiner Rede, im Empfangsraum des Friedhofs in einer Viererreihe zwischen seinen Schwestern. Die Reihenfolge wurde nicht besprochen, und so steht Elise am Beginn der Gruppe und nimmt die Hände der Besucher als Erste entgegen. Es sind vor allem alte Hände, Leberflecken, faltig-weiche Haut. Vielen Dank, Nicken, vielen Dank, es kam von Herzen, zum Glück hat er nicht gelitten. Heute Abend gemütlich abhängen mit Deb, stellt Moor sich vor, erschöpft in ihren Armen einschlafen. Doch wenige Minuten später spürt er eine Hand, die er sehr gut kennt, vor der er sich fürchtete, seit er vor einer Stunde seine Blicke durch den Saal schweifen ließ und eine wohlbekannte Silhouette bemerkte. Wie von selbst macht er einen Schritt nach hinten, aus der Reihe heraus; Cat und Tessel, die Guten, füllen die entstandene Lücke augenblicklich. Sie folgt ihm. Yvonne. Y.

Was für ein hübsches Kostüm sie trägt, dreiteilig und aus schwarzer Wolle, darunter eine weiße Seidenbluse mit weiten Ärmeln. Es war Y., die einst Moors Interesse an exklusiver Kleidung weckte, Kleidung, die sie in Kleiderkammern und Secondhandläden fand, sie hatte einen Blick dafür, den sie von ihrer Mutter hatte. Prä-Y. trug Moor vor allem Kleider mit einem maximalen Verhüllungsgrad, weite Jeans und Schlabberpullover. Sie brachte ihre Sachen regelmäßig in die Reinigung, denn wenn man gut für seine

Kleidung sorge, dann sorge die Kleidung auch gut für dich. Oft holte er die Sachen dann ab, denn sie hatte Stress-Stress-Stress. Er kam ins Gespräch mit dem Eigentümer – monatelang sprachen sie über Spieler von Ajax und Obdachlose, über Frühling und Belästigung. Irgendwann nahm der Mann Moor ins Vertrauen und berichtete verwundert über all die Typen, die Hunderte Euros für ein Sakko mit lila Fischgrätstreifen ausgäben, das sie dann vergäßen, aus der Reinigung abzuholen. Dort hinten liege für ein paar tausend Euro verwaiste Kleidung, sagte der nach Textilkleber und Schuhcreme riechende Mann von der Reinigung, ein angenehmer, ehrlicher Geruch. Moor lehnte sich über den Verkaufstresen und hatte eine Idee.

»Geben wir einander jetzt die Hand? Ich habe die Anzeige gesehen und deine Mutter angerufen. Du hättest mich ruhig einladen können. Ich bin nicht radioaktiv.«

Unwillkürlich atmet er tief ein, in der Hoffnung, dass sie die paar Kilo, die sich um sein Becken herum abgelagert haben, nicht bemerkt.

»He.« Sie legt eine Hand auf seinen Unterarm. »Gut gemacht.«

Er stößt einen verdutzten, zittrigen Seufzer aus.

»Im Ernst. Schön gesprochen. Ehrlich. Erwachsen. Du hast es geschafft. Ich bin stolz auf dich.«

Noch ehe er weiß, was er antworten soll, stockt sein Atem. »Ziemlich gutes Wetter, oder«, sagt er mit einer sauerstoffarmen, kratzigen Stimme. »Schön, nicht?«

Sie lächelt. Subtile Krähenfüße erscheinen um ihre Augen. Bauchschmerzen, weil sich bei ihr lauter Details verändert haben, die er noch nie gesehen hat.

»Fährst du bei Regen immer noch nicht mit dem Rad?« Die Säure, nicht gut für ihre Haut.

»Machst du noch immer diese theatralischen Regenspaziergänge?«

»Touché.«

»Und das Lied, das vorhin gespielt wurde? Das ist doch von Leonard Cohen?«

»Wie geht es dir und …«

»Gut geht's«, antwortet sie. »Wir … nein, alles gut.«

»Schön.«

»Nicht alle hier wissen, dass wir nicht mehr zusammen sind. Manche kondolieren mir. Die meisten scheinen es zu wissen. Sie schauen weg, sobald sie mich sehen.«

»Das wäre nicht nötig.«

Ein Tablett mit Sauvignon Blanc kommt vorbei. Sie beherrscht sich.

»Stolz. Wirklich?«

Sie fährt mit der Handfläche über den Ärmel, streichelt eine Fluse weg. »Ich hoffe, es gelingt dir mit der Zeit, ihn ein wenig loszulassen.«

»Wie meinst du das?«

»Dass du ihm erlaubst, dich ein wenig loszulassen.«

»Wir haben das gut gemacht, nicht?«

Ein kurzes Verwundern, dann beruhigen sich ihre Augen schon wieder. Ihr wird klar, was er meint. »Ich denke, wir haben das gut gemacht.«

»Das finde ich eigentlich auch. Du warst … Ach, ist egal.«

Debbie stiefelt auf sie zu, in den Händen eine dicke Scheibe vom Trauerkuchen. Sie gesellt sich zu ihnen, bricht ein Stück vom Kuchen ab und bietet es zuerst Moor und dann Y. an, die dankend ablehnt, wie nur Menschen das können, die oft ein Ja zu hören bekommen: mit einem kurzen horizontalen Nicken. Sie drückt seinen Arm, sagt: »Du auch«, und geht.

»War sie das?«, fragt Debbie.

Moor nickt. »Stolz.«

Er nimmt das Kuchenstück nun doch, klappt es zusammen und steckt es sich in den Mund. »Lass uns nach Hause gehen«, sagt er kauend. »Hier passiert bestimmt nicht mehr viel. Ich hab Lust, mich an dich zu schmiegen.« Er umarmt Elise und Tessel. Seine große Schwester riecht nach saurem Schweiß. Cat ist blass, wirkt erschöpft und scheint gerade in ein Gespräch mit diesem Wiek verwickelt zu sein. Moors Hand, bereits auf dem Weg in die Innentasche, um den Umschlag hervorzuholen, verharrt auf halber Strecke. Er umarmt seine Schwester und sagt, bis bald, bis sehr bald, zu Hause.

Intermezzo

Um exakt drei Uhr, stelle ich fest, ist bereits der Nächste an der Reihe, die Bestattungsbranche ist ein Perpetuum mobile. Die Trauergäste verlassen den Empfangsraum. Während ihnen die Bäume zuwinken, die ein beinahe melodisches Wehklagen von sich geben, gehen sie auf dem knirschenden Kiesweg in Richtung des Eingangstors, dieweil ein neuer Trauerzug in die entgegengesetzte Richtung schreitet. Elise geht voran, Cat bildet das Ende der Kolonne. Cas beschleunigt seine Schritte, gleicht sie Elises Marschrhythmus an, rechts, links. Kuss auf ihre gepuderte Wange.

Die Gesellschaft ist beim Tor angelangt, dem großen, fast mythologischen Tor, das zu sagen scheint: Hierhin kommst du nicht einfach so, von hier gehst du nicht einfach so fort. Du bezahlst, wie auch immer, einen Preis. Hände werden geschüttelt, Küsschen verteilt. Cat umarmt ihre zitternde Mutter, die dabei bleibt, dass es nur an der Kälte liegt, und geht zu Judith, ihr Kombi steht an erster Stelle. Elise verabschiedet sich von Wiek, sie versprechen einander, sich demnächst einmal zu treffen. Dann führt Cas sie zum Alfa Romeo. Henk-Maarten, Clio und Tessel gehen zu ihrem Volvo, der auf dem grünen Uferstreifen steht und auf die Amstel blickt. Rechts, in der Ferne, schneidet ein Ruderboot durchs Wasser, eins-zwei-eins-zwei. Die kleinen Wellen rollen Richtung Ufer, erreichen Clios Füße aber nicht. Keiner aus der Gruppe sieht sich nach dem Schornstein um.

Im Keller liegt Oskars Körper, seine Leiche, bereit. Acht Mal benutzt Homer in seinen Werken das griechische Wort für Körper, nämlich σωμα, sōma, fünf Mal in der *Ilias* und drei Mal in der *Odyssee*, und jedes Mal bedeutet es »Leiche«. Oskar ist bereit für die Überfahrt. Homer hätte ihm jeweils eine Münze für den Fährmann Charon auf die Lider gelegt, dessen Fluss die Oberwelt von der Unterwelt trennt. Die Temperatur im Verbrennungsofen schwankt um die 1100 Grad. Von seinem Sarg, der vor etwas mehr als anderthalb Stunden aus der Trauerhalle hinabgesenkt wurde, werden die Beschläge abmontiert. Eine kleine steinerne Plakette mit einer Nummer darauf, mit der später die Asche identifiziert werden kann, wird in den Ofen gelegt. Oskar heißt nun 34201. Der Sarg wird in den Ofen geschoben. Anders als viele Menschen denken, anders auch als Moor, der sich ein höllisches Flammenmeer vorgestellt hat, gibt es keine Flammen. Das Holz lodert kurzfristig auf, woraufhin die Temperatur noch einmal um etwa einhundert Grad steigt. Es ist ein automatisierter Prozess, der von einem Mitarbeiter kontrolliert wird. Die stabilen Schuhe, die Kakihose, die sommerliche Wildlederjacke, sie verbrennen. Danach bildet sich eine orangerote Glut um Oskars Körper. Nur seine versengten, in kleine Steinbröckchen zerfallenen Knochen bleiben übrig. Die Metallklümpchen aus seinen vier plombierten Zähnen werden aus der Asche geholt und anschließend von dem Mitarbeiter brav beiseitegelegt. Die

Füllungen werden dem Landesverband der Krematorien gespendet, der den Erlös aus dem Verkauf für einen guten Zweck spenden wird, in diesem Fall für den Bau eines neuen Klettergerüsts für Kinder aus einkommensschwachen Familien in Oldenzaal. Danach werden Oskars Knochenreste mit einem Schürhaken zusammengeschoben und in der Knochenmühle fein gemahlen. Im Anschluss wird Oskar, 3,09 Kilo Staub, zusammengefegt und in eine Aschekapsel geschüttet, in die auch die Identifikationsplakette gelegt wird. In dieser Kapsel wird *er* warten, bis *er* abgeholt wird.

Das eine große Ereignis hat stattgefunden, das nächste dämmert auf. Morgen, um halb zwölf, werden die Kinder das elterliche Haus betreten, die Sachen aufteilen, Beute oder Plunder, ihre Kindheit und Jugend aufbrechen und wieder zudecken. Es wird die letzte Begegnung mit ihrem Vater sein.

Kernfamilien

Cat wacht zähneklappernd auf, danach glühen ihre Kiefer noch eine Zeit lang. Es ist 8:45 Uhr, Geräusche aus dem Erdgeschoss, Frühstück wird zubereitet und wieder weggeräumt, ein Kind holt sein klapperndes Fahrrad, eine Haustür wird geöffnet und wieder geschlossen. Vielleicht, sie ist sich nicht sicher, hat sie von diesem Mann, von Wiek geträumt, mit dem sie sich nach der Trauerfeier in dem muffigen Empfangsraum eine Weile unterhalten hat. Er hatte nett erzählt, von einer in Schutt und Asche liegenden Kleinstadt in Brabant, aus der Oskar und er stammten, über eine arme Weltstadt in der Blüte, über zugefrorene Grachten und heiße Diskussionen, über zwei Männer, die einst so gute Freunde waren, dass sie es nicht über sich brachten, auch Bekannte zu werden. Wiek hatte einen fusseligen grauen Haarschopf und freundliche, erstaunte Augen, die ausdrückten, dass auch er nicht verstand, wie sie so alt hatten werden können. Sie fragte ihn, ob er und Oskar sich öfter über die Vergangenheit, über Oosterhout, unterhalten hätten. So wenig wie möglich, erwiderte Wiek, Oskar habe die Dinge am besten verarbeitet, indem er sie nicht verarbeitete, und er habe die Probleme gelöst, indem er sie nicht löste. Welche Dinge das gewesen seien, fragte Cat. Wiek fragte, ob Oskar nie über seine Eltern gesprochen habe, über sein Kinderzimmer oder womöglich – er machte eine Pause – über seine Zeit als Helfer in der Kirche? Sie schüttelte den Kopf, wieso? Wiek nahm eine Tasse Kaffee von einem Tablett und nippte daran. Menschen zeigen, was sie zeigen wollen, sagte Wiek. Vielleicht müsse man das respektieren. Cat erwiderte, sie fingen demnächst an, das Haus aufzuräumen. Viel Kraft dafür, sagte Wiek und trank noch einen Schluck. Was sie nicht verstand – gestern nicht, und heute ebenso wenig –, war, warum dieses »Viel Kraft dafür« wie eine Warnung klang.

Cat steht auf und zieht das Bettzeug glatt. Kopfschmerzen. Kniend kramt sie in ihrem Koffer, ohne zu wissen, was sie eigentlich sucht. Auf jeden Fall nicht das Chanel-Kostüm vom Vortag, nicht die hochhackigen Schuhe, die sie aus irgendeinem Grund mit in die Niederlande geschleppt hat, nicht den mattgrauen Rollkragenpullover, nicht ihre Notizen und wissenschaftlichen Artikel, Gott verdammt, die Aufzeichnungen, der Aufsatz, Freud.

»Ich glaube, ich brauche mehr zum Anziehen«, sagt sie, unterwegs nach unten, mitten auf der Treppe.

Juu ist ihr aus der Küche entgegengekommen. »Das passt sehr gut. Ich habe heute einen freien Tag, Arbeitszeitverkürzung. Ein bisschen so wie früher, schwänzen und Klamotten gucken gehen.«

Die Vorstellung, Kleiderständer durchzusehen, etwas anzuprobieren, sich hässlich zu fühlen und sich sagen lassen zu müssen, das komme vom unschmeichelhaften Neonlicht, widerstrebt Cat zutiefst, doch eine halbe Stunde später stehen sie in einem H&M. Auf Juus Drängen hin isst sie zwischen den Regalen eine halbe Banane. Kann sie Judith vorschlagen, kurz zu einer Apotheke zu gehen, um Oxazepam zu besorgen? Oder braucht man dafür hier ein Rezept?

»Wann willst du eigentlich wieder zurück nach New York?«, fragt Judith, während sie in einer Auslage mit Handschuhen aus veganem Leder wühlt. Warum nennt man veganes Leder nicht einfach Plastik?

»Ich denke …, nun ja, keine Ahnung. Ich werde wohl so lange bleiben, wie es braucht, hier alles in Ordnung zu bringen. Morgen werden wir unser Elternhaus inspizieren. Zwei Wochen oder so? Ich kann jederzeit zurück.«

»Werdet ihr dann auch den Hausrat verteilen? Macht dir das Sorgen?«

Cat nickt. Ein sanfter Regen trommelt auf das Dach. Sie schaut nach oben, sieht aber nur eine Systemdecke.

»Das kann heftig sein. Bei einer meiner Freundinnen … Ach, nein, das hilft dir auch nicht weiter, das waren schwierige Familienverhältnisse.« Judith probiert eine bordeauxrote Puschelmütze an, die sie viel jünger und dadurch älter macht.

»Ich versuche, mich auf die Dinge zu konzentrieren, die nicht aufhören, die immer weitergehen.« Niemand weiß es, doch einer der Gründe, warum sie in New York leben kann, ist, dass der Ort, den sie einst Zuhause nannte, noch nicht völlig auseinandergefallen ist. Auch wenn die Kette unsichtbar ist und die Kettenglieder Tausende Kilometer überbrücken, der Anker hängt noch an etwas fest. Sie nimmt ihr Telefon. Die Preise für Tickets nach New York sind gestiegen, in der nächsten Woche kostet es jetzt 1300 Dollar.

Geschickt hält Judith Shirts vor Cat. Sie braucht nur eine Sekunde, um zu sehen, ob es infrage kommt, und diese besonders dicken Socken dazu, mit wollähnlichen Kunstfasern gefüttert: »Deine Füße müssen warm sein, das ist wichtig.« Fünf Minuten später sind sie wieder draußen, auf einem Platz in Amersfoort, den Cat, ihrem Gefühl nach, noch nie zuvor gesehen hat. Es riecht nach Regen, mollige Möwen schreiten in der Nähe des Imbisses umher, auf der Suche nach heruntergefallenen Pommes.

»New York«, sagt Judith. »All die Freiheit. Alle Möglichkeiten haben.«

Ja, gut, will Cat erwidern, aber du, du hast ein Zuhause. Sollte ihre Erinnerung sie nicht getrügt haben, hat Judith tatsächlich einmal einen Milchshake aus ihrer Plazenta gemacht? Wie der wohl geschmeckt hat?

Um zwei Uhr öffnet sich die Haustür, Aart kommt aus der Schule wieder, Cat und Judith hören es in der Küche, wo sie schweigend kaffeefarbenen Tee trinken und auf ein abstraktes Kunstwerk an der Wand starren, krakelige Linien, eine große rote Fläche. Aart pfeffert seinen Rucksack gegen einen Flurschrank, nachklirrendes Kristall. Sport ist ausgefallen, murmelt er zur Erklärung und lässt sich auf einen Küchenstuhl fallen, eine Handlung, mit der er eine Kettenreaktion auslöst: Automatisch steht Judith auf und holt den Kontaktgrill aus einer Schublade. Mit einem Fingernagel kratzt sie die dunkelbraune Käsekruste vom Grill und knabbert an ihr. Dann öffnet sie den Kühlschrank, um Belag herauszunehmen, gekochten Schinken und alten Gouda. Sie drückt den Grill zu und wartet mit verschränkten Armen, bis das rote Lämpchen angeht. »Sag, mein Junge, schreibst du nicht morgen eine Lateinarbeit?« Sie habe eine Idee.

Weder Aart noch Cat fragen danach. »Also meine Idee ist«, fährt sie im Ton einer Lehrerin fort, die Zuversicht verbreiten will, »dass Cat dir hilft. Beim Lernen. Tante Cat hat, wie du weißt, sehr gute Schulen besucht, in Amerika. Die besucht sie übrigens noch immer. Wirklich, sie kann dir sehr gut helfen. Ein wenig Ablenkung würde dir doch auch guttun, oder, Cat? Dann helft ihr einander.«

Aart schaut Cat entsetzt an, vielleicht sogar kühl. Dann zuckt er die Achseln, meinetwegen. Sobald ihm der Teller vorgeschoben wird, schlägt er seine Zähne in den überbackenen Toast. Das Knacken von geröstetem Brot, ein schmaler Streifen wässerigen Käses läuft an seinem Kinn entlang und tropft auf den Teller. Ein paar Minuten später holt er ein Schulbuch hervor und stottert mit fettglänzenden Lippen die Geschichte von Theseus und seinem Schiff zusammen. Jeder Satz geht mit einer deutlichen Käsefahne einher. Theseus, der athenische Held, der Schlächter des Minotaurus, lief aus dem Hafen Kretas aus. Schon früh während der Fahrt erwies sich sein Schiff als reparaturanfällig. Er beschloss, ein paar Planken zu ersetzen, ein kleiner Eingriff, der das Wesen des Schiffes nicht veränderte. Doch mit der Zeit mussten immer mehr Teile ausgetauscht werden. Da er an seinem Schiff hing, widmete Theseus den Reparaturen große Aufmerksamkeit: Jede verfaulte Planke, jeden Riemen ließ er durch ein entsprechendes Teil ersetzen, das sich vom Original nicht oder kaum unterschied. Als der athenische Hafen in Sicht kam, hatte Theseus jedes einzelne Teil des Schiffes durch ein anderes ersetzt. Die Frage war nun: Konnte man es noch als sein Schiff bezeichnen?

»Und?«, sagt Aart nach einer Weile. Cat war kurz eingedöst. Judith hatte den Teller ihres Sohnes abgewaschen und kündigt an, einkaufen zu gehen. Aus irgendeinem Grund warten Cat und Aart, bis sie weg ist. »Ist es nun noch sein Schiff oder nicht?«

»Ich denke, Sinn der Sache ist, dass du darüber nachdenkst. Einerseits ist es ein anderes Schiff, denn jedes Teil ist neu. Andererseits ist das Schiff dasselbe geblieben, denn die Idee des Schiffs ist immer noch die gleiche.«

»Die Idee des Schiffs?« Er prokelt ein verirrtes Stück Käse zwischen zwei Zähnen heraus, als entferne er eine Goldkrone. »Damit kann man nicht segeln.«

»Nein, das nicht.«

»Bist du eigentlich gut in Hausaufgaben?«

»Früher war ich das«, antwortet sie. Eine Wolke verdeckt die Sonne, in der Küche wird es dunkler.

»Vermisst du deinen Vater?«, fragt er mit abgewandtem Gesicht, zu jung für Feingefühl.

»Manchmal«, sagt sie.

»Mama hat erzählt, ihr müsst jetzt seine alten Sachen aufteilen.«

»Wir sollten uns auf das Schiff konzentrieren. Auf die Idee des Schiffs.«

Im Gästezimmer macht sie neue Berechnungen: Sieben Arbeitstage à zehn Stunden pro Tag, das hatte sie sich vorgenommen. Doch solche Tage konzentrierter Arbeit lassen sich jetzt unmöglich erzwingen. Sie wird sich die Stunden zusammensuchen müssen. Vierzehn Tage à fünf Stunden, ist das machbar? Nein, natürlich nicht, wie kommt sie in Gottes Namen auf fünf Stunden, und außerdem ist der Abgabetermin bereits in elf Tagen. Sie nimmt ihre Unterlagen aus dem Koffer und breitet sie auf dem Bett aus. Erst jetzt bemerkt sie, dass ihr USB-Stick unauffindbar ist. Wie kann das sein? Sie erinnert sich noch ganz genau daran, sie hat beim Einpacken daran gedacht ... Hat sie ihn vergessen? Wurde sie abgelenkt? Hat sie sich selbst sabotiert?

Sorgfältiger suchen. Nein, nicht in der Innentasche, nicht hinter dem Reißverschluss, mit zittrig-huschenden Fingern sucht sie, *in full panic mood*, jedes Fach und jeden Winkel des Koffers ab und dreht ihn am Ende um. Auch zwischen den Kleidern: nichts. Bibbernd sinkt sie in einer Zimmerecke zu Boden. Sie weiß, was sie in ihrem Essay sagen will, das schon, jedenfalls ungefähr.

Freud starb 1939, elf Jahre bevor das »Goldene Zeitalter der Kernfamilie« anfing, das nach Ansicht der meisten Historiker bis 1965 dauerte. Anderthalb Jahrzehnte, in denen die Zahl der Scheidungen sank, die Geburtenrate stieg und das Familienideal von Mann, Frau und 2,5 Kindern Gestalt annahm. Nichtsdestotrotz sah der österreichische Seelenarzt auf seine Weise voraus – und wie er das tat, hätte exakt die zentrale Frage in Cats Essay werden sollen –, dass es nie ein goldenes Zeitalter der Kernfamilie geben konnte. Zum Ersten aufgrund des Ödipus-Komplexes. Kinder, die ihren Eltern entweder genügen oder sie vom Thron stoßen wollen, würden im Zeitalter der Kernfamilie viel mehr Probleme machen, als es in vorhergehenden, agrarischen Epochen der Fall war, als noch mehrere Generationen zusammenlebten und Söhne auch von ihren Großvätern lernten und alle aufeinander achteten. Zudem wusste Freud, was geschieht, wenn Unbehagen verdrängt wird: Es nimmt an Stärke zu und zerstört am Ende jede Form von häuslicher Zufriedenheit. Die Kernfamilie war eine neurotische Zeitbombe. Die Explosionen begannen in den Siebzigerjahren. Paare bekamen weniger Kinder, Ideale wie Selbstverwirklichung und Individualität wurden wichtiger, der Kern zerfiel, wir atomisierten. Heute endet in den Vereinigten Staaten fast jede zweite Ehe in einer Scheidung. Während 1960 mehr als siebzig Prozent der Erwachsenen verheiratet waren, lebt heute etwa die Hälfte als Single. So weit Cats grobes Konzept. Es ist zu wenig. Sie hat keine Sekundärliteratur zur Hand, ihr Wissen reicht nicht tief genug, sie kann nicht nachlesen, was Peter Rudnytsky genau über die Bedeutung des Ödipus-Mythos gesagt hat, nämlich dass er die Grundlage für »jede Dynamik in der Kernfamilie« ist, und all die exakten Zahlen und Theorien, die sie zusammengesucht hat, befinden sich außer Reichweite. Es ist unmöglich. Und abgesehen von dem USB-Stick: Sie hat keine eigene Position, sie schaut durch ein Fernglas auf die Worte anderer. Die Idee für eine Idee für einen Essay, auf der Grundlage kann sie nicht schreiben.

Sie nimmt ihr Telefon und drückt auf Aidins Nummer. Er geht nicht ran. Ein erneuter Versuch. Wieder keine Reaktion. Als sie ihren gemeinsamen SMS-Chat öffnet, erscheinen drei Punkte, die sich blinkend von links nach rechts bewegen. Eine kurze Nachricht, dass es gerade nicht passt. Ob es dringend sei? Sie schreibt zurück, es sei dringend, sie sei Testamentsvollstreckerin. Es klingt wie eine Drohung. Er schreibt, löscht Text, schreibt, schickt schließlich: »No Dutch please.« Kurz darauf eine weitere Nachricht von ihm: »Can't do it right now xoxo.«

Nach ein paar Minuten erhebt sie sich und öffnet im Badezimmer Juus Spiegelschrank. Benzos, Betablocker, Oxazepam, *mommy's little helpers*. Sie nimmt die Döschen der Reihe nach heraus, schnuppert daran, um festzustellen, ob sie die bitteren Chemikalien riechen kann. Leider nein. Dann stellt sie alle wieder zurück und schließt die Schranktür. Sie geht hinunter und fragt Judith, die es sich mit einem Tee am Esstisch gemütlich gemacht hat, ob sie Zeit habe, sie zu ihrem Bruder zu bringen. Judith hat Zeit und steht sogleich auf. Im Auto reden sie nicht miteinander, nicht über die Schule, nicht über Cats Vater, nicht über Theseus.

Als sie bei Moor ankommen, ist sein Wagen leer.

Cat muss ihn suchen, so wie sie ihn so oft gesucht hat, beim Versteckenspielen, an Ostern, in den Ferien, viele, viele Stunden, einfach nur, weil er immer besser im Verstecken gewesen ist als sie im Finden.

»Ich habe Angst«, sagt sie, als sie ihn in Sjors' und Jorens Baumhaus gefunden hat. Auf dem Boden liegt ein Beil, inmitten von Spänen und Splittern. Sie fragt nicht danach.

Er robbt sich an sie ran, legt ihre zitternden Füße auf seinen Schoß. »Angst wovor?«

Augen auf

Das große *Danach* hat heute begonnen, die Sachen ihres Vaters werden die ihren werden. Der Himmel ist dunkel, Regen im Anmarsch, vielleicht sogar Sturm. Von der gegenüberliegenden Straßenseite aus, vor dem Rollladen der Methadonklinik, schaut Tessel zu, die Hände in den Taschen ihres North-Face-Daunenmantels. Sie kontrolliert ihre Tasche, ob sie alles dabei hat, die Schlüssel, einen Notizblock, die Klebeetiketten, auf die HM schwört. Sie fühlte sich noch so gut, am Abend nach dem Begräbnis. Sie wartete, bis Mann und Kind zu Bett gegangen waren, setzte sich an den Küchentisch und warf hin und wieder einen Blick in den leeren Wintergarten. Sie goss sich ein Glas Port ein, nahm ihr Moleskine und fing an zu schreiben. Aufblitzende Bilder von Papa – sein fadenscheiniger Morgenmantel, sein bordeauxroter Schal, die Falten rund um die Augen, die wulstigen Ringe darunter, die Furchen auf beiden Seiten der Nase. Beim dritten Glas Quinta do Crasto machte sie einen groben Entwurf für eine kurze Geschichte über den Streit zwischen einem Bruder, der kämpft, aber nicht weiß, wogegen, und einer Schwester, die flieht, aber nicht weiß, wovor. Sie probierte ein paar Namen für die beiden, doch keiner passte. Der Zusammenhang, aus dem Schreiben heraus entstanden, verschwamm rasch und kehrte danach auch nicht wieder. Gestern, und auch heute Morgen, standen die Handwerker wieder auf der Matte, das Gezeter des Schwingschleifers, das Gepoch-poch-poch des Hammers, ihre Stimmen, die durchs Haus dröhnten, über Pausenbrote, über Kreuzschlitzschrauben, manchmal sagte Pat, sie müssten leiser sein, was Joop für Unsinn hielt. Tessel schlurfte durchs Haus, beantwortete Beileidsmails, wobei sie kaum auf die Absender achtete. Heute Morgen hat sie zunächst Station in der Amsterdamer Bibliothek gemacht, wo sie als sieben- oder achtjähriges Mädchen ihre ersten Bücher ausgeliehen hat. Die Regale schienen geschrumpft zu sein, sie konnte nun bis an das oberste Brett reichen. Zum ersten Mal seit Jahren schaute sie, an einem Ort mit lauter Büchern, nicht zuerst nach ihrem eigenen Platz, beim V von van oder dem B von Bohemen. Sie schnupperte an altem, bitterem Papier und nahm schließlich zwei Gedichtbände von Vasalis mit.

Da kommen sie, Moor und Cat. Aber die war doch bei einer Freundin in Amersfoort? Sie werden doch nicht etwa schon alles besprochen haben? Langsam überquert sie die Straße, sodass sie mit den anderen genau vor dem Eingang zusammentrifft. Zwei Umarmungen, Schweigen.

»Verdammt«, sagt Moor. »Der Laguna steht natürlich noch hier.« Auf dem Armaturenbrett: drei alte Muscheln, die Stacheln abgebrochen und die Ränder brüchig, Elise hat sie einst am Strand gefunden. An der Windschutzscheibe: von Oskar aufgeklebte Mautvignetten, Schweiz und Österreich.

»Um den kümmern wir uns später«, sagt Cat.

»Sollen wir?«, fragt Tessel. Sie ist vor ein paar Tagen erst hier gewesen. Moor und Cat gehen gleichsam mit verbundenen Augen, sie nicht. Wie Schlafwandler bewegen sie sich durch den Flur, vorbei am Fahrrad ihres Vaters, ein altmodisches Gazelle-Rad mit einem steinharten Sattel und halb aufgepumpten Reifen. Ihre Mäntel ziehen sie nicht aus, an der Garderobe hängt Oskars alte bretonische Fischerjoppe. Das Linoleum in der Küche klebt an ihren Sohlen, ein leises, unangenehmes Schmatzen bei jedem Schritt. Sie setzen sich an den Esstisch, Tessel mit Blick auf die Gartentür mit der Katzenklappe, durch die sie in ihrem Halbtraum gekrochen war, um in diese Küche zu gelangen. Eingeschüchtert schauen sie sich um, betrachten ihr Elternhaus, das Haus, das einst kein Haus war, sondern eine Welt, eine vollständige und selbstverständliche Welt, mit eigenen Gesetzen – wer als Erster duschte, wer an den ungeraden Tagen abwaschen musste –, mit eigenen Gezeiten – der eine wachte früh auf, der andere spät –, mit eigenen Gerüchen – jeder roch sofort, wer vor ihm auf dem Klo gewesen war –, mit eigenem Klima – kühl im Sommer und so feucht im Winter, dass die Seiten der *Donald-Duck*-Hefte und die Ausgaben von *Sight & Sound*, die um die leicht durchgesessene Wohnzimmercouch herumlagen, sich aufrollten. Eine Welt mit einem eigenen, fünfköpfigen Völkchen. Jahrelang war immer irgendjemand da, erklang immer eine Stimme. Und jetzt, jetzt ist da die Stille, die so betont ist, dass sie zu einer eigenen Geräuschquelle geworden zu sein scheint. So klingt die Stimme eines Abwesenden.

Moor räuspert sich. »Die Post liegt auf dem Tisch. Wer hat die dahingelegt?«

»Vielleicht der Nachbar«, sagt Tessel rasch.

Moor steht auf und schaut sich um.

»Was siehst du?«, fragt Cat, eine Archäologin zu ihrem Kollegen.

»Schmutzige Tassen. Zähflüssigen, abgestandenen Kaffee. Das Glas für seine Zahnprothese. Trübes, beinahe kalkiges Wasser.« Er schiebt den Deckel über dem Filter der Kaffeemaschine beiseite und weicht vor dem aufsteigenden Geruch zurück. Öffnet dann, um es hinter sich zu haben, die Kühlschranktür: Der Geruch von einsetzender Verwesung wabert heraus. Er wirft die Tür zu. »Okay«, sagt er, an keine bestimmte Person gewandt. »Okay, okay.« Er lässt den vollen, in sich zusammengesunkenen Kaffeefilter in den Mülleimer fallen, nimmt einen frischen Filter und löffelt Kaffee aus der Dose seines Vaters. Das alte Ding rattert, knurrt, blubbert und gurgelt, Geräusche, die Tessel nur schwer erträgt: Sie gehören nicht zu der Maschine, sondern zu ihrem Vater. Moor dreht die Heizung auf, das Klicken alter Heizungskörper, in steigender Frequenz. Er sammelt die Mäntel ein, legt sie beim Fenster auf einen Hocker. Ein paar Minuten später stellt er drei dampfende Kaffeebecher auf den Tisch. *»Plan de campagne.«* Resolut holt er Cats Umschlag hervor und schiebt ihn ihr hin. »All yours.«

Den Tränen nahe legt Tessel die Folie mit den Aufklebern daneben.

»Was soll das jetzt schon wieder?«

Auch Cat, die den Umschlag genommen, aber noch nicht geöffnet hat, schaut sie fragend an.

»Henk-Maarten sagt, solche Etiketten seien sehr praktisch. Ich will keinen Streit.«

Moor nimmt die Aufkleberfolie und betrachtet sie ausführlich, als handele es sich um ein exotisches Objekt. »Sag mir bitte, dass das hier nicht irgendein perverses System ist, um zu markieren, was wir uns unter den Nagel reißen wollen.«

Cat reißt den Umschlag auf, zieht ein einzelnes Blatt heraus und öffnet den Mund. Dies ist der Beginn des möglichen Knalls, der Moment, von dem sie später vielleicht sagen werden: Es passierte damals dort, an diesem Tisch zersplitterte die Familie. Cat fängt an zu lesen. Es sei eigentlich ganz einfach, flüstert sie schließlich, ihre sanfte Stimme kratzt bei den Vokalen, die groben Linien seien ihnen, so glaube sie, bereits bekannt, das übrig gebliebene Geld aus dem Verkauf des Hauses werde durch drei geteilt, den Hausrat dürften sie untereinander verteilen, und was keiner haben wolle, das könne weg. Vielleicht seien die Etiketten ja doch ganz praktisch, meint sie zum Schluss.

»Und im Zweifelsfall oder bei Stimmengleichheit entscheidest du?«, fragt Tessel.

Cat nickt. »Wir finden sicher eine Lösung.«

»Steht da, wie viel Geld noch übrig ist?«, will Moor wissen.

Sie nickt erneut. Abgesehen von dem Geld, von dem Oskar die letzten Jahre gelebt habe, und der Summe, die er der Stiftung Revief hinterlassen habe, die sich für missbrauchte Kinder engagiere, handele es sich um einen Betrag von etwas mehr als zweihunderttausend pro Person.

Moor sackt auf seinem Stuhl in sich zusammen.

»Studienschulden erledigt«, sagt Cat kaum hörbar.

»Vor Steuer«, fügt Tessel hinzu, im Auftrag von HM, es geschieht automatisch.

»Elende Diebe«, knurrt Moor, der Form halber.

Tessel weiß nicht, woher das Bedürfnis kommt, aber sie verspürt den Wunsch zu sagen, dass ihr das Erbe nicht viel bedeute, es seien nur Zahlen. Wenn Moor oder Cat einen Teil borgen oder gar haben wollten, dann sei das, was sie angehe, kein Problem. Wenn sie dies alles nun sagen würde, dann wäre es ihr damit vollkommen ernst. Aber sie schweigt.

Moor nimmt den Umschlag vom Tisch und dreht ihn um. Ein kleiner, altmodischer Schlüssel fällt heraus, ein Zierschlüssel aus Messing. »Hat von euch jemand eine Ahnung?«

Tessel auf jeden Fall nicht. »Ich denke nicht, dass der zu irgendwas dient.«

»Steht nirgends was über einen Schlüssel?«

Cat liest den Text noch einmal Zeile für Zeile durch. »Bedaure.«

»Tja«, sagt Moor, »dann haltet mal schön die Augen offen.«

Eine Viertelstunde später haben sie sich auf eine rudimentäre Arbeitsteilung geeinigt: Cat und Tessel übernehmen die erste Etage, auf der sich früher ihre Schlafzimmer befanden. Moor bleibt im Erdgeschoss, wo Oskars Arbeitszimmer ist, und auch den Raum im Keller wird er inspizieren, den sein Vater als seine Dunkelkammer bezeichnete. Jeder hat einen Bogen mit Klebeetiketten bekommen. Cat geht vor Tessel die Treppe hinauf, deren Stufen sie mit Leichtigkeit nimmt, wobei sie sich allerdings gut am Geländer festhält. »Hey«, sagt Tessel, etwa auf halber Höhe der Treppe. Cat dreht sich um, wirft einen Blick hinunter, sie weiß, was jetzt kommt, ist off the record, etwas, das nicht in die Familienchronik gehört. »Meinst du nicht auch …«, sagt Tessel.

»Was?«

»Es ist ein schwieriger Gedanke.«

Cat steigt eine Stufe hinunter und legt eine Hand auf die von Tessel. »Von der Sorte habe ich auch viele.«

»Denkst du nicht manchmal …«, sagt sie, krächzend, mühsam, »… denkst du nicht manchmal, dass ihm, Papa, meine ich, in gewisser Weise, wenn man es mal aus einer anderen Perspektive betrachtet, denn natürlich ist es schrecklich, aber dass ihm …«

»Dass ihm viel erspart geblieben ist.«

»Die wirklichen Leiden standen ihm noch bevor.« Tage, die von den Fächern einer Tablettenbox eingeteilt werden. Bleiche, mit blauen Adern marmorierte Waden. Husten und Röcheln in einem leeren Haus, über Wörter stolpern, über Schwellen fallen. »Er wäre langsam in sich zusammengeschrumpft, bis nichts mehr von ihm übrig geblieben wäre. Er hätte uns das nie verziehen.« Sie schaut hinauf zu ihrer Schwester, sie ist zu weit gegangen, viel zu weit, es steht ihr nicht zu, die … Sie ergreift Cats Handgelenk. »Es fühlt sich so zerbrechlich an. Wir haben unsere Erinnerungen, doch was, wenn die verschwimmen?«

Eine Umarmung. Dann gehen sie weiter. Als Cat nach links in den Flur abbiegt, bleibt Tessel stehen, in Bann geschlagen von einem Foto an der Wand, ein Jagdporträt ihres Großvaters Sywert Berend, der durch die Brabanter Wälder streift, den charakteristischen Rubenshut auf dem Kopf, das Jagdgewehr unter dem Arm, und dann der mächtige weiße Spitzbart, der sie früher vor Angst erschaudern ließ, weil er wie eine große Nase aussah, wie ein großer weißer Schnabel. Jahrelang dachte sie, sie stamme von einem

Vogelmenschen ab, und vielleicht, sehr vielleicht, ist sie noch immer nicht vom Gegenteil überzeugt.

In der obersten Schublade ihres alten roten Schranks, zwischen staubigen, auseinanderfallenden *Donald-Duck*-Heften, findet sie zwei überquellende Ringmappen, die sie sofort wiedererkennt. Sie setzt sich an ihren alten Schreibtisch, auf den hölzernen Stuhl. In diesem Zimmer hat sie ihre ersten Bücher gelesen, auf diesem Stuhl hat sie ihre ersten Texte geschrieben. Sie schlägt eine Mappe auf. Die ersten zehn Ausgaben des *Bohemenboten*, ihrer Hauszeitung, sechs bis acht aneinandergeheftete A4-Blätter, vollgeschrieben und -gezeichnet und auf Oskars Kopierer vervielfältigt. Sie veröffentlichten unregelmäßig und verkauften die Zeitung in der Nachbarschaft, für fünfzig Cent, wobei Moor jedoch auch Snickers und Mars zu den legitimen Zahlungsmitteln rechnete. Tessel, die selbst seitenweise Tagebuchtexte lieferte, war die selbsternannte Chefredakteurin. Moor hatte von der Chefredakteurin eine nicht genau definierte Aufgabe zugewiesen bekommen, denn sonst hätte er nicht mitgemacht. Als »Kolumnist« schrieb er Artikel über Dinge, die er nicht verstand, wie zum Beispiel darüber, dass WC-Duftsprays oft genauso sehr stinken wie das WC selbst, dass die meisten Erwachsenen nicht auf einem Pizzamofa fuhren, dass Fristi kein Eisgeschmack war. Catje schrieb ein paar Sätze über die Schule, die dann halt unter der Überschrift »Verschiedenes« ins Blatt kamen. Elise kümmerte sich mit großer Sorgfalt um die Titelseite, mit verträumten Zeichnungen von Kindern und Bäumen. Manchmal, sehr selten, schrieb Oskar etwas über die Nachbarschaft, über das Verschwinden eines Baums, der ihm, bei genauerer Betrachtung, sehr viel bedeutet hatte. Die Redaktionskonferenz fand am Küchentisch statt, Elise sorgte für eine stetige Zufuhr von Chonelly-Plätzchen und Lindenblütentee, Oskar kam manchmal vorbei, um sich zu informieren, und rührte lächelnd in seinem Kaffeebecher. Hier, an diesem Schreibtisch und auf diesem Stuhl, hier hat alles angefangen.

»Vorwärtsgekommen?«, fragt Moor, als sie einander rund zwei Stunden später in der Küche treffen, Arbeitsbesprechung. Sie hätten nun eine bessere Vorstellung davon, was im Haus ist, sagt Cat, und davon, was verteilt werden kann. Anschließend würde man, wenn Tessel damit einverstanden sei, sie und Moor hätten darüber bereits gesprochen, ein Entrümpelungsunternehmen beauftragen müssen, das die Grobarbeit übernimmt. Es müsse entsetzlich viel entsorgt werden.

»Sonst noch was?«, fragt Moor, seine Stimme klingt rau, verlebt.

»Vielleicht sollten wir den kleinen Schlüssel für eine Weile vergessen«, antwortet Tessel. »Hättet ihr übrigens etwas dagegen, wenn ich ein Bad nehme? Ich fühle mich so … Das täte mir jetzt gut.«

Moors Gesichtszüge verhärten sich, als wolle er etwas über Bequemlichkeit, über den einfachen Weg sagen, doch Cat kommt ihm zum Glück zuvor. Natürlich könne sie rasch ein Bad nehmen, kein Problem.

Der Kunststoffstab der Jalousien zittert in ihrer rechten Hand, sie lässt Licht ins Innere. Die Bäume der Nachbarn sind gut gepflegt, wenn sie durch ihre Wimpern schaut, schimmert draußen dasselbe Relief aus Zweigen wie früher, auch wenn sie sich heute nicht in Hirschgeweihe oder Vogelscheuchen verwandeln. Sie schließt die Lamellen der Jalousie wieder, es dringen nur noch dünne Lichtstreifen hindurch, ein trüber Himmel, weit entfernt. Im Hintergrund ist das Gurgeln des Wasserhahns zu hören, die Wanne ist beinahe voll. Sie löscht das Licht und lässt sich in das heiße Badewasser gleiten, Dampfschwaden wabern um ihre glänzenden Knie. Keine Spur von den Kneipp-Badeölen, die Mama früher kaufte, Eukalyptus oder Kamille. Auf dem Stuhl beim Waschbecken, wo jetzt ein Handtuch liegt, saß früher ihre Mutter. Tessels Arme fahren durch das trübe gewordene Wasser – gelöster Schmutz. Oft, vielleicht zu oft, hatte Elise über die Ehe gesprochen, der Tessel entsprossen war, wie porös sie geworden war, sie wurde dann rot, verbarg das Gesicht hinter den Händen, ihr wurde plötzlich bewusst, dass sie weinte, sie schaute weg und räusperte sich. Tessel wusste nicht, was sie sagen sollte, konnte es nicht wissen, und sagte daher nur, ihr Vater könne seine Liebe einfach nur schlecht zeigen, *auf seine Weise* versuche er es, er tue, *was er könne, und gehe es auf einigen Gebieten nicht auch besser*? Kurzum, sie sagte die Dinge, die ihre Mutter hören wollte. Nach einer Weile, als diese Zweiergespräche zu einem Ritual wurden, fragte Tessel, ob sie das Licht löschen könnten. Nun waren die Augen ihrer Mutter nicht mehr rot.

»Kannst du denn nicht mit Freundinnen darüber reden?«, fragte Tessel. »Oder mit Cas?«

Das habe sie versucht. Der Nettogewinn sei immer derselbe gewesen: Oskars Wut.

Wird das wieder?, fragte Elise immer wieder ihre in der Wanne liegende Tochter. Das konnte Tessel unmöglich sagen, sie war acht, zehn, sie war zwölf Jahre alt. Aber was denke sie, sie sei doch ein empfindsames Kind, was sehe sie? Tessel dachte, ja, das werde wieder, wirklich, selbst als sie schon längst nicht mehr wusste, welche Gedanken sie tatsächlich bewegten. Und was sie sah, verdrängte sie lieber, bis viel später, auf dem roten Sofa ihrer Therapeutin Joyce, nicht länger ignoriert werden konnte, wie Oskar aus dem Zimmer marschierte, wenn seine Frau reden wollte, wie er zu fluchen anfing, wenn sie schweigen wollte, wie die Kinder oben auf der Treppe saßen und lauschten, unter dem Jagdfoto von Sywert Berend. Sie lässt warmes Wasser nachlaufen. Als sie ihre Bauchmuskulatur entspannt, entweicht ein wenig Urin. Sie wehrt sich nicht dagegen. Von unten ertönt Moors undeutliches Rufen, sie rutscht ein wenig tiefer, bis ihre Ohren sich unter Wasser befinden. Sie lässt die Welt sich verschieben, so wie Clio es ihr geraten hat, jeder Herzschlag ein Donnern und jedes Murmeln ein Erdbeben. Ihr Blick ist auf die altmodische, von Batterien angetriebene Uhr gerichtet. Es ist, als warte sie. Aber worauf? Noch etwas warmes Wasser. Ihr Warten ist ziellos und zeitlos, so wie das Warten des blühenden Rosenstrauchs, von dem nicht eine Blüte gepflückt wird, so wie das Warten eines Ozeans, der unaufhörlich wogt, doch nie einen Strand spürt, so wie das Warten eines Albatros, der nach Jahren im Wind kein Hochgebirge zum Landen findet, wie es in dem Gedicht von Astrid Roemer heißt. Es ist alles so bedeutsam und alltäglich gewesen, was in diesem Haus passierte, und wie die Geschehnisse von vor langer Zeit Einfluss auf ihre

Leben genommen haben, das ist so selbstverständlich und einmalig gewesen, so flüchtig und in ihr Gedächtnis graviert – möglicherweise kann sie sich das alles noch vergegenwärtigen, möglicherweise nur sie. Über den Tod zu schreiben ist auch eine Form des zum Leben Erweckens. Über ein Ende zu erzählen kann ein Anfang sein.

Die letzten Schritte

Bald wird Cat nach New York zurückkehren, und dann wird dieses Haus jemand anderem gehören – ja, dies sind die letzten Schritte ihrer Kindheit. Rücken für Rücken sieht Cat die Film- und Fotobücher in den metallenen Industrieregalen durch, von Ansel Adams bis Billy Wilder. Hustend gibt sie auf, der umherfliegende Staub, aufgewirbelt, als sie die verwitterten Leinenbände aus dem Regal genommen hat, schlägt ihr auf die Lunge. An der Sprossenheizung im Bad hängt Papas alter Bademantel. Im Wäschekorb: seine schmutzige Wäsche, seine weißen Schiesser-Slips mit dem ausgeleierten Gummibund, den Perma-Bremsspuren. Auf der Fensterbank steht ein Tiegel mit alter Vaseline, sie cremt die schmerzenden Stellen auf ihren Armen ein, bedeckt die wunden Partien mit weichem Fett. Im Badezimmerspiegel bemerkt sie, an der Dose mit Daktarin-Fußpilzpuder vorbeischauend, die Badewanne, in der Tessel früher oft saß. Sie badete manchmal eine Stunde, und dann setzte sich Elise zu ihr. Cat erinnert sich an ihre plappernden Stimmen, an das geschmeidige Geräusch der sich im Wasser bewegenden Arme und Beine ihrer großen Schwester, an den weißen Dampf, der unter der Tür hindurch entwich, an Papas Bemerkungen danach – die beiden hielten wieder eine Badezimmersitzung ab, sie kungelten wieder, zwei römische Senatoren seien sie, die in der Therme tratschten.

Nachdem sie mit abgewandtem Gesicht die ganze Wäsche in die Maschine gekippt hat, vierzig Grad, extra viel Waschpulver, geht sie zurück in den Flur. Zu ihrer Rechten: das alte Schlafzimmer, in dem zunächst Oskar und Elise schliefen und später dann Oskar alleine. Sie berührt die Klinke, bleibt aber stehen. Für einen Moment kommt es ihr so vor, als trete sie aus ihrer Erinnerung, die Bilder von früher verschwinden, und sie ist einfach nur eine Frau in irgendeinem Flur. Sie schweift ab, in unbestimmte, aber unbestreitbar bedrohliche Gedanken. Eine neblige, verwirrende Szenerie öffnet sich, kurz nur, ein Guckloch. Für ein paar Sekunden ist es, als schaue sie zurück in die Vergangenheit, in die Zeit, bevor sie eine Familie bildeten, oder genau umgekehrt weit in die Zukunft, wenn alle Familienmitglieder verwest und selbst ihre Namen vergessen sind. Losgelöst von den üblichen Strukturen der Zeit, nimmt sie der Gedanke gefangen, wie grotesk, merkwürdig und grausam es ist, dass alles immer nur vergeht und dass diejenigen, die sich am eifrigsten festklammern, letztendlich am meisten verlieren. Dann ist es zu Ende. Was sich gerade noch ausdehnte, ist wieder geschrumpft, das Guckloch ist geschlossen. Ein alles umfassender Moment, ohne Zeugen, ohne Beweis. Unten sind die bekannten, Sicherheit einflössenden Stimmen von Bruder und Schwester zu hören, Klänge aus der bewohnten Welt.

Sie geht in ihr früheres Zimmer, das zu einer Art Abstellkammer geworden ist. Filmrequisiten, Holzschwerter, ein altmodischer, blecherner Mülleimer, ein Jutesack voller Hüte, drei große, plumpe Kameras, überholte Modelle.

Nichts, wozu ein Schlüssel gehört, alle Schränke sind einen Spaltbreit offen, keine Schlösser. Sie öffnet ein Fenster. Zu ihren Füßen stehen drei Umzugskartons mit ihrem Namen. Sie schlägt die Pappklappen auf, und das Erste, was sie findet, ist ihr altes, mittlerweile zementgraues Moskitonetz. Sie muss sich strecken und ein bisschen friemeln, doch schließlich gelingt es ihr, das Moskitonetz an den Deckenhaken zu hängen. Sie setzt sich auf den Boden, im Schneidersitz, umgeben von ihrem Kindermoskitonetz. Wie sehr hat sie damals diese schützende Hülle geliebt, dass sie sich zurückziehen konnte in diesen durchsichtigen, undurchdringbaren Kegel. Als sie zehn, elf oder zwölf war, traf sie mit sich selbst eine Vereinbarung: Wenn sie unter dem Moskitonetz saß, durfte sie keine schlechten Gedanken haben. Das ging lange Zeit gut, bis Papa und Mama sich einmal doller stritten, lautes Schimpfen, Türen wurden zugeschlagen. Sie flüchtete sich in ihr Moskitonetz und brach die Vereinbarung, indem sie sich vierzig Mal dieselbe Frage stellte: Was, wenn sich die beiden trennen? Ja, was dann? Nicht viel später trennten sie sich tatsächlich. Damals fühlte es sich wie ein einzigartiges Schisma an, sie hatte Angst, nun offiziell aus einer »komischen Familie« zu stammen. Nun ja, was bedeutet »komisch« überhaupt? Und was bedeutet »normal«? Jede Familie ist normal, wenn man darin aufwächst, keine Familie ist normal, wenn man auf sie zurückschaut.

Was Cat allerdings weiß, ist, dass sie sich heute selbst überrascht hat. Als Moor den Umschlag auf den Tisch legte, hat sie ihn sofort genommen. Von ihrer Angst war kaum etwas übrig, sie las, und sie las vor, sie nahm die

Wörter auf und ließ sie zugleich los, und danach war alles vorbei, alles war gesagt. Sie streckt den Arm aus, fährt mit dem Handrücken am Moskitonetz entlang. Wenn sie krank war, und das war sie oft, empfing sie ihre Klassenkameraden, die ihr die Hausaufgaben brachten, hier in diesem Zimmer, unter diesem Moskitonetz; die vorbeiziehenden Gestalten, die Stimmen, unerreichbar entfernt, auf der anderen Seite des Fiebers. Sie mochte Fiebergäste. Sie tauchten einfach auf, und man musste sich nicht verabschieden: Sie waren mit einem Mal weg.

Sie greift das Moskitonetz und denkt an ihre Rückkehr nach New York, blitzartige Bilder vom ersten Morgen, wenn noch niemand weiß, dass sie wieder da ist, anonym, unsichtbar. Noch müde vom Flug, weggetaucht auf einem Schalensitz im rumpelnden JFK-Shuttle, taucht vor ihrem Fenster die Stadt auf, die Wolkenkratzer, das Wasser des Hudson glitzert silbrig, Billboards flüstern Versprechen von weißen Zähnen und Schadensersatzanwälten, von hupenden Autos geflutete Brücken – eine Stadt, gebaut auf dem Versprechen, dass morgen die Belohnung für heute sein wird. Sie sieht einen Winterspaziergang vor sich, mit Aidin, an den eisigblauen Weihern im Park entlang, vorbei an verkrampften Platanen, sie gehen nebeneinander, jedoch nicht zusammen, und dann wird sie hoffentlich so etwas sagen wie: Vielleicht warst du ja gut für mich, vielleicht warst du für eine Zeit genau das, was ich suchte. Sie klebt ein Etikett auf das Moskitonetz, das durchaus in ihre New Yorker Wohnung passen würde. In den warmen Sommermonaten könnte sie sich darin verschanzen, vielleicht würde sie ja vergessen, wo sie war und vor wie vielen Jahren sie sich zum ersten Mal in den Schutz des Moskitonetzes begeben hat. Noch einmal liest sie die letzten, kargen Nachrichten Aidins. Sie ruft ihn an, doch er geht nicht ran. Sie versucht es noch einmal. Jetzt ist das Telefon ausgeschaltet. Auf dem Weg nach unten geht sie an der Toilette vorüber, wo sie sich zum ersten Mal übergeben hat, ohne sich übergeben zu müssen. Das war nach der Scheidung, ein Reinigungsritual, dessen Ablauf nur sie kannte. Sie geht hinein, bleibt stehen, zögert, drückt dann auf den Spülknopf und geht zu ihren Geschwistern.

Die Soheit

Moor sitzt am Küchentisch, mit Blick in den Herbstgarten, wo gelbe und kupferfarbene Blätter umeinanderwirbeln. Mit zusammengekniffenen Augen sortiert er die Post seines Vaters, ein Brief von der Bank, einer von der Versicherung. Er nimmt einen Plastikmüllsack aus einer Schublade, stopft Dutzende ungelesene Zeitungen hinein und füllt noch einen Müllsack. Die vollen Müllsäcke wirft er in den Garten, der ziemlich verwahrlost ist, Brennnesseln, große Pilze, die aus dem struppigen Rasen sprießen. Im Brotkasten: steinhartes, grün getupftes Weißbrot. Weg damit. Äpfel, zu Pflaumen verschrumpelt. Weg. Im Kühlschrank: matt glänzende Fleischwaren, Kochschinken und Cervelatwurst. Weg. Er hält inne. Nicht lange mehr, dann wird er genug Geld haben, um hinzugehen, wohin er will, um zu bleiben, wo er will; er hat die Hilfe bekommen, die er sonst kategorisch abgelehnt hätte.

Dann wechselt er in Oskars Arbeitszimmer. Jeden Moment erwartet er, Oskars tiefe Stimme zu hören, nicht stören, komm später wieder, nicht jetzt. Moor drückt die Schiebetüren mit ihrer vom Nikotin gezeichneten Bleiverglasung behutsam auf. Wandschränke voller Filme, altmodische Rollen und Dosen, VHS-Kassetten, Laserdiscs, DVDs. Dort, der Schreibtisch, an dem Oskar seine Briefe schrieb, an alte Freunde aus der Branche, an Zeitungsredaktionen, die diesen oder jenen Missstand unerwähnt gelassen hatten, hier tippte er seine notorisch kurzen E-Mails, in denen es um Geld, Abläufe und Produktionspläne ging, hier telefonierte er stundenlang mit Gott und der Welt, ging aber selbst nie ans Telefon. Auf dem Schreibtisch: Mappen, Briefe, Couverts, alte Filmzeitschriften, ein mattgelbes Buch mit gebrochenem Rücken; der Titel: *Enzyklopädie für jedermann*. An der Schreibtischlampe hängt in Augenhöhe ein sich leicht aufrollender Post-it-Zettel, vermutlich kurz vor seiner Abreise nach Porto dort hingeklebt. »Nicht vergessen: warme Socken. Versichertenkarte. Ansichtskarten für die Kinder kaufen? Ein Geschenk für Clio?« An der rechten Seite des Schreibtisches: ein großes Brett mit einem alten, grünen Kasten, davor Oskars alte Spielzeugsoldaten, mit denen Moor nie spielen durfte, was er nicht verstehen konnte, damals nicht und heute noch immer nicht. Oskar selbst benutzte sie nicht, Tessel und Cat zeigten keinerlei Interesse daran. Er nimmt einen der Soldaten, einen marschierenden Infanteristen, ein Alliierter, der jedoch früher möglicherweise einen anderen Helm trug. Vorsichtig, als handele es sich um eine Reliquie, stellt er den Soldaten zurück in die Formation, wo er von seinen Kameraden aufgenommen wird. Ein Schauder durchfährt Moor, und plötzlich ist seine Kehle trocken. Wenn man Dinge berührt, berühren auch die Dinge einen.

Die Kellertür lässt sich nur mühsam öffnen, verrostete Scharniere. Eine beispiellos muffige, feuchte Luft, tropfende Leitungen. An der Innenseite der Tür, an einem korrodierten

Haken, hängen Mehrfachstecker und alte Verlängerungskabel. Auf den morschen Regalbrettern an der Mauer: Schachteln mit Glühlampen von Philips, Schuhputzbürsten, schwarzbraune Lappen, reihenweise Konservendosen, Erbsen, Bohnen und Apfelmus, haltbar bis nach der Apokalypse. Moor nimmt die größte Taschenlampe vom Brett, die mit veränderbarem Lichtkegel, der Lichtstrahl schwebt durch den Raum. Spinnweben in allen Ecken, abgeblätterte Farbe. Kartons, unbeschriftet, manche dunkel verfärbt, hier und da bemerkt er Pfützen auf dem Betonfußboden, vielleicht Grundwasser oder ein alter Wasserschaden. Die Treppenstufen knacken. Er geht zwischen den Kartons hindurch, vorbei an aufeinandergestapelten Kinderstühlchen, einer halb vermoderten Fahne mit dem Familienwappen: dem Adler, dem Tannenzapfen, das weiß-gelbe Banner. Nirgendwo ein Tresor, nirgendwo ein Schlüsselloch.

Hinten im Keller, an der äußersten Wand, befindet sich ein Arbeitstisch, auf dem Kunststoffwannen stehen. Quer darüber ist eine Leine gespannt, an der die Fotos zum Trocknen aufgehängt wurden. Die Dunkelkammer, die er nie betreten durfte. Die Beine des Stuhls sind leicht gekrümmt, die Polsterung ist durchgesessen, über der rechten Armlehne hängt eine Wolldecke – so sehen Stunden aus, Hunderte Stunden, Tausende Stunden. In Kniehöhe, in einem Holzkasten, liegen Oskars alte Kameras, obenauf eine Nikon F. Über dem Arbeitstisch, an der Wand: die Regale mit den Fotoalben, in der Regel eins für jedes Kalenderjahr. Bis zum Jahr der Scheidung, danach reicht ein Album, das mit »nach 2000« beschriftet ist.

Moor nimmt das erste Album, 1978–1981. Viele Fotos

wurden an einem sommerlichen, wolkenlosen Ort gemacht, Mama in Sommerkleidern und Leinenblusen, zwischen zwei Farnen sitzend, wandernd, etwas zum Fotografen sagend, ein offener Mund, weiße Zähne. Auf diesem Foto sind sie beide zu sehen, Oskar und Elise, im Hintergrund Palmen, ein klarer Himmel, wie jung sie sind, wie gesund und glücklich, kinderlose Eltern. Ein neues Jahr, ein neues Album. 1981–1982, Tessels Geburt, ein kleiner helllilafarbener Wicht, vom lächelnden Vater in die Luft gehoben. Mama, die sich danebensetzt, ihr Kopf ruht auf seiner Schulter. Aufnahmen von diesem Haus, bevor es vollgestellt wurde, weiße Wände und leere Zimmer. 1985. Seine Geburt. Kleine Äuglein, ein klebrig aussehender Babykopf, der Körper eingewickelt, viel zu zerbrechlich. Er blättert rasch weiter, 1986, 1987, 1988. Er sitzt auf seines Vaters Schoß, wird in die Höhe gehoben, sie kicken zusammen im Garten; auf überraschend vielen Fotos sind sie beide zu sehen. Moor betrachtet sie ausführlich, jedes Detail, als wäre er auf der Suche nach Beweisen für eine Fälschung. Doch er weiß, dass alles echt ist, es sind keine unbekannten Bilder, sie haben die Aura einer seltsamen Art von Nähe, es ist eine Erfahrung, die am meisten der ähnelt, die man beim Wiedersehen eines Lieblingsfilms aus Jugendtagen hat – man meint, die Bilder vergessen zu haben, doch gleichzeitig denkt man zu wissen, was im nächsten Augenblick passiert, man fühlt es kommen, wie den Ton einer Melodie, die man nie gepfiffen, aber tausendmal gehört hat. O ja, der Pullover juckt wieder auf Moors schuppiger Haut. Mein Gott, ja, ins Kino gingen sie, das gab es damals noch, in *Der König der Löwen*, Mufasas Tod, M&M's in der Pause, zitternde Beine,

Angst, den Beginn der zweiten Hälfte zu verpassen. Er versucht, die Seiten schneller umzublättern, so schnell, dass die Bilder zum Leben erwachen, so wie früher die Daumenkinos. Doch die Fotos gehen miteinander keine Verbindung ein, zumindest nicht die, die es für eine lebendige Geschichte bräuchte, es bleibt unausgefüllter Raum zwischen ihnen. Menschen denken, das Leben sei, wenn man zurückblicke, ein Film. Doch Oskar hatte recht: Das Leben besteht aus Fotos.

Die Kinder haben die Etagen getauscht. Cat und Tessel, die offensichtlich noch von ihrem langen Bad benommen ist, kündigten an, in Oskars Arbeitszimmer zu gehen. Moor ging nach oben, mit gemischten Gefühlen betrat er sein Kinderzimmer, er ist blutjung, er ist steinalt. An den Wänden: dieselben Poster, Blur, Eminem, sepiafarben, die Ecken gerollt. Seine alte Lampe, ein lichtspendender Fußball mit durchsichtigen und orangefarbenen Waben, der Stecker baumelt in der Luft. Die Che-Guevara-Uhr, stehengeblieben um fünf nach halb drei, keine Ahnung, an welchem Tag, in welchem Jahr. Eine Staubschicht überall.

Er geht zwischen den Kleiderstapeln hindurch zum Balkon. Zwischen den klobigen Backsteingiebeln zeigt sich die Sonne, ein Streifen warmen Herbstlichts, das letzte des Tages, berührt sein Gesicht. Er schließt kurz die Augen, seine Brust kommt zur Ruhe; als würde sich etwas lösen, als öffne sich etwas. Wie er hier früher saß und für das Abitur lernte, die Türen weit offen, während die Sonne die Seiten seines Buchs auswischte und eine Brise mit den Vorhängen spielte, eine Vorankündigung des Sommers, der anfangen würde, sobald er die Prüfungen hinter sich hatte, beinahe, bei-nahe. Die Dämmerung ist hereingebrochen. Der Tag geht nicht zu Ende, er verschwimmt.

Unter seinem Bett, das aus irgendeinem Grund keine Matratze hat und aus dem die Federn kreuz und quer herausragen, steht eine Tubantia-Aufbewahrungsbox aus Kunststoff, der Deckel ist verschwunden, die Tragegriffe sind kaputt. Dutzende *Star-Wars*-Figuren, Tausende Stunden von Schlachten und Belagerungen. Stormtrooper, Luke in seinem Hoth-Winteranzug, Darth Vader mit seinem Umhang aus schwarzem Plastik. Die beiden Ewoks, die Moor in die Hand nimmt, den kleinen braunen namens Wicket und den namenlosen, grau-weiß gefleckten, hat Oskar einst in der Nacht zum Königinnentag ergattert, sie standen auf dem Küchentisch, Gesicht in Richtung Treppe, bereit und wohlwollend. Moor trägt die Box ins Badezimmer und stellt sie in die Wanne und dreht den Hahn auf, vorsichtig triefendes Wasser. Er kniet nieder und hält die Figuren der Reihe nach unter den Hahn, er spült ihre grauen Körper ab, mit den Nägeln kratzt er den Staub aus ihren Augenhöhlen, mit einem Handtuch reibt er die Blässe von ihren Umhängen. Er dreht sich um, schaut, wie spät es ist. Neben der Uhr hängt der große Spiegel, der einst zugesehen hat, wie Oskar seinem einzigen Sohn beigebracht hat, sich zu rasieren, mit dem Pinsel aus Dachshaar, zuerst mit dem Strich, nicht zögern, keine Angst wegen eines bisschen Bluts haben. Er wäscht seine Hände mit Oskars altmodischer grüner Seife, ein zusammengeschrumpftes, steinhartes, furchiges Scheibchen. Als er die dunkelgraue Lauge abfließen lässt, strudeln alte Stoppeln mit in den Abfluss, vermutlich von Oskars letzter Rasur, hier, wo er jetzt steht. Vorsichtig fährt Moor mit den Fingern über die Tiegel und Fläschchen, die auf der Ablage mit den Rasiersachen stehen, altmodische Etiketten, schlichte Buchstaben. Er tupft ein wenig Aftershave auf seine stoppeligen Wangen, lässt ein paar Tropfen Eau de Cologne an seinem Hals hinablaufen, nimmt den Kamm, bemerkt ein paar vertrocknete graue Haare, die sich um die Zähne gewickelt haben, und fährt mit ihm durch seinen Schopf.

Nachdem er die Box, die inzwischen mit einem roten Punkt markiert ist, auf sein Bett gestellt hat, macht er etwas, womit er nicht gerechnet hat: Er öffnet die Tür zum Schlafzimmer seines Vaters. Ein dumpfer, ältlicher Geruch. Das große Bett. Viel zu groß. Vielleicht ist er hier gezeugt worden, zwischen diesen Laken. Zahllose Male hat Mama hier gesagt: Os, es kann so nicht weitergehen. Möglicherweise hat sie hier ja auch gesagt: Oskar, ich will die Scheidung. Moor öffnet ein Fenster, frische Luft strömt ins Zimmer. Links an der Wand hängt das vielleicht süßeste Foto, das je von seinem Vater gemacht wurde: Stolz steht der kleine, etwa zweijährige Junge in einem hölzernen Laufstall. Helle braune Augen, blitzend vor Vergnügen. Ein großes, schiefes Lächeln mit offenem Mund. Moor geht mit dem Gesicht ganz dicht ans Glas, schaut dem Wicht gerade in die Augen, vielleicht so, wie ein Vater sein Kind ansieht. In diesem Moment ist er sowohl Sohn als auch Vater.

Als er sich abwendet, fällt sein Blick auf den Kleiderschrank. Mir den Fingerspitzen zieht er die Türen auf. Sechs Anzüge, mehr brauchte sein Vater nicht, zwei schicke, zwei für berufliche Angelegenheiten und zwei für Hochzeiten oder Beerdigungen. Etwa zwanzig Hemden, uni, weiß, grau und rot, ein paar haben subtile Streifen. Bei den meisten ist der Stoff in den Achseln ausgeblichen oder vergilbt. Er nimmt den am weitesten rechts hängenden Bügel von der Stange, ein braunsamtener Anzug von Pauw, gar nicht übel, klassische Mode der Siebziger, gut erhalten. Er hält sich das Sakko vor, betrachtet sich selbst im Standspiegel, drapiert die Ärmel auf seinen Armen. Vielleicht passt er ja genau, vielleicht würde man ihn für seinen Vater halten, und er könnte sein Leben fortsetzen. Wie lange würde es dauern, bis er entlarvt würde? Er hängt den Anzug an den Griff des offenen Fensters, lüftet ihn, diesen Anzug ohne Körper.

Dann hockt er sich auf den Fußboden, mitten im Zimmer. Alle Widerstände sind verschwunden, es muss keine Reibung mehr geben, keinen Magneten, der die Kompassnadel stört. In einem etwas ungelenken halben Lotussitz sinkt er nieder, mit steifen Knien und Schmerzen in der rechten Pobacke. Er hat seit Monaten nicht mehr so gesessen. Den Rücken gerade, in Gedanken den Scheitel bis an die Decke schieben, die Hände bilden die Yoni Mudra, das Symbol der Quelle. Den Bauch herausdrücken, fortwährend ausatmen, die Augen geschlossen, der Blick leer. Da ist immer weniger Ich. Dank an den heimatlosen Buddha, an den Unsui. Alle Eindrücke des Tages sind nun da und verschwinden wieder, die Fotos, die Kartons, die Spielzeugsoldaten, die Ewoks. Wer aufgegeben hat, was angenehm und unangenehm ist, wer nichts festhält, wer von nichts abhängig ist, wer sich von Fesseln frei weiß, ist derjenige, der ein gutes, heimatloses Leben führt. Jetzt, hier, alles. Begib dich in die Soheit. Du bist heimatlos. Sei ein Unsui. Immer – weniger – Ich.

Aufgewacht, aber noch nicht vollkommen munter, geht er nach unten, auf der Treppe, die er einst auf dem Hosenboden runterrutschte. Er, die Kehle rau, jedoch nicht schmerzend, räuspert sich. Er rollt den Kopf von links nach rechts und streckt sich, so weit es geht. In der Küche suchen Tessel und Cat auf ihren Telefonen nach einem Lieferdienst. Fuyonghai oder doch Pasta Bolo? Er holt aus der Küche die Kerzen, die früher für besondere Essen oder Stromausfall gedacht waren, und steckt sie in den kupfernen Kerzenständer. Wachsspäne rieseln auf den Tisch. »He, ihr wisst doch, dass er euch schrecklich geliebt hat, oder? Uns geliebt hat, meine ich.« Er entzündet ein Streichholz, eine kleine Flamme, innen schwarz, außen leuchtend.

Days of Glory

Mit einer alten Spülbürste säubert Cat die Teller, rot von den Penne all'arrabbiata von Renzo's, dem »Pastajuwelier«. Tessel hatte eingeladen. Moor muss abtrocknen, sein mit lachenden Babars bedrucktes Geschirrtuch ist die soundsovielte Reliquie des Tages. Damit haben sie bereits ihr Kinderbesteck aus Kunststoff abgetrocknet, die Pizzareste aus den Riefen im Tisch gerieben, sie haben es sich umgebunden, um »Keubäus & Bankräuber« zu spielen. »Alles okay, Kleines?«

»Alles okay. Es war ein guter Tag.«

»Vielleicht gibt es nachher einen schönen Film im Fernsehen. Oder wir kurbeln einen seiner alten Filme durch, eine DVD. Füße hochlegen.«

»Ja, maybe.« Kurze Zeit später betritt sie den Flur, der beinahe unbegehbar ist wegen der vielen Umzugskartons und Müllsäcke voller nicht etikettierter Sachen: Kuscheltiere, die nicht genug geliebt wurden, Filmrequisiten, die niemand zuordnen kann, Bücher, die keiner von ihnen je aufschlagen wird. Oben an der Treppe sitzt Tessel, die offensichtlich mit Clio telefoniert, über die Hausaufgaben, aber auch über Oskar, wie bedauernswert es ist, dass sie Clio ihren Vater nie wirklich »erklärt« hat, ihre Stimme klingt heiser. Aus Oskars altem Mantel, aus einer Tasche voller zerknitterter, steinharter Papiertaschentücher, angelt Cat den Schlüssel des Laguna; der Name, die Symbole für Öffnen und Schließen komplett abgescheuert.

Der Abend ist schön, aber kühl. Sterne kleckern helles Licht. Ein großer, bleicher Mond. Keine Schatten bei der Klinik, die Straße ist leer. Im Kofferraum findet sie die Überbleibsel von mindestens zehn Urlauben, nie aufgeräumt, nie ganz geendet. Ein alter Drachen, grellfarbige, wassergefüllte Boccia-Kugeln, eine Frisbee-Scheibe von irgendeinem Filmfestival, drei dicke Michelin-Straßenatlanten, Oskars lederne Autohandschuhe für den Fall, dass das Lenkrad glühend heiß war, wie klein seine Hände waren. Und da, unter dem Warndreieck und dem Wagenheber, liegt die Luftmatratze, der dicke Kunststoff voller Kratzer, aber prima vista ohne Löcher. Zurück im Haus, schlurft sie auf ihren in Amersfoort gekauften H&M-Socken, an ihrer schluchzenden großen Schwester vorbei, in die erste Etage und schafft den Schlafsack nach unten.

Sie geht, die Luftmatratze in der einen, den Schlafsack in der anderen Hand, ins Wohnzimmer, wo Moor bereits die Schlafcouch bezogen hat. Er ist gerade dabei, Tessels Kissen in einen Spice-Girls-Bezug zu stecken. »Tessel?«

»Telefoniert mit Clio«, erwidert Cat.

Er lässt sich auf die Schlafcouch sinken, ordnet die Kissen. »Hast du keine Angst, sie könnte über das hier schreiben?«

»Eigentlich bin ich ziemlich neugierig, was sie über Papa schreiben würde. Und ich denke, es wäre gut, wenn sie ihre Trauer sublimieren würde.«

»Kein Freud-Sprech. Dies ist ein zivilisiertes Haus.«

»Ich hoffe vor allem, dass sie sich frei fühlt zu erzählen, was sie erzählen will, auf ihre Weise. Vielleicht überrascht sie uns ja.« Cat legt sich auf die Couch, die nach Oskar riecht, nach Zigaretten, nach Abenden und Nächten vor dem Fernseher.

»Film gucken, also? Gib mal die Fernsehzeitung rüber.«

»Die Programmzeitschrift.« Sein Haus, seine Sprache. Raschelnd fliegt das Heft von der einen Seite des Zimmers zur anderen. Nach einigem Stöbern zwischen den Kissen findet Cat die Fernbedienung; die 1, 3 und 5 fallen beinahe ab, die 2 und die 9 sind dauerhaft eingedrückt, die Fugen sind mit gelblich glänzendem Schmutz gefüllt. Sie schaltet den Fernseher ein, und der Sender Turner Classic Movies erscheint. »Wie heißt der gleich wieder, der Kerl mit dem Kinn?«

»Gregory Peck«, erwidert er, fast ohne hinzuschauen.

»Hatte Papa nicht eine dezidierte Meinung über den?«

»Hölzerner Schauspieler. Überschätzt.« Nachdem sie ein paar Minuten lang auf eine dilettantische Liebesszene gestarrt haben, die nur halb zu ihnen durchdringt, fragt er, wann sie wieder abreisen will. Nach der, tja, wie nennt man das?

»Die Ausstreuung. Die ist doch in einem Monat, nicht? Dann bin ich wieder zurück. Ich meine, weg. Keine Sorge, ich bleibe, solange ich gebraucht werde. Nur um eine Sache muss ich mich wirklich kümmern, einen Essay.«

Er nickt. »Du hast das wirklich gut gemacht, heute.« Dabei sieht er sie nicht an. Er weiß es besser.

»Ja? Vielen Dank.« Sie schluckt, hüstelt. »Nett von dir.«

»Ach, was ich dich noch fragen wollte.« Er wirft einen Blick in Richtung Tür, ob Tessel dort nicht plötzlich auftaucht. »Du hast noch einige Jahre hier mit ihm gewohnt. Als Einzige. Als Tessel und ich schon ausgezogen waren. Wie war das?«

Sie denkt kurz nach. Oskar sei nicht länger das Haupt einer Familie gewesen, nicht länger Ehemann, er habe sich nicht mehr absondern können, weil es kein Ganzes mehr gegeben habe. Er sei nicht mehr so oft gebeten worden, kleinere Arbeiten zu erledigen. Manchmal sei er vor dem Fernseher eingeschlafen, und an den roten Flecken auf seinen Wangen habe sie erkennen können, dass er geweint hatte. Er sei sanfter geworden. Manchmal sei er gekommen und habe ihr ein altes Foto von Elise oder die vergilbte Restaurantrechnung für ein Essen in den Anfangsjahren gezeigt. Er habe Pfeffernüsse mit Trüffeln für sie gekauft, weil sie die so mochte. Freitagabend sei Filmabend gewesen, sie habe einen Film in der Videothek aussuchen dürfen, viele spanische Filme, sie habe eine lange Almodóvar-Phase gehabt. Er habe sie nach ihren Schulnoten gefragt, habe dann mit einem Mal sehr streng sein können, wenn sie nicht genug getan habe, wenn sie nachlässig gewesen sei, dass würde sie später bedauern, und Bedauern sei das Schlimmste, was es gebe. »Er war immer noch derselbe, echt.« Sie müssen ihn sich ehrlich teilen.

»Man denkt immer, man hätte … Da war noch so viel Zeit.« Er wendet sein Gesicht ab.

Um ihm einen Moment zu geben, geht sie in die Küche, setzt Wasser auf, hört sich selbst, die Stimme ihrer Mutter, fragen, welchen Tee, und es ertönt postwendend, aus Moors Mund, die Stimme ihres Vaters, die ruft: Earl Grey, je dunkler, desto besser.

Sie reicht ihm einen Becher und streicht ihm eine Strähne aus dem Gesicht, fährt ihm mit der Hand über den Kopf.

»Danke.« Als sich seine Atmung beruhigt hat, unternimmt er einen durchschaubaren Versuch, die Verhältnisse zurechtzurücken, er der große Bruder, sie die kleine Schwester, indem er fragt, ob das erlaubt sei, der Universität so lange fernzubleiben, Pardon, dem Institut.

»Dieser Essay ist wirklich wichtig. Abgabe sehr bald. Das werde ich nicht schaffen. Hab meinen USB-Stick vergessen. Morgen werde ich um Fristverlängerung bitten. Hoffentlich sind sie kulant. Heikle Sache.«

»Es ist sehr befreiend, einen Abgabetermin zu verpassen. Irgendwas nicht schaffen. Scheitern.«

»Ich habe noch nie einen Abgabetermin verpasst.«

»Brauchst du Tipps? Ausredenmäßig hast du natürlich Gold in den Händen. Familienangelegenheiten ziehen immer, und jetzt gerade musst du nicht einmal lügen. Vielleicht kannst du noch auf eine Suchterkrankung in der Familie anspielen, das wäre die Kirsche auf der Torte.«

»Weißt du, dass ich nur dank Papa auf die NYU gehen konnte?«, fragt sie nach einer Weile. »Er wusste, dass ich da studieren wollte, und hat mir den Kopf geradegerückt, als das notwendig war.« Sie verschweigt, dass das nach dem Kneipenabend mit Moor war, kurz nach ihrem Abitur, als Henk the Tank ihnen immer wieder neue Shots hingestellt hat und alles anfing, sich zu drehen, und sie sich übergeben musste. Moor könnte mit Sarkasmus darauf reagieren, etwas sagen wie: Wäre unser Vater nur halb so gut darin gewesen, Menschen bei sich zu behalten, wie er es im Vertreiben war.

»Er hatte seine Momente«, sagt er. »Die hatte er wirklich.« Und nach einer Pause: »Ich habe immer gedacht, solange wir hier sind, zwischen diesen Mauern, kann uns nichts passieren. Doch jetzt liegen wir hier. Die Mauern stehen noch, doch inzwischen ist schon etwas passiert.«

»Ja, es ist etwas passiert.« Vielleicht ist dies, was älter werden bedeutet: zu sehen, wie die hauchdünnen Zwischenwände verschwinden, die man einst für tragende Mauern hielt. »Weißt du, früher dachte ich immer, wir seien einander überhaupt nicht ähnlich, du, Tess und ich. Jetzt denke ich: Vielleicht waren wir einander im Gegenteil sehr ähnlich. Vielleicht haben wir einfach vollkommen unterschiedliche Entscheidungen getroffen, um einander oder der Welt oder uns selbst zu beweisen, dass wir uns unterscheiden, als wäre der eine die Gegenreaktion auf den anderen. Und aufgrund dieser Entscheidungen reagierte man anders auf uns, und weil die Menschen anders auf uns reagierten, haben sich unsere Leben anders entwickelt, und weil sich unsere Leben anders entwickelten, waren wir irgendwann wirklich verschieden. Vielleicht waren wir einst dreimal dieselbe Person.« Nicht Bruder und Schwestern, sondern Varianten.

»Möglicherweise, einst.«

»Ich habe übrigens eine schöne Lampe gefunden, die ich vielleicht mit nach New York nehmen möchte. Und einen Spiegel, den runden, der im Flur hängt. Und diesen einen Korb. Ich denke, die passen einfach perfekt. Wärst du damit einverstanden?«

»'türlich. Nimm, was du willst.«

Der Garten beginnt zu pfeifen, aufkommender Wind.

Eine Viertelstunde später gesellt Tessel sich zu ihnen. Sobald der Film auf Turner Classic zu Ende ist, fängt er wieder von vorne an. Gregory Peck, *Days of Glory*, sagt der Vorspann, die Deutschen kämpfen gegen Russen und Partisanen um Leningrad und Stalingrad. Cat ist müde, sie hat Lust, einzuschlummern, Abschied zu nehmen von diesem langen, langen Tag.

Ein Geräusch, rechts von hier, die Couch knarrt. Moor hat sich aufgerichtet, er deutet auf den Bildschirm, wo ein Gregory Peck in Uniform ein Zimmer betreten hat. Augenblick, murmelt Moor, Augenblick, Augenblick. Er steht auf und geht eilig in Papas früheres Zimmer. Tessel und Cat, wieder vollkommen wach, vernehmen Geraschel, einen umfallenden Stuhl, das Klackern von umstürzenden Spielzeugsoldaten.

Da ist er wieder, Moor, zwischen den beiden bleiverglasten Türen, mit einem Kasten in den Händen, der früher einmal grün gewesen sein muss, der nun aber blassgrau und braunrot ist, Rost hat ihn angefressen. Als er näherkommt, bemerken sie den halb abgeschliffenen, gelben Affen, der auf den Kasten gemalt ist, ein lachender Affe, der Zimbeln schlägt. Sie setzen sich an den Küchentisch, Tessel und Moor Cat gegenüber, die in den stets heftiger raschelnden Garten blickt, Wind zerrt an den Zweigen, die Bäume werden durchgeschüttelt. Sie steckt den Schlüssel in das Schloss, das keinen Widerstand bietet, und öffnet den Kasten.

Heute kein Abschied

Ein krachender Himmel, Regen, der auf den Schuppen trommelt und durch die Regenrinnen strömt. Als Moor nach hinten schaut, ist das Fenster der Küchentür zu einer Wasserwand geworden oder zu flüssigem Glas. Währenddessen packt Cat die Kiste aus, sie hat das Erstrecht. Obenauf: ein weiches Bett aus alten, handgeschriebenen Rechnungen: Am 3. Oktober 1978 haben Oskar und Elise im Old Kanton in der Korte Leidsedwarsstraat Wan-Tan-Suppe gegessen; am 2. Oktober 1979 zwei Beefsteaks bei Loetje. Darunter: eine alte Landkarte von Madeira, auf der hier und da Kreuzchen eingezeichnet sind. Cat legt jedes Fundstück auf den Tisch, vorsichtig, bedächtig. Dann wartet sie kurz. Unter der Karte liegen drei Blätter, offenbar die Seiten eines Briefs.

Tessel: »Wir dürfen doch gucken, oder?«

Moor nickt, Cat faltet die Blätter auf und schiebt sie zu ihrer großen Schwester rüber. Obwohl sie zuletzt, nach Hunderten von Post-its, Einkaufslisten und Einträgen auf dem Geburtstagskalender im WC, kleiner und ungleichmäßiger geworden ist, erkennt Moor die Handschrift ihres Vaters sofort. Der Zeitpunkt der Niederschrift: vor einem halben Jahr. Tessel streicht die Seitenränder so glatt wie möglich, Moor liest aus den Augenwinkeln mit.

»Liesje, Tes, Moor, Cat und niemand«, lautet die atypische Anrede. Moor fragt Tessel, ob sie laut vorlesen könne.

»›Lasst mich, bevor ihr zu lesen anfangt, erklären, wer diesen Brief geschrieben hat. Oder eigentlich: Wer alles diesen Brief geschrieben hat‹«, liest Tessel laut. »›Die erste Version habe ich 2016 geschrieben, als ich an einem stinknormalen Abend von Nostalgie überflutet wurde. Bis dahin war es kein ungewöhnlicher Abend gewesen. Ich hatte ein paar Mails geschrieben, der Abwasch war gerade gemacht, ich machte eine letzte Kanne Kaffee. Kurzum, es waren keine spektakulären Ereignisse, die das alles in Gang setzten. Es war eher so, als würde ein Widerstand, der schon lange im Schwinden begriffen war, endlich gebrochen. Der Damm stürzte nicht in sich zusammen, er zerbröckelte. Nostalgie ist mir zwar nicht fremd, aber das war anders. Ich wurde von Erinnerungen überwältigt, Erinnerungen an meine Jahre in Hollywood, mit Liesje, mit euch. Ich sah Bilder vor mir, unzählbar viele Bilder. Alles erschien zugleich. Die Gesichter berührten mich am stärksten. All die Gesichter. Da ich nicht wusste, was ich tun sollte, schenkte ich mir reichlich ein, nahm Stift und Papier und fing an zu schreiben. Um drei Uhr in der Nacht und nach zehn Seiten hörte ich auf und wankte von meinem Schreibtisch ins Bett. Das Geschriebene warf ich weg. Zwei Abende danach setzte ich mich erneut hin. Dieselbe Geschichte: Ich schüttete mein Herz aus und warf alles weg. Nach ein paar Wochen wurde mir klar, dass ich versuchte, einen Brief zu schreiben, einen Brief, der mich ›erklären‹ sollte. Wem? Das wusste ich noch nicht. Euch, aber auch wieder nicht euch.‹«

Moor bittet Tessel, den Brief ein wenig zu drehen, damit er besser mitlesen, die Buchstaben seines Vaters sehen kann.

»›Natürlich misslangen die ersten Briefe auf ganzer Linie. Ich war auf der Suche nach dem Kern dieser sogenannten Erklärung, und ich hatte überhaupt keine Erfahrung mit dem Schreiben von etwas so Persönlichem. Aber ich gab nicht auf. Ich schrieb immer weiter. Mit einem Mal erschien es mir sehr wichtig, es zu lernen. Lange habe ich gedacht, die Stille zu lieben, Gespräche, die nicht geführt wurden. Aber das hatte nichts mit Liebe zu tun.

In folgenden Jahren habe ich viele neue Versionen geschrieben. Manchmal lag eine Woche zwischen zwei Fassungen, manchmal ein Monat, manchmal ein halbes Jahr. Jede neue Version war ein Quäntchen besser als die vorige. In welcher Hinsicht besser, das konnte ich nicht sagen. Ehrlicher, vielleicht. Direkter.

Ich weiß nicht genau, bei welcher ich jetzt angekommen bin. Nummer sechzehn? Nummer vierundzwanzig? Ich habe euch nicht davon erzählt, keinem habe ich davon erzählt. Was hätte ich auch sagen sollen? Ich wusste nicht einmal genau, was ich da tat. Denn was war diese Erklärung, der Kern? Glaubte ich selbst denn, dass es so etwas überhaupt gab?‹«

Cat fragt, was er damit wohl meinen könnte. Ihre Stimme klang dünn, angegriffen.

»Lass Tess vielleicht erst mal lesen.«

»›Ich bin mit vielen Dingen zu spät gewesen‹«, fährt Tessel fort. »›Manchmal dauert es lange, viel zu lange, bis man einsieht, dass man mit irgendetwas den richtigen

Moment verpasst hat. Ich habe meine Eltern erst vermisst, als sie tot waren, als ich nichts mehr für sie tun konnte. Ich vermisste die Gegend, wo ich herkomme, erst nachdem ich weggegangen war. Die klaren Himmel, den Anblick meines Viertels, das Wasser des IJzeren Man, meinen bastelnden Vater, der mit seinen kleinen Soldaten beschäftigt war. Die Freunde in der Stadt vermisste ich erst, als wir im Streit auseinandergegangen waren. Zu spät, zu stur, um einzulenken, wenn ich denn gewusst hätte, wie ich das hätte tun können.‹ Weiter?«

»Weiter«, sagt Moor.

»›Ich habe zunächst gedacht, der Kern müsste in den Dingen zu finden sein, die ich nicht erzählt habe. Das erschien mir logisch‹«, liest Tessel weiter vor. »›Ich durfte niemanden belasten, das stand fest. Ich war davon überzeugt, euch zu beschützen, dass es für euch besser sei, ein wenig auf Distanz zu mir zu bleiben. Ihr wart zu jung, um die Notwendigkeit zu verstehen, also tat ich es für euch. Aber durch mein Schweigen, durch diese Distanzierung habe ich Euch vielleicht umso stärker belastet. Sobald man versucht, Fehler zu beheben, macht man neue. Möglicherweise hatte ich auch Angst, ihr könntet mich mit anderen Augen betrachten, wenn ihr alles über mich wüsstet. Und ich wollte, so denke ich, lieber nicht an Ursachen glauben, denn Ursachen wird man nie wieder los. Wenn ich nicht darüber sprach, existierte es vielleicht nach einer Weile nicht mehr. Tja, aber. Wenn man den Stein im Tümpel nicht erkennt, wird man die Kräuselung des Wassers nie verstehen, hat ein esoterisch angehauchtes Kerlchen einmal zu mir gesagt. Ich gebe es nicht gerne zu, aber er hatte recht.

Jahrelang verdrängt man Dinge, um den Tag zu überstehen. Und dann kommt plötzlich das Jahr, in dem das nicht einen Tag länger geht.‹«

»Warte kurz«, sagt Moor. Er schenkt in der Küche drei Gläser Whisky ein, Vat 69. Eiswürfel, aus ihrer Form gerüttelt, klimpern und knistern. Mit einem kräftigen, väterlichen Tock stellt er die Gläser auf den Tisch und signalisiert Tessel weiterzulesen.

»Hier hat er einen Satz durchgestrichen. Unlesbar.«

Moor trinkt einen großen Schluck, seine Kehle brennt.

»›Was war der sogenannte Kern, auf den ich beim Schreiben der Briefe stieß, die ich alle wegwarf? Was war dieser Stein im Tümpel?‹ Leerzeile. Diesen Satz kann ich nicht lesen. Noch kleiner geschrieben als der Rest. Krakelig. Hast du eine Idee?«

»Lies doch weiter«, sagt Cat.

»›Wenn man einen Stein zertrümmert, bleiben Bruchstücke übrig. Und diese Bruchstücke habe ich immer aufbewahrt. Nicht weil ich wollte, dass jemand anders sie findet, sondern weil ich selbst sie niemals vergessen durfte. Vergessen bedeutet verraten. Der Junge, der ich einst war, ist oft genug verraten worden, ich selbst durfte diese Tradition nicht auch noch fortsetzen.

Jetzt erst, während ich diese Version des Briefs schreibe, wird mir deutlich, ich habe diese Bruchstücke zum Teil auch deswegen aufbewahrt, weil ich gehofft habe, es gebe ganz vielleicht doch eine Erklärung, die so handlich ist, dass sie in eine kleine Kiste passt. Ein Kistchen, das andere öffnen würden. Sie würden hineinsehen und sagen: Ah, jetzt wird mir alles klar. Ein kindisches Verlangen, wie ich auch weiß. Wie kann ich dergleichen von anderen erwarten, wenn ich es selbst nicht verstehe?‹«

Moor zieht die Box zu sich heran, nimmt die letzten Fotos heraus, drei insgesamt, in Schwarzweiß, vor langer Zeit gemacht, darauf ein alter Mann, ein Priester, wie man an seinem Kollar sieht. Ein älterer Priester, der über die Straße geht, die Kirchentür öffnet, der sich beim Betreten eines Reihenhauses nach allen Seiten umsieht. Moor sagt das alles nichts, Oskar hasste alles, was mit Religion zu tun hatte. Tessel kratzt ein wenig Kerzenwachs von der Tischplatte, ihre Füße trommeln leise auf dem Linoleum. Beim letzten Objekt aus der Box handelt es sich um einen vergilbten Zeitungsartikel aus dem *Brabants Dagblad*, mehr als eine Spalte ist es nicht, 3. Dezember 1994. Es geht um einen Missbrauchsfall in Brabant, um einen in der Gegend bekannten Priester, der in den Fünfziger- und Sechzigerjahren »unschickliche Handlungen« an Kindern vollzogen hatte, die ihm in der Kirche zur Hand gegangen waren. Es hatte seit Langem Gerüchte gegeben, und nun hatten zwei Kinder, ein Junge und seine Schwester, die inzwischen in den Sechzigern waren, mit faltigen Gesichtern und dünnem Haar, ihre Geschichte öffentlich gemacht. Sie hatten darauf bestanden, mit vollem Namen zitiert zu werden, las Moor, und beide Opfer hätten betont, große Schwierigkeiten mit der Bezeichnung »Opfer« zu haben. Sie sprachen von Leid mit langem Atem, über aufgeschobene Trauer, über Wut, die keinen Raum bekommen hatte. Der Priester war 1989 gestorben, nach kurzer Krankheit. Moor will etwas sagen, doch das Wetter würde ihn sowieso übertönen, die Wolken donnern, Regen prasselt gegen Fenster.

Nachdem sie eine Weile geschwiegen haben, zieht Cat den Brief zu sich heran und löst Tessel beim Vorlesen ab. Sie räuspert sich. »›Aber stellt euch vor, meine Briefe begannen erst Form anzunehmen, als ich nicht mehr auf der Suche nach dem Kern der Erklärung war. Erst als ich mich damit abgefunden hatte, dass keine einzige Lebensgeschichte als schlüssige Erklärung betrachtet werden kann und keine einzige denkbare Erklärung einen Kern hat, abgesehen von der Lüge.

Ich habe mit Menschen gesprochen, die Ähnliches durchgemacht haben und es, wie sie es nannten, hinter sich gelassen haben. Ich ließ es auch hinter mir, jede Woche und jeden Monat wieder. Doch damit war die Sache nicht erledigt. Es tauchte stets wieder im Rückspiegel auf. Auch wenn ich mit euch oder mit Elise im Auto unterwegs war. Es verfolgte uns. Ich habe mit Menschen gesprochen, die nie etwas Fürchterliches erlebt haben und schrecklich litten, die kaum aus dem Bett kamen, ganz zu schweigen davon, dass sie sich trauten, jemanden zu lieben. Das habe ich mich sehr wohl getraut. Das habe ich sehr wohl gemacht. Doch warum fühlte es sich so an, als würde ich stets wieder eingeholt, als würde ich stets wieder aufs Neue verlieren?‹«

Cat hört kurz auf zu lesen.

Moor fragt, ob er sie ablösen solle.

Sie schüttelt den Kopf und liest weiter: »›Welchen erklärenden Wert hat *die Tatsache* als solche dann? All die Versionen dieses Briefs, die ich geschrieben habe, all die Versionen von mir, die versucht haben, sich selbst zu erklären, um zurechtzurücken, was zurechtgerückt werden konnte. Ich will euch diese Tatsachen nicht vorenthalten, das wäre verlogen. Aber ich will eine größere Lüge an ihre Stelle setzen, nämlich, dass ich vollkommen erklärbar bin. Dass das jemand ist oder sein kann. Der einzige Weg, die ganze Wahrheit zu sagen, besteht darin, euch keine Erklärung zu geben, keine Ausrede, keine Entschuldigung. Jemand hat einmal zu mir gesagt, sie sei nicht ihre Lebensgeschichte. Damals verstand ich nicht so genau, was sie damit meinte, ich dachte, sie wolle sich nur mehr oder weniger elegant aus der Affäre ziehen. Aber das Gegenteil war der Fall. Sie hieß übrigens Lucy. Meistens hieß sie Lucy.‹«

Cat schiebt den Brief zu Moor rüber: »›Ich würde heute alles anders machen. Ich kann nie verstehen, wenn Menschen sagen, sie bedauerten nichts. Ich habe ebenso viele Gründe zum Bedauern, wie es Sandkörner in der Wüste gibt, hat Orson Welles einmal gesagt. Jetzt, als alter Mann, weiß ich, dass die Angst, etwas zu verlieren, dafür sorgen kann, dass man nichts festhält. Dass es, wenn man oft genug von zu Hause flieht, irgendwann kein Zuhause mehr gibt. Dass letztendlich nichts wichtiger ist, als zu wissen, wie viele Muttermale deine Liebste hat.

Dies bin ich nun, das war ich damals. Ich darf die verschiedenen Versionen von mir nicht verleugnen – ich bin alles zugleich. Es ist seltsam. Ich weiß nicht einmal, ob dieser Brief an euch gerichtet ist. Vermutlich nicht. Es ist ein Bericht darüber, wie ich mich verändert habe, während der Jahre, die ich allein gelebt habe, hier in diesem Haus, ohne euch, als die Familie keine Familie mehr war, im vollen Bewusstsein, das meiste hinter mir zu haben. Ganz selten einmal fühlt es sich so an, als gäbe es einen Weg zurück, einen Schleichweg, den niemand sieht, einen verbotenen

Trampelpfad. Neben mir liegt das Telefon. Ich kann euch alle ganz leicht anrufen, Hörer von der Gabel nehmen, eure Nummern kenne ich auswendig, eure Stimmen ganz nah. Darum schreibe ich keine lieben Grüße, keine Umarmung. Wir sagen heute nicht Lebewohl, das ist kein Abschied.‹«

Moor legt die Blätter beiseite.

Wortlos sitzen sie da. Sie sind einfach drei Menschen, die dem Regen lauschen. Dann schlüpft Tessel in den Flur, die Tür lässt sie offen. Sie nimmt ihr Telefon aus der Gesäßtasche. »Mama«, hören Moor und Cat sie sagen. Sie wissen nicht, dass Elise und Cas in Castricum sind, dass sie sich soeben den ersten Armagnac eingeschenkt haben, dass ihre Stiefel, an denen Herbstblätter haften, zum Trocknen auf der Kokosmatte stehen und dass Cas ein neues Scheit in das knackende, ploppende Feuer schiebt und sich verbietet, an Flammen und Einäscherung zu denken. »Mama, darf ich dir etwas vorlesen?«, fragt Tessel.

*

Der Morgen ist grell. Moor kommt gerade vom Einkaufen zurück. Im nahen Supermarkt hat er der Teenagerin an der Kasse erzählt, er sei hier aufgewachsen. Als Quittung erhielt er ein mattes Lächeln. Das in der Nacht herabgestürzte Wasser rauscht noch in den Rinnsteinen, auf der Straße liegen lauter Äste und umgewehte Fahrräder, aus den Bäumen tropft es. Nachdem sie gestern auf den Brief ihres Vaters gestoßen waren, haben sie seine letzte Flasche Vat 69 geleert, kopfschüttelnd, lächelnd. Sie schliefen zu dritt im

Wohnzimmer, Moor döste weg, fuhr manchmal aus dem Schlaf – *wie war das gleich, o ja, hatte ich es kurz vergessen?* – und wurde von den allzu vertrauten, leicht nasalen Atemgeräuschen seiner Schwestern in einen seichten Schlaf gewiegt.

Moor schaltet die Kaffeemaschine ein. Der willkommen heißende Duft von Katerkaffee breitet sich in der ehemaligen Zahnarztpraxis in der Nummer 112 aus. Schweigend packen Moor und Tessel auf der mit Wasserflecken marmorierten Anrichte die Plastiktüten aus, frischer Orangensaft, Sauerteigbrot, mittelalter Käse und kleine, weiche Avocados. »Heute erneut in die Schützengräben«, kündigt Moor an, er füllt drei Kinderbecher mit Kaffee, einer ist mit den Turtles bedruckt, einer mit Königin Beatrix und einer mit WM '94. Seine Schwestern nicken träge.

Den Rest des Tages räumen Tessel, Moor und Cat auf. Sie sortieren, legen beiseite und werfen weg, sie telefonieren mit Behörden, Versicherungen und Banken, sie kleben Etiketten, rot, gelb und grün. Der Affenkasten bleibt den ganzen Tag über prominent auf dem Tisch stehen.

Sie ahnen noch nicht, dass um 14:17 Uhr an der Haustür geklingelt werden wird. Moor ist im Keller, in der Dunkelkammer, er trabt nach oben und öffnet die Tür. Vor der Tür steht ein Kurier mit einem Klemmbrett, der im Namen der KLM zwei Säcke bringt: Entschuldigungen und einen Koffer. Oskars Urlaubskoffer, der nicht rechtzeitig aus dem Frachtraum hatte geholt werden können, war nach Porto geflogen und wurde, nach einigem bürokratischen Hin und Her, erst gestern freigegeben. Moor trägt ihn in die Küche und legt ihn auf den Tisch. Cat öffnet die Chromschnallen, Tessel kommt hinzu, und zu dritt öffnen sie den Koffer.

Ein bordeauxroter Pullover, zwei weiße Leinenhemden, ein beigefarbenes aus Baumwolle, sieben Schiesser, zehn Paar Socken, zusätzliche Einlegesohlen, einen Porto-Führer, eine Taschenlampe, eine Packung Duracell-Batterien, ein Spannungsmesser, um die Batterien zu kontrollieren, eine Dynamotaschenlampe, ein beinahe zerfallenes Kartenspiel, zwei angespitzte Bleistiftstümpfe, ein Notizblock, eine Kamera mit einem Vorrat an Kleinbildfilmen sowie eine provisorische Urlaubsplanung. Am ersten Tag: Akklimatisierung. Am zweiten Tag: den besten Port der Stadt finden. Am dritten Tag: Geschenke suchen. Und danach: nichts mehr. Weiße Tage. Und schließlich, am sechsten Tag: Rückreise.

Das Entstehen von Nichts

Vier Wochen sind vergangen, mittlerweile ist es Winter, der Herbst ist ausgelöscht. Neben Tessel, auf dem Beifahrersitz des unlängst gewachsten Familienvolvos, liegt ihr Mantel, in der Innentasche zwei Joints, am Morgen im Coffeeshop Chillie Kiki besorgt. Die Klimaanlage keucht heiße Luft ins Auto, das Radio wagt sich an die ersten Weihnachtslieder dieses Jahres, Mariah Carey und Sinatra (kein Phil Spector). Tessel ist bereits eine halbe Stunde unterwegs, Richtung Süden, nach Leur, die A27 runter, vorbei an braunen Graswiesen und Stoppelfeldern, hier und da erhebt sich eine Nebelbank. Im Kofferraum liegt die Urne mit Oskars Überresten, ein mattglänzendes Ding aus Polystyrol, das Moor online gekauft hat. Noch eine knappe halbe Stunde, vorbei an Gorinchem und am Nationalpark De Biesbosch. Ein kurzer Schauer kommt runter, dünner Nieselregen, der keinen Wasserfilm bildet. Die Scheibenwischer ruckeln quietschend über die Windschutzscheibe.

Clio und Henk-Maarten sind an diesem Samstag in Naarden geblieben und werden samstägliche Dinge tun. Sie darf beim Einkaufen entscheiden, vielleicht gehen sie ins Kino, am Morgen haben die beiden Tessel noch vom Bürgersteig aus hinterhergewinkt. Gestern haben Pat und Joop ihr Gerüst abgebaut – ein himmelschreiender Lärm von Metall auf Metall. Nachdem sie ihre Werkzeugkisten in den Lieferwagen gepackt hatten, ging Pat in Richtung Haustür. Von ihrem Arbeitszimmer sah sie, wie er zögerte: klingeln oder nicht? Schließlich ging sie hinunter. Er sagte alles Gute und wird schon wieder. Im Schutz der Haustürnische umarmte sie ihn. Dann fuhr der Lieferwagen weg. Die schlimmste, schwerste Trauer lag möglicherweise schon hinter ihr, wurde ihr in dem Moment bewusst. Sie wurde nicht mehr so oft vom Schmerz überrumpelt, und die panisch unterstrichenen oder eingekreisten Passagen in *Trauern für Dummies* und *Von Trauer zu Trost* hatten sich in Wörter zurückverwandelt, ziemlich klischeehafte sogar, sie waren keine Rettungsanker mehr.

Heute steht die letzte Hürde auf dem Programm, nach dem Besuch beim Notar, dem Begräbnis, nach dem Leerräumen des Hauses. Die Bücher und Filme wurden von höflichen Museumsleuten und schüchternen Sammlern abgeholt, das Mobiliar hat ein Antiquitätenhändler aus Rotterdam gekauft, dem Moor einst günstig in Ungarn erworbene Möbel verkauft hatte. Die Spielzeugsoldaten übernahm Moor, er hatte Debbies Söhne im Auge, denn seiner Meinung nach gibt es nichts Schlimmeres als Spielzeug, mit dem nicht gespielt wird. Oskars Papieren, Notizbüchern, Fotos, Kalendern, Briefen, Büchern, in denen die Familiengeschichte vorkommt, hat sich Tessel erbarmt, die jetzt alles nachlesen kann, was sie nicht weiß. Sie hat nun alle Geschichten zur Hand, fünf Umzugskartons voll, die sie zusammen mit Henk-Maarten und Clio vom Bürgersteig in ihr Arbeitszimmer geschleppt hat.

Sie biegt ab, laut dem Smartphone muss es dort sein, am

Ende der Allee. Da, jenseits der Baumreihe, taucht der kobaltblaue Laguna zwischen den kahlen Bäumen auf. Moors Versuche, das Familienauto zu verkaufen, versandeten bald. Bei jedem Regenguss sickert Wasser durch einen Spalt an der Fahrertür, die Fußmatten haben sich vollgesogen, der Geruch von Schimmel war nicht mehr wegzukriegen. Sie parkt neben ihrem Bruder, der Oskars alte Fischerjoppe trägt. Debbie und er stehen an den Laguna gelehnt. »Da sind wir also«, sagt Tessel, als sie zu den beiden tritt. »Hallo, Debbie.«

Debbie nuckelt an ihrer Selbstgedrehten und nickt Tessel zu.

»Steht dir gut.« Tessel deutet auf die Joppe. »Sind wir einigermaßen bereit?«

»Irgendwie. Jetzt fehlt nur noch Mama.« Moor holt seine Banane hervor, kneift die Augen zusammen. »Vielleicht findet Cas den Weg nicht. Ein Orientierungsvermögen wie ein Brummkreisel natürlich.«

Tessel nimmt ihr Telefon, sie hat Cat Fotos versprochen, später will Elise mit ihr facetimen. Cat ist vor zwei Wochen zurückgeflogen, an einem nebligen Donnerstag mit günstigen Preisen, auf Rechnung von Cas – »in Krisenzeiten sollte man nicht ans Geld denken«. Das Moskitonetz, die Lampe, den Spiegel und den geflochtenen Papierkorb hat er nachgeschickt. Seitdem versuche sie, ihr amerikanisches Leben wieder aufzunehmen, schrieb Cat in einer ihrer Mails an den großen Bruder und die noch größere Schwester, die Universität habe sich weniger streng gezeigt als befürchtet. Den Essay darf sie noch abgeben, allerdings so schnell wie möglich. Alle paar Tage bekommt Elise ein Tätigkeitsfoto von einem mit befleckten Unterlagen übersäten Esstisch weitergeleitet, auf denen manchmal im Vordergrund ein unscharfer, gereckter Daumen zu sehen ist. Vorige Woche hat Cat endlich ihre Freud-Inspiration gehabt, die Position, die sie vertreten wird. Sie ging durch den Park, und plötzlich kam ihr die Eingebung. Das Telefon hervorholen dauerte zu lange, mit einem Stift begann sie, auf ihren Starbucks-Becher zu schreiben – dass sich die Kernfamilie keineswegs als der Heilige Gral familiärer Konstruktionen erwiesen habe … und dass der Zerfall der Kernfamilie gleichzeitig nicht zum Bankrott familiärer Werte oder einer Zunahme von Neurosen geführt habe – dass auch in zerbrochenen Familien traditionelle familiäre Strukturen zu finden seien, die fortwirken, wenn die Trennung zur Tatsache geworden sei, dass jede Familie auf ihre je eigene Weise als Kernfamilie bezeichnet werden könne … Als sie den Becher vollgeschrieben hatte, setzte sie sich auf eine Bank und starrte minutenlang vor sich hin, umgeben von den Flauschwölkchen ihres eigenen Atems. Sie nahm an, Professor Goldblum würde zufrieden sein mit dem, was sie abgab. Und sie sollte recht behalten, wenn auch aus einem anderen Grund, als sie vermutete: Seit der Professor vor einem halben Jahr eine hässliche Scheidung hinter sich gebracht hatte, verspürte er einerseits Lust, alles, was mit Ehe- und Familienidealen zu tun hatte, als Betrug und magischen Realismus abzutun, war aber andererseits auch empfänglich für die Botschaft, dass nicht alles, was zerbrochen zu sein scheint, tatsächlich kaputt ist. Es störte Cat kaum, für ihre Arbeit ein A- bekommen zu haben anstelle des üblichen A oder A+.

»Warum macht ihr das eigentlich hier?« Eine unerwartete Frage aus unerwarteter Ecke. Debbie.

»Cats Idee«, erwiderte Tessel. Sie zoomt und löst aus, das erste Foto des Tages, zwei Liebende, die sich an ein Auto lehnen. »Auf diesem Feld ist früher mal etwas passiert.«

»Hallo? Das war der Höhepunkt unserer Familiengeschichte. Der Vater von Vaters Vater, möglicherweise gibt es dazwischen noch einen Vater, der hat hier den ersten Motorflug in den Niederlanden veranstaltet. Hier, in der holländischen Wildnis.«

Elise kommt, Cas sitzt am Steuer. Sie steigt aus, er winkt hinter der Scheibe, bleibt sitzen und holt ein Buch hervor. Umarmungen. Debbie stellt sich vor, Elise sagt, sie könne sich an sie erinnern, von der Beerdigung; ehrenvoller als ein Orden. Nach ein wenig unbeholfenem Geplauder über den Verkehr (weniger als gedacht) und das Wetter (doch ziemlich kalt) hakt sich Elise rechts bei Moor ein. Tessel trägt ihren eingeäscherten Vater mit beiden Händen, Debbie folgt mit zwei Metern Abstand. Nicht viel später bleiben sie stehen, an einer willkürlichen Stelle. Hier wird es geschehen, in diesem kniehohen Gras, zwischen den Plaggen und Büscheln, den Maulwurfshügeln und Kaninchenbauen. Elise fragt, wer es übernehmen wird. Tessel würde es tun, oder lieber doch nicht. Moor nimmt die Urne, öffnet den Verschluss des Deckels und dreht sich in den Wind. Es ist ein merkwürdiger Tanz, ein Sohn mit den Resten seines Vaters, sich mitbewegend, drehend. Tessel und Elise folgen. »Warte«, sagt Elise und nimmt ihr Telefon. »O nein, schlechtes Netz, zwei Striche nur, wie soll das gehen?« Dessen ungeachtet erscheint Cats Facetime-Gesicht dann doch, verquollen, müde, es ist Nacht in New York, sie hat sich extra den Wecker gestellt. »Bereit, Cat?«

»Ja, ja«, krächzt sie.

Moor hat seine Position gefunden und hebt die Urne in die Höhe. Fast im selben Moment wogen stoßweise graue Wolken aus dem Gefäß, ein leises Rascheln. Da geht er hin, Oskar, da geht seine Asche hin, vom Wind verweht. »Wie leicht er ist!«, ruft Moor gegen den Wind. Nicht nur steigt Oskar höher als das von seinem Ahnen gesponserte Flugzeug, er bleibt auch erheblich länger in der Luft. Ein Familienrekord, auf den letzten Drücker. Tessel hebt ihr Telefon: ein Foto von der umherwirbelnden, nahezu unsichtbaren Asche, eine Mutter und ein Sohn, die um sich schauen, auf das Entstehen von Nichts starrend. Moor klopft noch ein paarmal auf die Urne, es fällt nichts mehr heraus.

»Nun, das war's«, sagt Elise in ihr Telefon. Cats Gesicht ist reglos, die Verbindung wurde unterbrochen.

»Fast.« Moor holt drei Fotos und den Artikel aus dem *Brabants Dagblad* aus seiner Innentasche. Die Feuerzeugflamme rauscht, das Zeitungspapier verbrennt im Nu, die Fotos brauchen länger, sie verschrumpeln, rollen sich, zischen, stinken, und schließlich ist nichts mehr von ihnen übrig. Elise tritt vor, mit der Schuhspitze vermischt sie die Fotoasche mit der Erde, so lange, bis keine Asche mehr zu sehen ist.

Sie gehen zu den Autos. Debbie schlingt einen Arm um Moors Schultern und gibt ihm einen Kuss auf die Wange. Elise schlägt vor, etwas essen zu gehen. Sie kenne ein recht gutes Pfannkuchenrestaurant, auf dem Grebbeberg, wenn es noch existiere. Dort sei sie einst mit Oskar gewesen. Die

Kinder nicken. Wieder im Auto, umarmt Elise ihren Cas, lange und kräftig. In einem Monat werden sie nach Paris ziehen, wo sie nicht weniger als neun Jahre wohnen werden, im sechsten Arrondissement, schräg gegenüber von dem Bäcker, der alle zwei Jahre den Preis für das beste Croissant der Stadt gewinnen wird. Im Laufe des zehnten Jahres, an einem milden, grauweißen Novembermorgen wird sie aufwachen und er nicht mehr. Zwei Tage und zwei Nächte wird sie ihn im Bett liegen lassen, sie schläft einfach neben ihm, denn er wirkt vollkommen intakt, als wäre er eingefroren.

»Wir kommen gleich nach«, ruft Moor ihr scheinbar achtlos zu.

Cas und Elise fahren gemächlich los. »Erst mal zu Atem kommen, bevor wir nachher in Gegenwart des Kaspers krepieren. Einen kleinen Spaziergang?« Ein Blick in Richtung Debbie, sie hat nichts dagegen, und da gehen sie also, Bruder und Schwester, sie stecken die Hände tief in die Taschen, wie Seeleute in alten Filmen. Ein Nebelfetzen schwebt vorüber, wie ein Stück Tüll. Moor streckt die Hand aus, berührt aber nichts.

»Da gehen wir wieder«, sagt sie.

»Da gehen wir wieder.«

Sie fasst in ihre Innentasche, holt die beiden Joints heraus. Bitte sehr.

»Spliffs!« Er betrachtet die Plastikröhrchen. »Allerdings vorgedrehte.«

»Verletzt natürlich deine Ehre als Reichsbaumeister.«

»Seltsam, nicht, jetzt liegt es hinter uns. Das letzte Mal, als wir so gingen … Weißt du noch, auf Lommerhorst, damals … Pass auf, Loch.«

Ein geschickter Sprung nach rechts. Heulender Winterwind, sie bleiben kurz stehen, drehen die Gesichter weg. »Gleichzeitig fängt es jetzt erst an«, sagt sie. »Das Leben ohne, meine ich. Und unsere Verbindung zu ihm, die bleibt bestehen. Er wird auch älter.« Sie gehen weiter.

»Hast du die neuen Bewohner in der van Marenstraat schon gesehen?«

Sie nickt. »Noch eine kleine Schleife? Zwischen den Bäumen hindurch? Schienen mir nette Leute zu sein. Ein Vierziger mit einer netten Frau und zwei Töchtern.«

»Es wird nicht lange dauern, dann wachen sie auf und denken: Das ist Zuhause. In der Schule werden sie zueinander sagen: Und jetzt nach Hause. Vielleicht bekommen sie ja Heimweh, wenn sie woanders übernachten.« Er klappt den Kragen hoch, scheint kurz am Stoff zu schnuppern, räuspert sich. Nach einem langen, nicht unangenehmen Schweigen fragt er, was sie eigentlich vorhabe in der nächsten Zeit. Sie gehen zwischen den Bäumen einher, durch von kahlen Ästen gefiltertes Licht.

Sie zögert. Ach, warum sagt sie es nicht einfach? »Arbeiten.«

»Lesungen?«

Eine einzige Lesung steht an, vor langer Zeit vereinbart, ansonsten aber bleibt ihr Terminkalender, durch den Tod ihres Vaters leer gepustet, eine Zeit lang weiß. »Schreiben, hoffentlich. Ich habe den Verlag gewechselt. Immer aufregend. Ich muss zeigen, was ich kann. Man hat mich abgeworben.« Aber natürlich steckt mehr dahinter als das: Man gibt ihr die Chance, sich selbst neu zu erfinden, eine andere zu werden. »Zurück zu den Autos?« Sie biegen ab, gehen nach links. Keiner der beiden weiß, dass sie nicht einmal zwanzig Meter von dem von Sträuchern umwucherten Gedenkobelisken mit den verwitterten Metallbuchstaben und den braunroten Schlieren auf dem Granit entfernt waren.

Moor fragt, ob sie wisse, dass Buddhisten früher all ihre Schriften verbrannten, weil das Geschriebene das Erfahrene per Definition nie erfassen kann.

»Wenn das nicht irgendwann jemand aufgeschrieben hätte, könntest du mir nicht davon berichten.«

Stille. Ein brüderliches Lächeln.

Sie fragt nach seinen Plänen.

»Ob du es glaubst oder nicht, aber ich schaue mir morgen eine Wohnung an. Nun ja, wir. Debbie und ich. In Lisse, nicht weit von dem alten Sägewerk. Über Bekannte. Sehr hübscher Ort.« An diesem Ort werden Debbie und er in drei Jahren, zwei Monaten und dreizehn Tagen getraut werden, vom stocknüchternen Henk the Tank, der bis dahin einen Onlinekurs zum Standesbeamten absolviert haben wird. »Wirst du etwas Besonderes mit dem Geld machen? Ihre Majestät hat doch sicher schon einen Plan? Nun, ist natürlich eure Sache. Sorry, Henk-Maarten.«

»Wir wollen es in Ruhe angehen. Keine Veränderungen mehr. Einfach zusammen sein. Nett, dass du dich entschuldigst.« Der Wind flaut kurz ab, Stille, endlich. »Ich denke, ich werde einen Teil des Geldes der Stiftung spenden, die Papa erwähnt hat. Das fühlt sich am besten an.«

Ein kurzer, fieser Windstoß, sie wenden die Gesichter ab. »Denkst du anders über ihn? Jetzt, da wir … nun ja.«

»Ja«, erwidert sie entschieden. »Nicht schlechter, das auf keinen Fall. Ich hätte es gern früher erfahren, das schon.«

»Man kann nie alles wissen.«

Und was man nicht weiß, das reimt man sich zusammen. Und was man sich nicht zusammenreimen kann, das ergänzt man mit dem, was man denkt, fühlt oder sich vorstellt. »Vielleicht nicht, nein.«

»Wir können darüber reden. Wir haben noch Zeit.« Er sieht sie nicht an.

»Gern. Und sollen wir mal nach New York fliegen? Ich kenne da jemanden.«

»Vielleicht im Frühjahr. März, April?« Debbie winkt ihnen aus der Ferne zu, Moor winkt zurück.

»April in New York.« Bis dahin weiß Tessel hoffentlich, was genau sie schreiben möchte. »Dann kann Cat uns herumführen.«

»Warte kurz.« Er holt eine Kamera aus seiner Tasche, die alte Nikon F ihres Vaters. Ein Klick, dann verschwindet die Kamera wieder in seiner Tasche. Sie kommen zu den Autos, Debbies Nase hat sich inzwischen rot gefärbt. Moor umarmt sie, als hätten sie einander wochenlang nicht gesehen. »Wir können noch kurz bei Papas Elternhaus vorbeifahren. Die Adresse haben wir. Anschließend stoßen wir dann zu den andern auf dem Grebbeberg.« Am Himmel brummt ein Flugzeug entlang, wegen des Wetters hat es den Kurs ändern müssen und fliegt Richtung Schiphol.

»Papa«, wiederholt sie.

Moor schlägt mit der flachen Hand zweimal auf das Dach des Laguna, so wie Oskar es immer vor Familienausflügen tat. Tessel fährt hinter ihnen her, folgt dem alten Familienauto, nach links, nach rechts, durch ihres Vaters Land. In der Ferne: qualmende Fabrikschornsteine. Aber

Zuckerrüben werden hier nicht mehr verarbeitet. Am Elternhaus ihres Vaters vorbei, da steht es. Das einst sehr kleine Reihenhaus hat viele Ausbauten erlebt, es gibt einen Wintergarten, eine Dachterrasse, es ist ein anderes Haus geworden. Vorbei an der Albertuskirche, in der jetzt ein Fitnessstudio ist. Dutzende Menschen joggen auf Laufbändern, das Gesicht auf flackernde Fernsehbildschirme gerichtet. Dann fahren Bruder und Schwester weiter.

Sie hat sich Moor gegenüber bedeckt gehalten, doch Tessel weiß genau, was sie in der nächsten Zeit tun wird. Nach einem Zwischenstopp auf dem Grebbeberg wird sie zurück nach Hause fahren. Und morgen früh wird sie, noch ehe Henk-Maarten und Clio aufgewacht sind, ihren Computer hochfahren und die Schreibtischlampe einschalten. Vielleicht wird sie, um reinzukommen, ein wenig surfen, ein Häuschen zum Arbeiten suchen, irgendwo am Meer, in den Dünen, aber sie wird nichts buchen. Möglicherweise öffnet sie einen der Umzugskartons, blättert die aufgeschriebenen Familiengeschichten durch, über jenes erste Flugzeug, oder sie kramt ein wenig in den alten Familienunterlagen, zwischen denen sie irgendwann auch einen wütenden, nie abgeschickten Brief finden wird, von Oskar an Elise, über eine Liebe in Hollywood, vor langer Zeit. Oder sie schaut sich Fotos ihres Vaters an, bestellt Bücher über die Fünfziger- und Sechzigerjahre, über Hollywood in den Eighties, oder sie ruft ihre Mutter an und stellt Fragen, die einer Antwort bedürfen, die nicht beantwortbaren Fragen behält sie für sich. Alles, was andere nicht über ihren Vater wissen wollen, all seine Geheimnisse, all seine verborgenen Leben – ab jetzt heißt all das Fiktion.

Das macht sie monatelang, jeden Tag. Und dann, am 27. Februar, einem fahlen Wintertag, öffnet sie ein Fenster in Word. Ein neues Pixelblatt erstreckt sich vor ihr, eine körnige Fläche, Dokument 1, eine weiße Welt, in der noch nichts geschehen ist, sie muss nur einen Buchstaben berühren, zurück zum Anfang, es ist ihr erster Text, für den *Bohemenboten* noch, höchstens zehn Leser, darunter auch Papa. Alles ist noch offen. Ihre Geschichte kann auf einem Flughafen beginnen, sie kann auf einer Landebahn enden. Sie muss sich nur gelegentlich vernehmbar machen, wird aber überall anwesend sein. Und wenn sie den ersten Buchstaben tippt, wird sie sich fest einprägen: Selbst die, die gehen, sind nicht weg. Man braucht nur die richtigen Worte. Das ist alles.

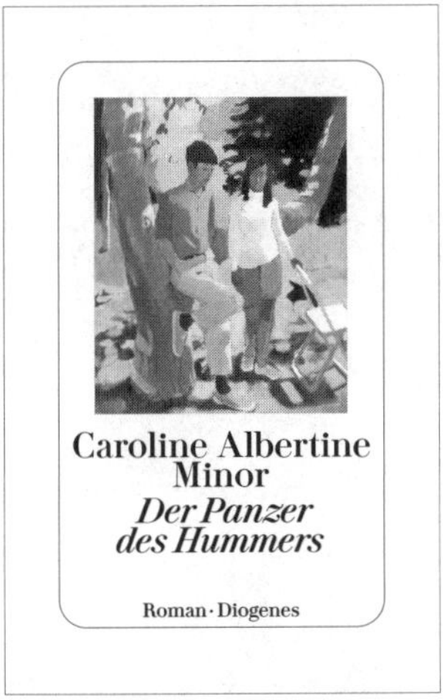

Roman
Aus dem Dänischen von Ursel Allenstein
336 Seiten
Auch erhältlich als eBook und Hörbuch-Download

Nach dem Tod der Eltern haben sich die drei Geschwister der Familie Gabel auseinandergelebt. Während die alleinerziehende Sidsel in einem Kopenhagener Museum arbeitet, schlägt sich Niels als Plakatierer durch. Ea, die älteste der drei, lebt in San Francisco und versucht, Kontakt zur verstorbenen Mutter aufzunehmen. Doch dann müssen die Geschwister auf einmal Stellung zueinander und zu ihrer Vergangenheit beziehen. Ein beglückendes Buch über das Wagnis, alte Hüllen abzustreifen und Veränderung zuzulassen.